高等职业教育教材

生物药物检测技术

敖 雁 主编

化学工业出版社

·北京·

内 容 简 介

《生物药物检测技术》涵盖生物药物检测认知、检验生物药物质量的单项指标和多项指标等模块。从生物药物检测及其质量管理到各类具体指标检测，如物理检查、化学残留物测定、微生物检查、生物测定、生物活性/效价测定及含量测定等，全面系统地介绍了生物药物质量检测的方法和技术。本书由企业专家参与编写，实用性强，确保了内容与实际生产岗位紧密结合，比如蛋白质含量检测方法学确认和293无血清培养基的质量检测完全来自企业的工作岗位任务。其他的内容来自2025年版《中华人民共和国药典》第三部和第四部，而药物检测的具体操作步骤大多来源于企业的标准操作规程。

本书适用于高等职业院校药品质量与安全和生物制药相关专业的学生，同时，从事生物药物研发、生产、质量控制的专业人员也可将其作为参考书籍，以提升自身的业务水平和工作能力。

图书在版编目（CIP）数据

生物药物检测技术 / 敖雁主编. --北京 ： 化学工
业出版社，2025. 6. --（高等职业教育教材）. -- ISBN
978-7-122-47853-5

Ⅰ. R927.1

中国国家版本馆 CIP 数据核字第 20255E2C66 号

责任编辑：王 芳 提 岩　　　　　　　　　文字编辑：丁 宁 朱 允
责任校对：宋 玮　　　　　　　　　　　　装帧设计：关 飞

出版发行：化学工业出版社（北京市东城区青年湖南街 13 号　邮政编码 100011）
印　　装：北京云浩印刷有限责任公司
787mm×1092mm　1/16　印张 17¾　字数 435 千字　2025 年 10 月北京第 1 版第 1 次印刷

购书咨询：010-64518888　　　　　　　　　售后服务：010-64518899
网　　址：http：//www.cip.com.cn
凡购买本书，如有缺损质量问题，本社销售中心负责调换。

定　价：49.80 元　　　　　　　　　　　　　　　版权所有　违者必究

编写人员名单

主　编

敖　雁（苏州健雄职业技术学院）

副　主　编

汤俊梅（苏州健雄职业技术学院）

杨诗勤（苏州健雄职业技术学院）

杨　勇（苏州依科赛生物科技股份有限公司）

裴圣芳（太仓制药厂）

参编人员

浦黄雷（苏州健雄职业技术学院）

沈　舟（苏州健雄职业技术学院）

吴　启（中国农业科学院烟草研究所）

杨淼焱（浙江大学动物科学学院）

冒德香（苏州健雄职业技术学院）

主　审

顾　准（苏州健雄职业技术学院）

前言

在生物科技蓬勃发展的当今时代，生物药物已成为医药领域的中流砥柱。其独特的疗效和精准的靶向性，为众多疑难病症的治疗带来了希望。然而，生物药物来源广泛、结构与作用机制较为复杂，这使得质量检测成为确保生物药品安全性与有效性、守护公众健康的重要防线。

为积极响应生物制药行业对高素质技能人才的急切需求，进一步推动生物药物质量检测技术的持续发展，我们精心组织企业专家与一线教师，在深入调研生物制药领域实际需求与未来发展趋势的基础上，秉持严谨负责的态度，合力编写了这本《生物药物检测技术》教材。本教材具有以下显著特色：

1. 模块化构建系统知识体系

教材采用模块化结构精心编排，从生物药物检测的基础认知，到生物药物质量单项指标的检验，再到多项指标的综合检验，层层递进，逐步深入。各模块之间衔接紧密，为学生构建了一个全面系统的生物药物质量检测知识框架。

2. 实践与理论深度融合

教材内容紧密围绕生物制药行业的实际生产流程，以任务式引入丰富的真实案例与任务实施环节。通过这种方式，学生不仅能够扎实掌握理论知识，更能在实际操作中迅速应用所学，显著提升解决实际问题的能力，实现从理论学习到实践应用的无缝衔接。

3. 强化校企协同育人

企业一线专家深度参与教材建设过程。他们凭借丰富的实践经验，将行业最新动态与前沿技术融入教材内容，使教材具备高度的行业前瞻性与实用性。同时，通过引入大量企业岗位任务案例，为学生清晰勾勒出职业发展路径，助力培养符合企业需求的高素质技能人才。

4. 严格遵循行业标准

在编写过程中，我们广泛参考国内外最新文献以及权威标准，确保教材内容与生物药物质量检测领域的前沿技术和法规要求高度契合。学生在学习过程中能够接触到准确、权威的行业信息，为未来顺利投身行业工作筑牢坚实基础。

本书由敖雁编写任务 1、任务 8、任务 9 和负责全书统稿，杨勇编写任务 2、任务 10，汤俊梅、杨诗勤、裴圣芳、吴启、杨淼焱编写任务 3 至任务 7，浦黄雷、沈舟、冒德香负责全文排版和资源审改，敖雁和杨勇负责视频、动画、PPT 制作，顾准担任主审。

我们深信，随着生物制药技术的不断创新突破，生物药物检测技术也将持续迈向新的高度。我们将始终密切关注行业最新动态，及时更新教材内容。

最后，衷心感谢所有参与本书编写、审校的人员，以及为本书提供支持与帮助的企业专家。同时，热忱欢迎广大读者对本书提出宝贵意见与建议，以便我们不断优化完善。

编者
2025 年 2 月

目录

二维码资源一览表

序号	标题	形式	页码
1	蛋白质含量检测方法学确定	微课	041
2	752 型分光光度计操作指南	文档	041
3	可见异物检查	微课	051
4	YB-2A 型灯检装置操作指南	文档	057
5	装量检查	微课	062
6	水分测定	微课	072
7	水分滴定仪（ZDY-502）操作指南	文档	077
8	KF-1 水分测定仪操作指南	文档	077
9	831KF 库仑水分滴定仪操作指南	文档	077
10	JF-5 型微量水测定仪操作指南	文档	077
11	乙醇残留量测定	动画	082
12	白蛋白检查	动画	091
13	铝残留量测定	动画	100
14	卡那霉素残留检测试剂盒（ELISA 法）说明书	文档	114
15	无菌检查（直接培养法）	微课	120
16	LDZX-30L-I 型高压蒸汽灭菌锅操作指南	文档	131
17	恒温培养箱通用操作指南	文档	131
18	异常毒性检查	动画	136
19	细菌内毒素检查	微课	144
20	涡旋混匀仪通用操作指南	文档	154
21	全自动电泳仪 QIACel 操作指南	文档	173
22	无细胞百日咳疫苗鉴别试验	动画	178
23	PHOMO 酶标仪操作指南	文档	183
24	人白介素-2 生物学活性测定	微课	189
25	CS2000i 全自动凝血仪操作指南	文档	204
26	蛋白质含量测定——紫外可见分光光度法	微课	216
27	乙酰色氨酸测定	微课	222
28	TU-1901 双光束紫外-可见分光光度计操作指南	文档	225
29	外源病毒因子检查	动画	237

序号	标题	形式	页码
30	显微镜通用操作指南	文档	238
31	离心机通用操作指南	文档	240
32	ST-360 酶标仪操作指南	文档	241
33	293 无血清培养基——pH 检测	微课	251
34	PHSJ-5 型 pH 计操作指南	文档	251
35	S-470 型多参数仪操作指南	文档	251
36	293 无血清培养基——渗透压检测	微课	253
37	Gonotec 冰点渗透仪 OSMOMAT300 操作指南	文档	253
38	293 无血清培养基——不溶性微粒检测	微课	255
39	GWF-8JDS 操作指南	文档	255
40	293 无血清培养基——无菌检查（薄膜过滤法）	微课	256
41	293 无血清培养基——性能检测	微课	259
42	支原体检查——培养法	微课	263

模块 1
生物药物检测认知

模块介绍

生物药物（也称生物技术药物）作为现代医药领域的重要组成部分，具有巨大的治疗潜力和应用价值。本模块从生物药物检测及其质量管理和分析方法验证/确认两个方面认知生物药物检测。

生物药物检测及其质量管理第一个子任务，认知生物药物的概念、特点和分类。这类药物是现代生物技术的产物，具有独特的分子结构和作用机制。接着，认知生物药物检测的概念，这是确保药物质量和安全性的关键步骤，需要运用多种先进的技术和方法。最后，说明了质量控制（quality control，QC）和 QC 的岗位职责。QC 人员在生物药物检测中扮演着重要角色，他们负责依据严格的标准和规程进行检验，对检测数据进行准确记录和分析，及时发现并处理不合格产品，为保障药物质量提供有力支持。

生物药物检测及其质量管理第二个子任务，强调生物药物的质量管理。这包括建立严格的质量标准体系，从药物研发的初始阶段，就对原材料的品质进行严格筛选，到生产过程中对环境条件、工艺流程的严密监控，再到成品的全面质量检测。本部分子任务聚焦于生物药物的质量管理，相关法规和技术指南涵盖了国内外一系列规范和指导文件，这些文件为生物药物的研发、生产、检验和监管提供了明确的要求和标准。例如，国际上的人用药品注册技术要求国际协调会（ICH）指南，以及国内的《中华人民共和国药品管理法》（简称《药品管理法》）等。它们详细规定了药物研发过程中的数据完整性、临床试验的设计和实施、生产工艺的验证等方面的内容。《中华人民共和国药典》（以下简称《中国药典》）是我国药品研制、生产、经营、使用和监督管理等均应遵循的法定依据。其中针对生物药物，明确了质量标准、检验方法和限度要求。遵循《中国药典》的要求，能够确保生物药物在国内市场的质量可控，保障患者的用药安全。

分析方法验证/确认的任务，是保证检测结果准确可靠的关键。在任务实施的"蛋白质含量检测方法学确认"中，需综合考虑专属性、准确性、精密度、检测限和定量限、线性和范围、耐用性等关键因素，通过反复验证和优化，确定最适合的检测方法，为生物药物的质量评估提供坚实支撑。

任务1
生物药物检测及其质量管理

生物药物检测及其质量管理

知识框架

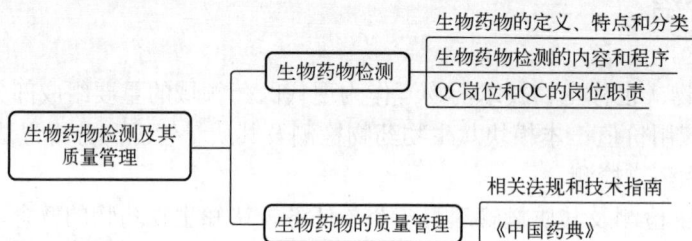

生物药物检测及其质量管理
- 生物药物检测
  - 生物药物的定义、特点和分类
  - 生物药物检测的内容和程序
  - QC岗位和QC的岗位职责
- 生物药物的质量管理
  - 相关法规和技术指南
  - 《中国药典》

课前阅读

20世纪80年代，我国生物技术刚刚起步，侯云德院士带领团队投身于干扰素的研究，经过无数次的实验和探索，运用先进的基因工程技术，成功研发出重组人干扰素 α1b。在研发过程中，面临着技术封锁、资金短缺、实验条件艰苦等诸多困难，但科研团队凭借着坚韧不拔的毅力和创新精神逐一克服。

重组人干扰素 α1b 具有显著的抗病毒功效，能抑制乙肝、丙肝等病毒复制；在抗肿瘤方面，可调节免疫细胞攻击肿瘤细胞，抑制肿瘤生长；还能发挥免疫调节作用，增强免疫细胞活性。临床上，广泛用于多种疾病治疗，如病毒感染性疾病、部分肿瘤和自身免疫性疾病等。

重组人干扰素 α1b 的成功研发，在科技上，标志着我国生物药物领域的突破，推动了基因工程技术发展。经济上，打破国外垄断，降低药物价格，节省外汇，带动产业发展。社会层面，为患者带来新治疗选择，提升了我国在生物医药领域的国际地位，促进了科技合作与交流。

子任务1.1　生物药物检测

学习情境

　　作为 QC 的你需要了解生物药物的概念、特点，以确定生物药物检测的内容和程序。在药品生产企业或者药物质量检测机构，你的工作内容或岗位职责是什么呢？

　　与传统的化学合成药物相比，生物药物通常是由生物体内的生物大分子（如蛋白质、抗体、核酸等）通过基因工程、细胞培养等技术生产而成的。这些生物药物有何特点？又是怎样分类的呢？

　　生物药物检测是指利用生物技术手段来检测药物或药物代谢产物在生物体内的存在、浓度以及对生物体的影响。这种检测方法通常利用生物体内的生物分子或细胞作为检测目标，结合各种生物技术手段，如理化分析、分子生物学技术、生物学检测技术等，来进行药物的定量或定性检测。生物药物检测的主要内容和程序又是怎样的呢？

学习目标

● **知识目标**

1. 掌握生物药物的定义、特点及分类。
2. 熟悉生物药物检测的内容和程序。
3. 了解 QC 岗位和 QC 岗位职责。

● **技能目标**

1. 学会区分哪些药物属于生物药物。
2. 掌握生物药物检测的程序。

● **素质目标**

培养爱国情怀、民族自豪感，树立质量意识。

导学问题

　　请查找相关资料，回答下列问题。

1. 生物药物的概念、组成成分、优点和缺点是什么？
2. 生物药物的临床用途有哪些？
3. 《中国药典》的英文名称是什么？英文简称是什么？英文缩写是什么？
4. 《中国药典》第三部由四部分组成：凡例、品种正文、通用技术和指导原则。正文（各论）收载的生物制品包括哪几类？
5. 请查找《中国药典》第三部，写出 5 个生物药物。（答案不固定。）
6. 生物药物检测的基本程序是什么？

一、生物药物

1. 生物药物的定义

生物药物（biotechnological drugs），是指采用 DNA 重组技术或其他创新生物技术生产的治疗药物。包括细胞因子、重组蛋白质药物、抗体、疫苗和寡核苷酸药物等，主要用于防治肿瘤、心血管疾病、传染病、哮喘、糖尿病、遗传病、心脑血管病、类风湿关节炎等疑难病症，在临床上已经开始广泛应用，为制药工业带来了革命性的变化。

广义生物药物是指所有以生物为原料的各种生物活性物质及其人工合成类似物，以及通过现代生物技术制得的药物。狭义生物药品指利用生物体、生物组织、细胞及其成分，综合应用化学、生物学和医药学各学科原理和技术方法制得的用于预防、诊断、治疗和康复保健的制品。

2. 生物药物的特点

用传统的化学技术制药，具有要求条件高（如高温、高压、加化学催化剂）、效率低、环境污染大、危险性大等缺点。与之相对，用生物学方法则要温和得多。生物技术包括发酵技术、细胞培养技术、酶技术及基因技术。从实验研究扩展到规模化生产，就形成发酵工程、细胞工程、酶工程和基因工程，由此而制得的药物称为生物药物。用生物技术方法研制药物是 21 世纪最新的领域之一。生物药物有如下特点。

（1）分子质量大且结构复杂　生物技术来源药物的生产方式，是应用基因修饰活的生物体产生的蛋白或多肽类的产物，或是依据靶基因化学合成互补的寡核苷酸，所获产品往往分子质量较大，并具有复杂的分子结构。

（2）种属特异性　生物药物存在着种属特异性。许多生物药物的药理学活性与动物种属及组织特异性有关，主要是药物自身以及药物作用受体和代谢酶的基因序列存在着动物种属的差异。来源人类基因编码的蛋白质和多肽类药物，其中有的与动物的相应蛋白质或多肽的同源性有很大差别，因此对一些动物不敏感，甚至无药理学活性。

（3）安全性较高　生物药物由于是天然存在的蛋白质或多肽，量微而活性强，用量极少就会产生显著的效应，相对来说它的副作用较小、毒性较低、安全性较高。

（4）活性蛋白质或多肽药物较不稳定　生物技术活性蛋白质或多肽药物较不稳定，易变性，易失活，也易被微生物污染、酶解破坏。

（5）来源药物的基因稳定性非常重要　生物技术来源药物的基因稳定性、生产菌种及细胞系的稳定性和生产条件的稳定性非常重要，它们的变异将导致生物活性的变化或产生意外的或不希望的一些生物学活性。

（6）具有免疫性　许多来源于人的生物药物，在动物中有免疫原性，所以在动物中重复给予这类药品将产生抗体，有些人源性蛋白质在人中也能产生血清抗体，可能是重组药物蛋白质在结构及构型上与人体天然蛋白质有所不同所致。

（7）受体效应　许多生物药物是通过与特异性受体结合，信号传导机制而发挥药理作用，且受体分布具有动物种属特异性和组织特异性，因此药物在体内分布具有组织特异性和药效反应快的特点。

（8）多效性和网络效应　许多生物药物可以作用于多种组织或细胞，且在人体内相互诱生、相互调节，彼此协同或拮抗，形成网络性效应，因而可具有多种功能，发挥多种药理作用。

生物技术来源药物的生产系统复杂性致使它们的同源性、批次间一致性及安全性的变化要大于化学产品。所以生产过程的检测、GMP 步骤的要求和质控的要求就更为重要和严格。

3. 生物药物的分类

生物药物是通过生物技术手段制备的药物，通常包括基因工程、蛋白质工程和细胞工程等技术。这些药物可以用于治疗各种疾病，包括癌症、糖尿病、风湿性关节炎等。根据其制备和作用机制的不同，可以将生物药物分为以下几类：

（1）蛋白质药物　这类药物是通过基因工程技术制备的蛋白质，包括激素、生长因子、抗体等。例如，重组人胰岛素是一种常见的蛋白质药物，用于治疗糖尿病。

（2）抗体药物　这是一类通过基因工程技术制备的抗体药物，用于治疗各种疾病，如癌症、自身免疫性疾病等。单克隆抗体和多克隆抗体是两种常见类型。

（3）细胞类药物　这类药物使用活细胞作为治疗手段，例如干细胞治疗和 CAR-T 细胞疗法。这些药物常用于治疗一些难以治愈或无法通过传统药物治疗的疾病，如某些白血病。

（4）疫苗　是一种预防性药物，通过激发免疫系统产生抗体，以预防特定的传染病。基因工程技术可以用于生产重组疫苗，例如基因重组乙肝疫苗。

（5）核酸药物　包括小干扰 RNA（siRNA）和核酸酶等，这些药物可以通过调控基因表达来治疗一些疾病，如通过抑制特定基因的表达来治疗癌症。

这些是生物药物的主要分类，随着科学技术的发展，新的生物药物可能不断涌现，并且可能有新的分类。

二、生物药物检测的主要内容

生物药物，特别是蛋白质药物，由于自身稳定性较低，极易发生部分肽链断裂或折叠，而导致蛋白质团聚失效，在原料药生产，生物制剂储存、运输至临床应用的各个环节均应进行产品质量分析检测，全面监控生物药物质量品质，保障病患治疗用药的安全、合理和有效。生物药物分析检测主要工作包括药物分析与检验、杂质与安全检验、氨基酸类药物的分析与检验、多肽及蛋白质类药物的分析与检验、酶类药物的分析与检验、脂类药物的分析与检验、核酸类药物的分析与检验、糖类药物的分析与检验、基因工程药物的质量控制。

生物药物检测是确保药物质量、安全性和有效性的关键环节，它涉及多个方面的研究和监测。以下是其主要研究内容：

（1）结构特性分析　确定生物药物的分子结构是质量控制的基础。这包括蛋白质、抗体、核酸等药物的序列和结构分析，以确保其与预期的一致性。

（2）物质杂质的分析　检测和鉴定生物药物中的各种杂质，如异构体、聚集体、变性产物等。这些杂质可能影响药物的效力和安全性。

（3）生物活性测定　通过生物学方法，如细胞培养、动物模型等，评估药物的生物活性。这是确保药物能够执行预期功能的重要步骤。

（4）含量测定　确定药物中主要成分的含量，以确保制剂的一致性和标签上所标注的含量符合规定。

（5）纯度分析　确定药物的化学、物理和生物学纯度，包括有关杂质、残留物和其他成分的检测。

（6）稳定性研究　药物在储存和使用期间可能受到各种条件的影响，稳定性研究旨在评估药物在一定条件下的物理、化学和生物学稳定性。

（7）微生物和病毒安全性检测　对生物药物进行微生物和病毒的检测，以确保产品不含有害微生物和病毒，防止对患者造成潜在的风险。

（8）制剂和包装的质量控制　对制剂（药物的最终形式）和包装材料进行检查，确保其符合质量标准，防止可能的药品污染。

（9）临床前和临床阶段的质量控制　在药物研发的不同阶段，采取不同的质量控制手段，以确保研究和开发过程中的药物质量。

三、生物药物检测的基本程序

生物药物检测的基本程序通常包括取样→样品预处理→质量检验→数据分析→出具检测报告等步骤：

（1）取样　取样基本原则是科学性、真实性和代表性。取样是否均匀、合理直接影响到检验结果的准确性。收检的生物样品必须包装完整、标签批号清晰、来源确切。常规检品收检数量为一次全项检验用量的三倍，即 1/3 用于实验室分析检验，2/3 用于留样保存。

（2）样品预处理　对样品进行处理，以去除可能干扰检测的物质，或者将样品转化为适合分析的形式。预处理可能包括离心、过滤、稀释、加热等步骤。

（3）质量检验　根据任务 1.2 中生物药物质量控制主要研究内容对样品进行检测，如：性状、鉴别、检查和含量测定等。

（4）数据分析　对检测结果进行定量或定性分析，通常使用仪器分析或图像分析技术。这些技术可以提供关于样品中生物标记物含量或存在与否的信息。

（5）出具检测报告　根据检测结果编制报告，记录样品信息、分析方法、检测结果以及相应的解释。检验及其结果必须有完整的原始记录，实验数据必须真实，不得涂改，全部项目检验完毕后，还应写出检验报告，并根据检验结果做出明确的结论。

这些步骤可能会根据具体的检测对象、检测方法以及应用场景而有所不同，但基本上构成了生物药物检测的基本程序。

四、QC 岗位和 QC 的岗位职责

1. QC 岗位

"QC"可以指不同的岗位，具体的岗位名称可能有所不同，但通常指的是质量控制相关的职位。以下是一些常见的 QC 岗位：

（1）质量检验员　负责对产品进行检验和测试，确保其符合公司和行业的标准。根据工作任务的不同，可以分为原料检验员、成品检验员、公共系统检验员等。

（2）质量控制技术员　负责监督和执行质量控制程序，包括检验、测试和记录产品的质量数据。

（3）质量主管/经理　负责领导和管理质量控制团队，制定质量政策和目标，并监督其执行。

2. QC 的岗位职责

（1）负责公司质量方针、质量目标的贯彻落实，改善公司的质量管理工作。

（2）负责公司各种质量管理制度的制定与实施，以及各种质量管理活动的执行与推动。

（3）负责进料、在制品、成品的质量标准和检验规程的制定与执行，监督指导各项质量检验工作。

（4）处理质量异常，协助处理客户投诉与退货的调查、原因分析，并拟订改善措施。

（5）负责编制每月产品质量情况报表并进行有效的分析。

（6）建立、实施公司质量管理体系，组织编写检验设备操作规程、质量标准、检验标准操作规程等质量文件，并进行审核。

（7）组织和协调公司产品的认证工作。

（8）组织识别部门涉及的环境及安全因素，制定实施部门环保/安全管理方案。

（9）负责制定部门年度费用预算，有效管控各项费用。

（10）负责部门团队建设，对部门员工进行培训，制定部门员工绩效考核方案并实施绩效考核。

任务准备

《中国药典》第三部和第四部。

任务实施

1. 查阅"白喉抗毒素"质量标准

方法：《中国药典》现行版在线查询，搜索"白喉抗毒素"，查阅其质量标准，整理白喉抗毒素质量检测项目和方法。

2. 结合质量标准，查阅通用检验方法

阅读白喉抗毒素的正文（质量标准），以热原检查和异常毒性检查为例，确定要查阅的通则编码，在药典在线查询，找到规定的热原检查和异常毒性检查通用方法。

请填写工作任务单（表 1-1）。

表 1-1　工作任务单

工作任务				
班级组号			组长	
工作任务描述				
小组分工	姓名		工作任务	
任务实施过程记录				
"白喉抗毒素"质量标准： 热原检查通用方法： 异常毒性检查通用方法： 				
上级验收评定			验收人签名	

任务评价

请填写任务评价表（表 1-2）。

表 1-2　任务评价表

评价指标	序号	评价内容	分值	自评	组评	师评
职业素养	1	准时出勤，遵守纪律	10			
	2	团队协作，解决难题	5			
	3	任务操作规范，按时完成任务	10			
	4	反复提升作业质量，不断思考和进步	5			
知识目标	1	掌握《中国药典》的内容和结构	10			
	2	能正确完成课上任务测试	20			
技能目标	1	按时完成查阅《中国药典》任务，认真填写记录	15			
	2	能正确解释和整理任务结果	15			
	3	掌握生物药物专业检测程序	10			
总分			100			

一、单选题

1. 下列不属于生物药物的是（　　）。

A. 白喉抗毒素 　　　　　　　　B. 抗蝮蛇毒血清

C. 人干扰素 α1b 注射液 　　　　D. 乙酰谷酰胺

E. 人血白蛋白

2. 下列属于生物药物的是（　　）。

A. 吗啡 　　　　B. 环孢菌素 　　　　C. 青霉素 　　　　D. 硫酸庆大霉素

E. 以上都是

3. 《药品生产质量管理规范》可用（　　）表示。

A. USP 　　　　B. GLP 　　　　C. BP 　　　　D. GMP 　　　　E. GCP

4. 《药品非临床试验质量管理规范》可用（　　）表示。

A. GMP 　　　　B. GSP 　　　　C. GLP 　　　　D. TLC 　　　　E. GCP

5. 英国药典的缩写符号为（　　）。

A. GMP 　　　　B. BP 　　　　C. GLP 　　　　D. RP-HPLC 　　　　E. EP

6. 美国国家处方集的缩写符号为（　　）。

A. WHO 　　　　B. GMP 　　　　C. INN 　　　　D. NF（E）USP 　　　　E. GCP

二、填空题

1. 《中国药典》的主要内容由_____、_____、_____和_____四部分组成。

2. 目前公认的全面控制药品质量的法规有_____、_____、_____、_____。

3. "精密称定"系指称取重量应准确至所取重量的_____；"称定"系指称取重量应准确至所取重量的_____；取用量为"约""若干"时，系指取用量不得超过规定量的_____。

4. 药物分析主要是采用_____、_____、_____或_____等方法和技术，研究化学结构已知的合成药物和天然药物及其制剂的_____、_____、_____以及有效成分的_____等。所以，药物分析是一门研究与发展药品_____的方法性学科。

5. 判断一个药物质量是否符合要求，必须全面考虑_____、_____、_____三者的检验结果。

6. 药物分析的基本任务是检验药品质量，保障人民用药_____、_____的重要方面。

7. 常用的鉴别方法有_____、_____、_____和_____。

三、简答题

1. 常见的药品标准主要有哪些？各有何特点？

2. 什么叫恒重？什么叫空白试验？什么叫标准品、对照品？

子任务1.2 生物药物的质量管理

学习情境

作为药物质量控制岗位的你在开展药物质量管理工作时，从哪些方面开展工作？需要遵守哪些相关法规和技术指南？《中国药典》的第几部是关于生物药物的检测？如何查阅《中国药典》并确定相应药物的检测方案？

生物技术药物的质量管理是确保其安全、有效和一致性的关键方面。这种类型的药物通常由复杂的生物制剂制成，因此需要严格的质量控制和管理来确保其质量和一致性。生物技术药物质量管理涉及哪些方面呢？

生物技术药物的质量管理受到严格的法规监管，这些法规旨在确保这些药物的质量、安全性和有效性。关于生物技术药物的质量管理，有哪些常见的国际和地区性法规呢？在中国应该遵守哪些法规？如何遵守呢？

学习目标

知识目标

1. 熟悉生物技术药物的质量管理主要研究内容和原则。
2. 了解生物技术药物的质量管理的相关法规和药典。

技能目标

学会查阅《中国药典》的方法，并根据药典要求会设计具体的生物药物的检测项目和方法。

素质目标

积极培养职业精神、职业规范和文化自信。

导学问题

请查找相关资料，回答下列问题。

1. 什么是药品生产质量管理规范？

2. 什么是生物制品？

3. 国家标准 GB/T 8170—2008 第 4.3.1.2 款规定：当标准或有关文件中，若对极限数值（包括带有极限偏差值的数值）无特殊规定时，均应使用全数值比较法。如规定采用修约值比较法，应在标准中加以说明。国家标准 GB/T 8170—2008 第 4.3.1.3 款规定：若标准或有关文件规定了使用其中一种比较方法时，一经确定，不得改动。《中国药典》三部腮腺炎减毒活疫苗 3.4.3 项规定水分应不高于 3.0%，现在实测某两批腮腺炎减毒活疫苗制品水分分别是 2.97% 和 3.04%。请回答：

（1）按《中国药典》标准，这两批腮腺炎减毒活疫苗符合规定吗？

（2）对这两种测定结果，如果你是 QC 工作人员，你会怎样处理？如果你是质量保证（quality assurance，QA）工作人员你会怎样处理？

一、相关法规和技术指南

生物技术药物的质量控制受到许多国家和国际组织的法规和技术指南的监管。以下是一些主要的法规和技术指南。

国际药品监管会议（ICH）：ICH 是由欧洲、美国和日本等主要制药国家组成的组织，致力于通过国际合作制定和推广药品开发和注册的指南。ICH 发布了多个与生物技术药物相关的指南，如《Q5A（R1）质量风险管理》《Q6B 规范测试：生物技术产品》等。

美国食品药品监督管理局（FDA）：FDA 是美国的监管机构，负责监督和管理药品、生物技术产品等。FDA 发布了许多指导文件，如 *Guidance for Industry：Quality Considerations in Demonstrating Biosimilarity* 等。

欧洲药品管理局（EMA）：EMA 负责卫生产品的监管和评估，包括生物技术药物。EMA 发布了多个指南，如 *Guideline on Quality of Biological Medicinal Products* 等。

世界卫生组织（WHO）：WHO 发布了一系列的生物技术药物质量控制的技术指南，如 *WHO Technical Report Series，No. 924，Annex 4* 等。

日本药品与医疗器械管理局（PMDA）：PMDA 是日本的监管机构，负责审批药品和医疗器械。PMDA 发布了一些生物技术药物的质量控制指南，以确保产品在日本市场上符合质量标准。

中国国家药品监督管理局（NMPA）：中国 NMPA 发布了一系列关于药品质量控制的技术指南，其中包括一些生物技术药物的相关指南，以确保国内生产的药品符合质量标准。

以上法规和技术指南通常涵盖了生物技术药物的开发、生产、质量控制、注册和监管等多个方面，为制药公司、研究机构和监管机构提供了指导和依据。在生物技术药物的研发和生产中，遵循这些法规和指南对于确保产品质量、安全性和有效性至关重要。

二、《中国药典》

1. 《中国药典》的基本特点

《中国药典》是由中国国家药品监督管理局颁布的一部权威的国家药典，用于规范和管理药品的质量标准、检测方法和相关技术要求。药典的目的是确保药品的质量、安全性和有效性，促进医疗卫生事业的发展。以下是中国药典的一些基本特点。

权威性：《中国药典》是中国国家药品监督管理局制定并颁布的，具有法律效力，是中国国内医药行业的权威性标准。

药物分类：《中国药典》包含了各类药物的质量标准，包括化学药品、生物制品、中药等。

规范性：药典规范了药品的质量标准、生产工艺、检验方法等方面的要求，确保了药品在生产、贮存和使用过程中的质量稳定性。

更新和修订：《中国药典》会定期进行更新和修订，以适应科技进步和医药领域的发展，保持与国际标准的一致性。

国家强制执行：药品生产、质检、流通等环节必须按照《中国药典》的规定执行，确保生产和使用的药品符合国家标准。

药品生产和流通环节需要按照《中国药典》的规定进行质量控制，确保患者获得高质量、安全有效的药品。《中国药典》的最新版本可在国家药品监督管理局的官方网站或相关出版物中获取。

2.《中国药典》第三部和第四部

《中国药典》的英文名称为 Pharmacopoeia of the People's Republic of China；英文简称为 Chinese Pharmacopoeia；英文缩写为 ChP。《中国药典》由一部、二部、三部、四部及其增补本组成。一部收载中药，二部收载化学药品，三部收载生物制品及相关通用技术要求和指导原则，四部收载通用技术要求、指导原则和药用辅料。

（1）《中国药典》第三部　《中国药典》第三部主要由凡例、品种正文、通用技术要求和指导原则构成。凡例是为正确使用《中国药典》，对品种正文、通用技术要求以及与药品质量检验和检定有关共性问题的统一规定。各品种项下收载的内容为品种正文。通用技术要求包括《中国药典》收载的通则和总论等。指导原则系指为规范药典执行，指导药品标准制定和修订，提高药品质量控制水平所制定的推荐性技术要求。

凡例和通用技术要求中采用"除另有规定外"这一用语，表示存在与凡例或通用技术要求有关规定不一致的情况时，则在品种正文中另作规定，并按品种正文执行。品种正文所设各项规定是针对符合《药品生产质量管理规范》（Good Manufacturing Practices，GMP）的产品而言。任何违反 GMP 或有未经批准添加物质所生产的药品，即使符合《中国药典》或按照《中国药典》未检出其添加物质或相关杂质，亦不能认为其符合规定。

品种正文系根据药物自身的理化与生物学特性，按照来源、处方、制法和运输、贮藏等条件所制定的、用以评估药品质量在有效期内是否达到用药要求，并衡量其质量是否均一稳定的技术要求。品种正文内容根据品种和剂型的不同，按顺序可分别列有：①品名（包括中文名、汉语拼音与英文名）；②活性成分结构、分子式和分子量；③定义、组成及用途；④基本要求；⑤制造；⑥检定（原液、半成品、成品）；⑦稀释剂；⑧贮藏、运输及有效期；⑨使用说明；⑩标注等。

正文（各论）收载的生物制品包括：

① 预防类生物制品（含细菌类疫苗、病毒类疫苗）；

② 治疗类生物制品（含抗毒素及抗血清、血液制品、生物技术制品等）；

③ 体内诊断制品；

④ 体外诊断制品（系指药典收载的、国家法定用于血源筛查的体外诊断试剂）。

通则和指导原则包括制剂通则、其他通则、通用检测方法、指导原则，按分类编码。

制品的质量控制应包括安全性、有效性、可控性。各种需要控制的物质，系指该品种按规定工艺进行生产和贮藏过程中需要控制的成分，包括非目标成分（如残留溶剂、残留宿主细胞蛋白质以及目标成分的聚合体、降解产物等）；改变生产工艺时需相应地修订有关检查项目和标准。

《中国药典》第三部规定的检定时取样量的准确度和试验精密度如下：

① 试验中供试品与试药等"称重"或"量取"的量，均以阿拉伯数字表示，其精确度可根据数值的有效数位来确定，如称取"0.1g"系指称取重量可为0.06～0.14g；称取"2g"系指称取重量可为1.5～2.5g；称取"2.0g"，系指称取重量可为1.95～2.05g；称取"2.00g"，系指称取重量可为1.995～2.005g。

"精密称定"系指称取重量应准确至所取重量的千分之一；"称定"系指称取重量应准确至所取重量的百分之一；"精密量取"系指量取体积的准确度应符合国家标准中对该体积移液管的精密度要求；"量取"系指可用量筒或按照量取体积的有效数位选用量具。取用量为"约"若干时，系指取用量不得超过规定量的±10%。

② 恒重，除另有规定外，系指供试品连续两次干燥或炽灼后称量的差异在 0.3mg 以下的重量；干燥至恒重的第二次及以后各次称重均应在规定条件下继续干燥 1 小时后进行；炽灼至恒重的第二次称重应在继续炽灼 30 分钟后进行。

③ 试验中规定"按干燥品（或无水物，或无溶剂）计算"时，除另有规定外，应取未经干燥（或未去水，或未去溶剂）的供试品进行试验，并将计算中的取用量按检查项下测得的干燥失重（或水分，或溶剂）扣除。

④ 试验中的"空白试验"，系指在不加供试品或以等量溶剂替代供试液的情况下，按同法操作所得的结果；含量测定中的"并将滴定的结果用空白试验校正"，系指按供试品所耗滴定液的量（mL）与空白试验中所耗滴定液量（mL）之差进行计算。

⑤ 试验用水，除另有规定外，系指纯化水；酸碱度检查所用的水，均系指新煮沸并放冷至室温的水。

⑥ 试验用的试药，除另有规定外，均应根据通则试药项下的规定，选用不同等级并符合国家标准或国家有关行政主管部门规定的试剂标准。试液、缓冲液、指示剂与指示液、滴定液等，均应符合通则的规定或按照通则的规定制备。

⑦ 酸碱性试验时，如未指明用何种指示剂，均系指石蕊试纸。

⑧ 试验时的温度，未注明者，系指在室温下进行；温度高低对试验结果有显著影响者，除另有规定外，应以 25℃±2℃为准。

《中国药典》第三部规定的检定方法与限度如下：

① 药典品种正文收载的品种，均应按规定的方法进行检验。采用药典收载的方法，应对方法的适用性进行确认。如采用其他方法，应进行方法学验证，并与规定的方法比对，根据试验结果选择使用，但应以药典规定的方法或者注册标准中的方法为准。

② 药典中规定的各种纯度、限度数值以及制剂的重（装）量差异，系包括上限和下限两个数值本身及其中间数值。规定的这些数值不论是百分数还是绝对数字，其最后一位数字都是有效位。试验得到的结果与标准中规定的数值比较，以判断是否符合规定的限度。试验结果在运算过程中，可比规定的有效数字多保留一位数，计算所得最后数值或测定读数值，均可按修约规则（GB/T 8170—2008）进舍至规定的有效位。

③ 制剂的含量限度范围，系根据该药味或主药含量的多少、测定方法误差、生产过程中不可避免偏差和贮存期间可能产生降解的可接受程度而制定的，原则上生产中应按标示量 100%投料。如已知某一成分在生产或贮存期间含量会降低，生产时可适当增加投料量，以保证在有效期内含量能符合规定。

《中国药典》第三部规定的标准物质为：

品种正文中的标准品、对照品、对照药材、对照提取物和参考品系指用于鉴别、检查、含量测定或效价测定等的标准物质。生物制品检定用标准物质的研制与管理应符合国家生物标准物质研制和国家药品标准物质通则的要求。国家标准品或参考品建立后，企业工作标准品或参考品必须采用国家标准品或参考品标化后方能使用。

《中国药典》第三部规定的计量为：

试验用的计量仪器均应符合国家相关规定。药典采用的计量单位为：

① 法定计量单位名称和符号如下：

长度　　　　　米（m）分米（dm）厘米（cm）毫米（mm）微米（μm）纳米（nm）
体积　　　　　升（L）毫升（mL）微升（μL）

质（重）量	千克（kg）克（g）毫克（mg）微克（μg）纳克（ng）皮克（pg）
物质的量	摩尔（mol）毫摩尔（mmol）
压力	兆帕（MPa）千帕（kPa）帕（Pa）
温度	摄氏度（℃）
动力黏度	帕秒（Pa·s）毫帕秒（mPa·s）
运动黏度	平方米每秒（m^2/s）平方毫米每秒（mm^2/s）
波数	厘米的倒数（cm^{-1}）
密度	千克每立方米（kg/m^3）克每立方厘米（g/cm^3）
放射性活度	吉贝可（GBq）兆贝可（MBq）千贝可（kBq）贝可（Bq）

② 药典使用的滴定液和试液的浓度，以 mol/L（摩尔/升）表示，其浓度要求精密标定的滴定液用"XXX 滴定液（YYYmol/L）"表示；作其他用途不需精密标定其浓度时；用"YYYmol/LXXX 溶液"表示，以示区别。

③ 有关的温度描述，一般以下列名词术语表示：

水浴	除另有规定外，均指 98～100℃；
热水	系指 70～80℃；
微温或温水	系指 40～50℃；
室温（常温）	系指 10～30℃；
冷水	系指 2～10℃；
冰浴	系指约 0℃；
放冷	系指放冷至室温。

④ 符号"%"表示百分比，系指重量的比例；但溶液的百分比，除另有规定外，系指溶液 100mL 中含有溶质若干克；乙醇的百分比，系指在 20℃时容量的比例。此外，根据需要可采用下列符号：

%（g/g）表示产品或溶液 100g 中含有溶质若干克；

%（mL/mL）表示溶液 100mL 中含有溶质若干毫升；

%（mL/g）表示溶液 100g 中含有溶质若干毫升；

%（g/mL）表示溶液 100mL 中含有溶质若干克。

⑤ 缩写"ppm"表示百万分比，系指重量或体积的比例。在核磁共振波谱中，"ppm"表示化学位移。

⑥ 缩写"ppb"表示十亿分比，系指重量或体积的比例。

⑦ 液体的滴，系在 20℃时，以 1.0mL 水为 20 滴进行换算。

⑧ 溶液后标示的"（1→10）"等符号，系指固体溶质 1.0g 或液体溶质 1.0mL 加溶剂使成 10mL 的溶液；未指明用何种溶剂时，均系指水溶液；两种或两种以上液体的混合物，名称间用半字线"－"隔开，其后括号内所示"："符号，系指各液体混合时的体积（重量）比例。

⑨ 乙醇未指明浓度时，均系指 95%（mL/mL）的乙醇。

计算分子量以及换算因子等使用的原子量均按最新国际原子量表推荐的原子量。

《中国药典》第三部规定的包装、标签、使用说明、贮藏、运输为：

① 直接接触生物制品的包装材料和容器（包括塞子等）应符合国务院药品监督管理部门的有关规定，应符合无毒、无害、洁净、无菌等药用要求，与内容药物应不发生化学反应，并不得影响内容药品的质量。注射剂容器的密封性要用适宜的方法确证。

② 生物制品的标签及说明书应符合"生物制品分包装及贮运管理"的规定。疫苗制品的说明书应符合药典"人用疫苗总论"的相关原则性要求。上市疫苗的说明书应严格按照批准的执行。

③ 贮藏项下的规定，系为避免污染和降解而对药品贮存与保管的基本要求，一般以下列名词术语表示：

遮光　系指用不透光的容器包装，例如棕色容器或黑色材料包裹的无色透明、半透明容器；

避光　系指避免日光直射；

密闭　系指将容器密闭，以防止尘土及异物进入；

密封　系指将容器密封，以防止风化、吸潮、挥发或异物进入；

熔封或严封　系指将容器熔封或用适宜的材料严封，以防止空气与水分的侵入并防止污染；

阴凉处　系指不超过 20℃；

凉暗处　系指避光并不超过 20℃；

冷处　系指 2～10℃；

常温（室温）　系指 10～30℃。

除另有规定外，贮藏项下未规定贮藏温度的一般系指常温。

（2）《中国药典》第四部　《中国药典》第四部在药品研发、生产与检验等环节发挥关键作用。其收载内容涵盖通用技术要求、指导原则和药用辅料品种正文。

通用技术要求包含药典中的通则和总论，不仅适用于药典内药品标准，对未载入药典的药品标准同样有效。通则进一步细分，有制剂通则、其他通则和通用检测方法。制剂通则对各类制剂与剂型及其亚剂型的分类、定义和一般性技术要求进行明确规范，像鼻用制剂、乳膏剂等复杂制剂，都有针对性的标准设定。通用检测方法包含理化分析及相关方法，如残留溶剂测定法、元素杂质测定法等，以及生物检测技术及相关方法，为药品质量把控提供技术支撑。

指导原则方面，涉及众多关键领域，如分析方法验证、过程分析技术、药品分析技术规范化等，对药品研发和质量控制起到重要引导作用。

药用辅料品种正文则对药用辅料的各项标准进行规范，保障辅料质量，为药品质量提供基础保障。

任务准备

《中国药典》第四部。

任务实施

1. 查阅并整理滴定液配制和标定方法

方法：在《中国药典》中搜索"滴定液"，整理"硫代硫酸钠滴定液（0.05mol/L）"配制和标定方法。

2. 查阅并整理缓冲液配制方法

方法：在《中国药典》中搜索"缓冲液"，整理"巴比妥缓冲液（pH7.4）"配制方法。

3. 撰写小文

以古籍药典为例，写一篇至少 300 字的关于对《中国药典》学习体会的小论文，要求体现文化自信、职业精神和职业规范意识。

请填写工作任务单（表 1-3）

表 1-3　工作任务单

工作任务				
班级组号			组长	
工作任务描述				
小组分工	姓名	工作任务		
任务实施过程记录				

"硫代硫酸钠滴定液（0.05mol/L）"的配制和标定方法：

"巴比妥缓冲液（pH7.4）"的配制方法：

小论文：

上级验收评定		验收人签名	

任务评价

请填写任务评价表（表 1-4）。

表 1-4 任务评价表

评价指标	序号	评价内容	分值	自评	组评	师评
职业素养	1	准时出勤，遵守纪律	10			
	2	团队协作，解决难题	5			
	3	任务操作规范，按时完成任务	10			
	4	反复提升作业质量，不断思考和进步	5			
知识目标	1	掌握《中国药典》的内容和结构	10			
	2	能正确完成课上任务测试	20			
技能目标	1	按时完成查阅《中国药典》任务	15			
	2	能正确解释和整理任务结果	15			
	3	掌握生物药物专业检测程序	10			
总分			100			

一、单选题

1. 除另有规定外，试验用水系指（　　）。

A. 饮用水　　　　B. 纯化水　　　　C. 注射用水　　　　D. 纯水

2. 温度高低对试验结果有显著影响者，除另有规定外，应以（　　）为准。

A. 20℃±2℃　　　B. 22℃±2℃　　　C. 23℃±2℃　　　D. 25℃±2℃

3. 乙醇未指明浓度时，均系指（　　）（mL/mL）的乙醇。

A. 90%　　　　　B. 100%　　　　C. 95%　　　　D. 85%

4. 除另有规定外，凡经检定合格的成品，每批应保留足够（　　）全面检定用量的供试品。

A. 一次　　　　　B. 两次　　　　C. 三次　　　　D. 四次

5. 缩写"ppm"表示（　　），系指重量或体积的比例；缩写"ppb"表示（　　），系指重量或体积的比例。

A. 万分比　　　　B. 百万分比　　　C. 亿分比　　　D. 十亿分比

二、多选题

1. 药典包括通则、各论及附录，各论收载的生物制品包括（　　）。

A. 细菌类疫苗、病毒类疫苗　　　　B. 抗毒素及抗血清

C. 血液制品　　　　　　　　　　　D. 生物技术制品

E. 微生态活菌制品　　　　　　　　F. 体内诊断制品

G. 体外诊断制品（系指药典收载的、国家法定用于血源筛查的体外诊断试剂）

2. 制品的质量控制应包括（　　）。

A. 安全性　　　　B. 有效性　　　　C. 均一性　　　　D. 可控性

3. 复溶冻干制品的稀释剂应符合药典的规定，药典未收载的稀释剂，其制备工艺和质量标准应经国务院药品监督管理部门批准，除另有规定外，稀释剂应进行（　　）检查。

A. 异常毒性检查　　　　　　　　　B. 热原和/或细菌内毒素

C. 无菌　　　　　　　　　　　　　D. pH 值

4. 外源因子存在于接种物、细胞基质及（或）生产制品所用的原材料及制品中的污染物，包括（　　）。

A. 支原体　　　　　　　　　　　　B. 外源性病毒

C. 真菌　　　　　　　　　　　　　D. 细菌

5. 直接接触生物制品的包装材料和容器（包括塞子等）应符合国务院药品监督管理部门的有关规定，应符合药用要求并应（　　），与内容药物应不发生化学反应，并不得影响内容药物的质量。注射剂容器的密封性要用适宜的方法确证。

A. 洁净　　　　　B. 无害　　　　C. 无毒　　　　D. 无菌

任务2
分析方法验证/确认

知识框架

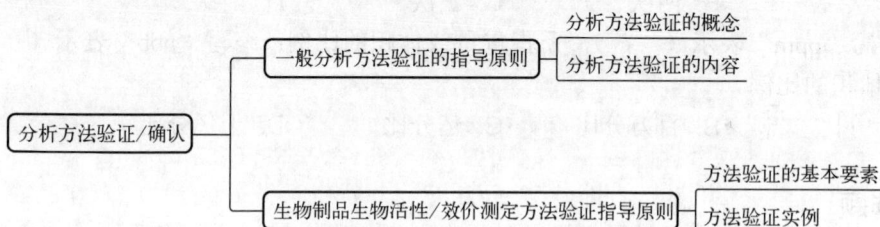

分析方法验证/确认 ─┬─ 一般分析方法验证的指导原则 ─┬─ 分析方法验证的概念
　　　　　　　　　　　　　　　　　　　　　　　　　└─ 分析方法验证的内容
　　　　　　　　　└─ 生物制品生物活性/效价测定方法验证指导原则 ─┬─ 方法验证的基本要素
　　　　　　　　　　　　　　　　　　　　　　　　　　　　　　　　　　└─ 方法验证实例

课前阅读

一家中型制药企业生产了一种颇受市场欢迎的止咳糖浆。一次，质量控制部门在对新生产的一批止咳糖浆进行常规质量检测时，采用了高效液相色谱法来测定其中有效成分的含量。在最初的几次检测中，实验人员按照既定的操作流程和标准进行，但得到的结果却显示有效成分含量波动较大。例如，在对同一批次的不同样本进行检测时，有的样本显示有效成分含量为95%，而有的样本却显示为88%，这远远超出了正常的误差范围。

企业高度重视这一问题，立即组织专家团队进行深入调查。经过仔细排查，发现问题出在分析方法中的一个关键环节。原来，在样品前处理过程中，提取溶剂的选择和提取时间的控制存在不合理之处。由于止咳糖浆成分复杂，不同的提取条件对有效成分的提取效率产生了显著影响。

随后，企业迅速调整分析方法。重新筛选了合适的提取溶剂，并通过多次实验确定了最佳的提取时间。同时，对质量控制人员进行了重新培训，强调严格按照新的标准操作流程进行检测。利用这些改进措施，再次对止咳糖浆进行检测时，分析方法的准确性得到了显著提升，有效成分含量的测定结果趋于稳定，确保了产品质量和患者用药的安全。

分析方法验证是一项重要的质量控制活动，旨在证明所采用的分析方法适合其预期用途，能够提供准确、可靠和可重现的结果。它通常包括专属性、准确性、精密度、检测限和定量限、线性和范围、耐用性等几个关键方面，在进行分析方法验证时，需要根据具体的分析方法和检测目的，制定详细的验证方案，并按照相关的法规和标准要求进行操作。验证的结果应当以数据和报告的形式记录下来，作为方法有效性的证明。现有一批牛血清白蛋白，如何对其进行蛋白质含量检测方法学确认？

学习目标

● 知识目标

1. 理解药物质量检测中分析方法验证的重要性和基本内容。
2. 掌握常见的分析方法验证指标及其计算方法。
3. 熟悉不同类型药物分析方法验证的特点和要求。

● 技能目标

能够运用所学知识，对给定的药物分析方法进行验证实验设计和结果分析。

● 素质目标

积极培养科学精神、职业道德和关爱他人健康的社会责任感。

导学问题

请查找相关资料，回答下列问题。
1. 在使用紫外分光光度法进行蛋白质含量检测方法学确认时，如何确定检测限？
2. 使用紫外分光光度法检测蛋白质含量时，如何验证方法的线性范围？
3. 在紫外分光光度法的蛋白质含量检测方法学确认中，如何考察方法的重复性？
4. 在紫外分光光度法测定蛋白质含量的方法学确认中，怎样进行方法的准确性评估？
5. 进行紫外分光光度法的蛋白质含量检测方法学确认中，怎样评估仪器的稳定性？

工作计划

根据任务小组讨论的结果获取相应的信息，完成表2-1～表2-3。

表2-1　蛋白质含量检测方法学确认的相关信息

序号	牛血清白蛋白（BSA）	描述
1	外观	
2	保存、运输	
3	有效期	
4	作用	

表 2-2　蛋白质含量检测方法学确认预期标准

项目		确认结果
专属性		
线性		
准确度		
精密度	重复性	
	中间精密度	
范围		
耐用性		

表 2-3　实验设计相关信息

序号	设计项目或内容	名称或描述
1	专属性	
2	线性	
3	准确度	
4	精密度-重复性	
5	精密度-中间精密度	
6	范围	
7	耐用性	
8	供试品溶液	
9	如何整理数据	

知识准备

一、一般分析方法验证的指导原则

分析方法验证（analytical procedures validation）是证明采用的分析方法适合于其预期的目的。分析方法验证是分析方法生命周期的一部分，在建立药品质量标准、变更药品生产工艺或配方、修订原分析方法或采用法定分析方法作为新开发药品的分析方法时，需对分析方法进行验证。生物制品质量控制中采用的方法包括理化分析方法和生物学测定方法，相对于理化分析方法而言，生物学测定方法存在更多的影响因素，在进行具体验证时，还需结合生物制品的特点考虑。指导原则尽可能与 ICH Q2 分析方法验证指导原则保持一致。

1. 分析方法验证研究

需验证的待测量的质量属性有：鉴别试验、杂质（纯度）或其他定量测量（包括限度控制或定量测量）、含量/效价或其他定量测量（如药品溶出度、释放度和物理常数测定）等。

需验证的性能特征有：专属性/选择性、准确度、精密度和范围。由于待测量的质量属性具有各自的特点，随分析技术和分析对象的复杂与否而有不同的要求，应根据分析方法的预期用途和所采用的具体技术，选择一组适当的性能特征及其标准进行验证。推荐使用预定义的性能特征及其标准来证明分析方法对其预期用途的适用性。表2-4中列出了待测量的质量属性的典型性能特征和相应的验证试验，供选择。

表2-4　待测量的质量属性的典型性能特征和相应的验证试验

	鉴别	杂质（纯度）其他定量测量[①]		含量/效价其他定量测量[①]
		定量测量	限度控制	
专属性[②]　专属性试验	+	+	+	+
范围　响应（校正模型）　范围下限	－　－	+　QL†	－　DL	+　－
准确度[③]　准确度试验	－	+	－	+
精密度[③]　重复性试验　中间精密度试验	－　－	+　+[④]	－　－	+　+[④]

注：−表示该性能特征通常不需被评估；

+表示该性能特征通常应被评估；

†表示通常不需评估检测限，但在某些特别或复杂的情况下是被推荐的。

QL、DL：分别代表定量限、检测限。

① 其他定量测量的范围限如接近技术的检测限或定量限，可遵循杂质检测方案，否则建议采用含量分析方案。

② 某一分析方法不够专属，应用一种或多种其他辅助分析方法予以补充，除非有合理的证明。

③ 准确度和精密度可以分别评估，也可以使用联合验证的方式评估。

④ 精密度包括重复性、中间精密度和重现性。如已有重现性试验数据，由重现性数据集可得出中间精密度，不需另行中间精密度独立研究。

在分析方法验证中，如需要，应使用标准物质或其他经适当表征符合预期目的的物质进行试验，这些物质均应有鉴别、纯度或任何其他必要特性的证明文件。分析方法验证不是一个孤立的过程，是与分析方法开发过程相联系的不可分割的一个整体。在实施验证研究之前，应制定验证方案。方案应包括分析方法的预期目的、需要验证的性能特征及其标准、验证实验设计等相关信息。验证研究的结果应全面总结并形成验证报告。方法验证的理由、过程、数据和图表等，包括那些支持验证结果而未列入验证方案的试验，均应文件化呈现。

验证研究的试验设计应反映常规分析中使用的平行试验次数以产生可报告结果。如合理，可使用不同的平行次数实施一些验证试验，或者根据验证期间生成的数据调整分析方法中的平行试验次数。

（1）分析方法生命周期内验证　在分析方法整个生命周期内，随着对产品认知的深入、技术水平的发展和监管要求的提高，分析方法可能需要变更。变更后的分析方法可能需要部分或全部重新验证。已给定的性能特征是否需要重新验证，需应用科学和基于风险的评估原则予以证明；重新验证的程度取决于分析性能特征受变更影响的大小。

如适用，通过使用来自多个实验室的数据共同验证，可证明分析方法符合预定义的性能标准，并满足分析方法在不同实验室转移的要求。在符合分析方法生命周期变化的背景下，应考虑经验证的分析方法转移。当分析方法在不同实验室间转移时，通常会执行验证实验的子集。

（2）可报告范围　可报告范围通常来自质量标准，并取决于方法的预期用途。通过证明分析方法提供的结果具有可接受的响应、准确度和精密度，来确认可报告范围。如适用，可报告范围应涵盖质量标准限度的上限和下限或报告限度。

表2-5举例说明了某些待测量的质量属性推荐的可报告范围。如合理，其他范围也可以接受，例如对于高纯化学原料药，可报告范围的上下限可以更窄。在某些情况下，例如含量较低时，更宽的上限可能更为实际。

表 2-5　某些待测量的质量属性推荐的可报告范围

待测量的质量属性	可报告范围下限	可报告范围上限
原料药和制剂含量	标示量的80%或限度下限的80%	标示量的120%或限度上限的120%
效价	限度下限−20%	限度上限+20%
含量均匀度	标示量的70%	标示量的130%
溶出试验 速释制剂　单点指标 多点指标 调释制剂	Q 值−45%可报告范围下限（根据质量标准来论证）或QL，如适用 可报告范围下限（根据质量标准来论证）或QL，如适用	最高规格标示量的130%
杂质检查[①]	报告阈值	限度的120%
纯度检测（以面积%计）	限度下限的80%	限度上限或100%

注：①当含量和杂质检测采用同一试验且仅使用一个标准时，线性验证应考察杂质报告水平至含量指标可接受标准的120%。

2. 验证试验、方法学和评价

以下描述的是评价分析方法性能的试验方法学，根据分析方法设计所确定的主要性能特征进行分类的。如合理，可以使用不同方法来证明分析方法符合预期目的和相关的性能标准。

（1）专属性/选择性　专属性（又称特异性）和选择性均用于描述在其他物质存在下分析方法测定某一物质不受干扰的程度。其他物质可能包括杂质、降解产物、有关物质、基质或操作环境中存在的其他组分。专属性方法是具有完全选择性的方法，通常用于描述最终状态，明确其可以对目标分析物进行检测。选择性是一个相对术语，用于描述混合物或基质中特定被分析物可被检测且不受具有类似行为的其他组分干扰的程度。无论采用何种分析方法，应用于何种待测量的质量属性，均应考察其专属性/选择性。当分析方法不具专属性时，可以证明其选择性。然而，在存在潜在干扰的情况下，应使鉴别或定量测试的干扰最小化，并证明该测试符合预期目的。某些分析方法专属性的缺乏可以由其他辅助分析方法来补充，如果一种方法不能提供足够的区分能力，建议采用两种或两种以上的分析方法，以达到必要的专属性/选择性。过高或过低地要求方法的专属性既不切实际也不科学。

分析方法的专属性或选择性可采用以下方法之一或它们的组合来证明，有些实验可与准确度研究相结合。

① 无干扰　专属性/选择性可通过分析物的鉴别和/或定量不受其他共存物质如杂质、降解产物、有关物质、基质或存在于操作环境中的其他成分的干扰影响来验证。如采用阴性试样（例如，除去含待测成分的药材或不含待测成分的模拟处方试样）试验，取不含被测成分的阴性试样与含被测成分的供试品在同一条件试验并比较，以确认是否存在干扰。

② 与正交方法比较　专属性/选择性可通过将拟采用方法的测量结果与另一个良好表征的分析方法的测量结果相比较来验证，理想情况下，另一个良好表征的分析方法应为基于不同测量原理的方法（即正交方法）。

③ 技术固有合理性　某些情况下，分析技术的专属性可通过技术参数如质谱中同位素的分辨率、核磁共振信号的化学位移等来确保和预测，如果被证明是合理的，则不需要试验研究。

④ 数据要求

a. 鉴别　对于鉴别试验，关键是证明其基于分子结构特征和/或其他特性，能区分样品中所关注的成分与其他化合物的能力，该能力可通过与已知标准物质比较，从含有被分析物的样品中得到的阳性结果和从不含被分析物的样品中得到的阴性结果来证明。此外，鉴别试验可用于鉴别与分析物结构相似或密切相关的物质，以确认不致产生阳性结果。选择这些潜在干扰物质时，应基于科学判断并考虑到任何可能产生的干扰。

中药鉴别应考虑中药材及饮片近似品和混伪品的区别，以及复方制剂的组方药味间相互干扰等因素，要基于具体方法验证其专属性。理化鉴别专属性基本要求同化学药品；性状鉴别的专属性可通过对先验知识的合理性评价予以证明；显微鉴别应可观察到具有代表性和区分力的细胞或组织结构特征；如使用指纹图谱或特征图谱鉴别，应以能反映整体特征的相关参数及其可接受标准或通过与对照图谱、标准物质比对证明其专属性；如采用特征肽段鉴别，应选择专属的多肽序列，通过与多肽对照品比较及对蛋白数据库检索进行多肽或氨基酸序列匹配，评价序列准确性和专属性；中药复方制剂应尽量避免将共性成分作为鉴别指标，并需以相对应药味的阴性对照证明待测指标的专属性。

b. 含量、纯度和杂质检测　应证明分析方法的专属性/选择性，以满足测定样品中分析物的含量或效价的准确度要求。应使用代表性数据如色谱图、电泳图、光谱图、生物反应来证明专属性，如合适，图中的每个成分应适当加以标记。对于分离技术，应在适当的水平研究合理的区分，例如，在色谱的关键分离中，专属性可用两个最接近的洗脱组分的分离度来证明，或者可通过比较不同组分的光谱来评估可能的干扰。对于非分离技术，例如生物测定、ELISA 法、qPCR 法等，专属性可通过使用标准物质或其他适当表征的物质以确认对分析物无干扰来证明。如分析物是与某种工艺相关的杂质，还必须确认供试品及其他成分无干扰来证明专属性。如某一方法不具专属性或没有充分的选择性，应使用其他方法来确保足够的区分。例如，在用滴定法测定原料药含量时，可结合使用合适的杂质检查方法。

如杂质或有关物质可获得：

对于含量或效价测定，应证明分析物在杂质和/或辅料或其他成分存在时能被区分。实际操作中，可通过在原料药或制剂中加入适当水平的杂质和/或辅料，与未添加杂质或辅料的样品检测结果相比较，以证明分析物的检测结果不受共存物质的影响。或者，可通过设计的强制降解原料药或制剂样品制备含有适量杂质的样品。对于纯度或杂质检测，可通过降解原料药或制剂，也可以在原料药或制剂中加入杂质以使杂质或有关物质达到适当的水平，并证明这些分析物在单独存在和/或与样品基质中的其他成分共存时均能被准确测量，以此来建立区分。

如杂质或有关物质不可获得：

如果杂质、有关物质或降解产物不能通过制备和分离获得，专属性可通过将含有典型杂质、有关物质或降解产物的样品的检测结果与另一种已被良好表征的方法（如药典方法或其他经过验证的正交分析方法）相比较来证明所采用的方法应是合理的。

化学药含量测定应比对两种方法的结果，杂质检查应比对检出的杂质个数，必要时可采用光电二极管阵列检测和/或质谱检测，进行峰纯度检查。对于中药分析检测，专属性/选择性除可通过与另一方法的测定结果比较或用阴性试样试验来证明外，必要时，还应评价色谱相邻洗脱组分峰的分离度和峰纯度。

（2）范围　分析方法的范围通常是指分析方法能达到适当水平的响应、精密度和准确度，具有良好校正关系的最高和最低结果的区间。范围可以使用适当的校正模型（如线性、非线性或多变量）通过对可报告结果的直接评估来验证。校正模型范围如线性范围应覆盖准确度和精密度的验证范围。在某些情况下，根据样品制备（如稀释）和所选择的分析方法，可使用一个或多个适当的工作范围来确定可报告范围。

通常，工作范围对应于呈现在分析仪器上的最低和最高样品浓度或纯度水平，在该范围内，分析方法可提供可靠的结果。通常需要数学计算来生成可报告结果。可报告范围和工作范围可以相同。

如果无法获得足够纯（或含有相当量杂质）的物质来验证整个范围（例如，100%纯度），则可适当地外推可报告范围，并应提供合理性证明。

① 响应

a. 线性响应　分析物浓度和响应之间的线性关系应在分析方法的整个范围内进行评估，以确认分析方法对预期用途的适用性。可采用拟定的方法，如用对照品或直接用原料药制成的标准贮备液经精密稀释，或分别精密称取对照品或精密称取混合对照品，制备系列浓度溶液来证明测量响应与浓度呈线性关系。

以响应信号作为分析物浓度或含量的函数作图评价线性关系，并应证明分析方法在给定的范围内具备获得与真实样品值（已知值或理论量）成比例的数值的能力。应采用适当的统计方法（例如，用最小二乘法计算回归曲线）对试验结果进行评价。

由回归曲线得到的数据有助于提供线性关系的数学估计。应提供数据图、相关系数或其平方值、y 轴截距和回归曲线斜率。分析实测数据点与回归曲线的偏差可能有助于评价线性，例如，对于线性响应，应评估回归分析的残差图中任何非随机模式的影响。

为建立线性关系，建议至少设计 5 个浓度水平并适当地分布在范围内。

为获得线性关系，必要时可对测量响应数据进行数学转换，如使用对数函数等。若采用其他方法评价线性，应证明其合理性。

b. 非线性响应　有些分析方法可能显示非线性响应。在这些情况下，有必要构建一个模型/函数来描述分析方法响应与活性/浓度之间的关系。应通过非线性回归分析（例如，判定系数）来评估模型的适用性。例如，免疫分析或细胞分析可能显示 S-型响应。当浓度范围足够宽，响应受到上、下渐近线的约束时，就会出现 S-型试验曲线。在这种情况下使用的常见模型是四参数或五参数逻辑函数，不过也存在其他可接受的模型。对于这些分析方法，线性的评价与浓度-响应曲线形状的考虑是分开的。因此，浓度-响应的线性关系不是必需的，而应评价分析方法在给定范围内获得值与已知或理论的样品真值成比例关系的能力。

c. 相对响应　色谱定量分析基于进入检测器中各组分的量与检测器的色谱响应成比例关系。同一色谱条件下，待测物质与参比物质可有不同的色谱响应，例如不同的紫外吸收系数。校正因子定义为单位质量参比物质（包括内标）的色谱响应与单位质量待测物的色谱响应的比值。校正因子法，通常以标准物质的色谱响应校正待测物质的色谱响应实现待测物质的定量分析，常用于化学药中有关物质、中药及其复方制剂中多指标成分的测定。在方法开发或方法验证期间，应确定使用适当的校正因子，并以文件化呈现。

校正因子用于有关物质检测时，通常以主成分为参比，也可以供试品中存在的已知有关物质或加入的另一成分为参比；当校正因子近似等于 1（待测物质与标准物质的相对响应因子为 0.8～1.2）或有关物质的量已被高估时，可不使用校正因子计算；否则，应使用校正因子计算。

d. 多变量校正　用于构建多变量校正模型的算法可以是线性的，也可以是非线性的，只要模型适合于建立分析信号与待测物的质量属性之间的关系。多变量方法的准确度取决于多种因素，如校正样品在校正范围内的分布和参考方法的误差等。

在多变量分析中，测量数据通常通过导数或归一化进行预处理。

除了对参考结果和预测结果进行比较外，线性评估还应包括方法误差（残差）在校正范围内如何变化的信息。残差分布图可用于评估整个工作范围内模型预测的残差。

② 范围下限的验证　如待测量的质量属性要求分析方法范围接近该方法的范围下限，使用以下方法估计检测限和定量限。检测限（detection limit，DL 或 limit of detection，LOD）系指试样中被测物能被检测出的最低量。药品的杂质检查方法，应通过测试来确定方法的检测限。检测限仅作为限度试验指标和定性鉴别的依据，没有定量意义。定量限（quantitation limit，QL 或 limit of quantitation，LOQ）系指试样中被测物能被定量测定的最低量，其确定结果应符合一定的准确度和精密度要求。对微量或痕量药物、药物杂质和降解产物进行定量测定时，应确定方法的定量限。

A. 基于直观评价　直观评价既可用于非仪器分析方法，也可用于仪器分析方法。通过分析含已知浓度待测物的样品，能被可靠地分辨、检出的待测物的最小量即为检测限，能以可接受的准确度和精密度定量检测的待测物的最小量即为定量限。

B. 信噪比法　这种方法适用于具有基线噪声的分析方法。通过将已知浓度样品的测量信号与空白样品的测量信号比较来确定信噪比，或者可使用适当基线区域内的信号代替空白样品的信号，以建立分析物能被可靠检测或定量的最低浓度。对于检测限，信噪比为 3∶1 通常被认为是可以接受的；对于定量限，信噪比应不小于 10∶1。信噪比应在一个预定义的区域内确定，如可能，应对称地分布于待测峰两侧。

C. 基于线性响应的标准差和斜率

检测限（DL）可以表示为：

$$DL = \frac{3.3\sigma}{S}$$

定量限（QL）可以表示为：

$$QL = \frac{10\sigma}{S}$$

斜率 S 可以从分析物的标准曲线中估算出来。标准偏差 σ 的估算可以采用多种方法，例如：

a. 根据空白的标准偏差　通过分析适当数量的空白样本的背景响应值的大小，计算其标准偏差。

b. 根据标准曲线　使用含有分析物的样品，在 DL 和 QL 范围内评价特定的标准曲线。回归曲线的剩余标准差（即均方根误差/偏差）或回归曲线 y 轴截距的标准偏差可作为标准偏差。

D. 基于范围下限的准确度和精密度　除使用上述方法估算外，定量限可通过准确度和精密度测量直接验证。

E. 数据要求

a. 检测限　应报告检测限和用于确定检测限的方法。如果 DL 是基于视觉评价或基于信噪比确定的，应呈现相关数据、图表和所用方法。在通过计算或外推获得 DL 估算值时，该估算值随之可通过分析浓度接近或等于检测限水平的适当数量的样品来验证。应注意仪器检测限与方法检测限的区别，如所述的检测限是基于某种仪器的检测响应，应关注不同仪器检测限的差别，若将由一台仪器获得的仪器检测限作为方法检测限时应谨慎。

b. 定量限　应报告定量限和用于确定定量限的方法。对于杂质和微量或痕量成分的检测，分析方法的定量限应不得高于报告阈值。不论采用何种方法得到 QL 估算值，都应将其视为初始值，随之应通过分析浓度接近或等于定量限水平的适当数量的样品来验证。如 QL 远远低于报告限度（例如，QL 低于报告限度的 1/10 时），可合理地省略前述的确认验证。

（3）准确度和精密度　准确度和精密度可以分别进行评价，它们各有预定义的可接受标准。将这两个性能特征联合验证是评价分析方法适用性的另一种方法。

① 准确度　准确度系指用所建立方法测量的结果与真实值或参考值接近的程度，一般用回收率（%）表示。准确度应在分析方法的可报告范围内建立，在常规测试条件下（如存在样品基质和使用描述的样品制备步骤）得到证明。

通常，准确度可通过下述的研究之一来确认。在某些情况下，如精密度、范围内的响应和专属性已经确定，可以推论方法的准确度。

a. 与标准物质比较　用分析方法测定已知纯度的分析物如标准物质、良好表征的杂质或有关物质时，将测定结果与理论预期结果比较进行评价。

b. 加样回收试验　在不含待测成分的所有基质中添加已知量的待测成分，如无法获得模拟所有样品成分的基质试样，可将已知量的待测成分添加入或富集在待测试样中；分别测定已添加或富集待测成分的试样和未添加待测成分的试样中的待测成分量，将两者的测定结果进行比较来评价回收率。在加样回收试验中须注意添加的待测成分量与供试品中待测成分原含有量之和必须在校正模型范围之内；添加的量要适当，过小则引起较大的相对误差，过大则干扰成分相对减少，真实性差。

c. 与正交方法比较　将拟采用的分析方法的结果与基于不同测量原理的另一良好表征的方法（正交方法）的结果进行比较。应报告另一方法的准确度。在无法获得所有药品成分的样品来模拟加样回收研究所需的基质时，正交方法可与定量杂质测量一起用于确认主要的测量值。

d. 数据要求　在可报告范围内，使用适当数量的平行样品，在适当的浓度水平评价准确度，如设计至少 3 种不同浓度，每种浓度分别制备至少 3 份供试品进行测定，用至少 9 份测定结果进行评价，且浓度的设定应考虑样品的浓度范围。

准确度试验结果应报告为在试样中已知添加量分析物的平均回收率，或报告为平均值与可接受真值之间的差值，同时提供合理的 100（1-α）% 置信区间（或其他合理的统计区间）。除另有合理的证明，所提供的置信区间应与对应的准确度可接受标准相匹配。对于杂质检测，应描述与主成分对应的单个杂质或总杂质的测定方法（例如，重量/重量或与主成分面积百分比）。

对于多变量方法的定量应用，应使用合适的度量指标，如均方根预测误差（root mean-square error of prediction，RMSEP）。如果 RMSEP 与可接受的均方根校正误差（root mean-squared error of calibration，RMSEC）相当，则表明在使用独立的测试集进行测试时模型足够准确。对于分类等定性应用，可以使用误分类率或阳性预测率来表征方法的准确度。

② 精密度　精密度系指在规定的测定条件下，同一个均匀供试品，经多次取样测定所得结果之间的接近程度。在相同条件下，由同一个分析人员测定所得结果的精密度称为重复性；在同一个实验室，不同时间由不同分析人员用不同设备测定结果之间的精密度，称为中间精密度；在不同实验室由不同分析人员测定结果之间的精密度，称为重现性。

含量测定、其他定量测定和杂质或纯度的定量测定应验证方法的精密度。研究方法的精密度应使用均匀、真实的样品，或在无法获得这样的样品时，可使用人工制备的样品（例如，在基质混合物中或在不含待测成分的样品中添加相应数量的分析物）。

a. 重复性　在可报告范围内，取同一浓度的供试品，用至少平行 6 份的测定结果进行评价；或设计至少 3 个不同浓度水平，每个浓度水平分别平行制备至少 3 份供试品溶液进行测定，用至少 9 个测定结果进行评价。评价重复性，浓度水平的选择和设计，应根据供试品中待测成分的含量或浓度可能的变化范围即可报告范围来确定，以保证重复性评价结果的可靠性。

b. 中间精密度　中间精密度应达到的程度取决于所使用方法预期的目的，应确定随机事件对分析方法精密度的影响。应考察随机变动因素如不同日期、不同环境、不同分析人员、不同仪器对精密度的影响。理想情况下，选择的变动因素应基于并通过对分析方法开发和风险评估的理解予以证明，没有必要单独研究这些影响。鼓励使用实验设计研究中间精密度。

c. 重现性　通过实验室间试验评估重现性。不是每一次申报都要求提供重现性资料，但在分析方法标准化的情况下应该考虑重现性。例如，拟在国家药品质量标准中收载的或将在多个实验室使用的分析方法，应通过在不同实验室的协同检验获得重现性试验结果，提交重现性试验资料。协同检验的目的、过程和重现性结果均应记载并作为附件提交。应注意重现性试验用样品质量的一致性和贮存运输中的环境对该一致性的影响，以免影响重现性结果。

d. 数据要求　所有的精密度试验都应报告标准偏差、相对标准偏差（变异系数）和适当的 100（1-α）% 置信区间或其他合理的统计区间。除另有合理的证明，置信区间应与对应的精密度可接受标准相匹配。对于多变量分析方法，常规指标均方根预测误差（RMSEP）包含了准确度和精密度。

③ 准确度和精密度的联合验证　评价准确度和精密度的可选方法是通过建立一个综合性能标准来考虑它们的总体影响。合并的标准可提供方法产生可接受的总体变化结果的更全面证明，也能反映已建立的准确度和精密度的各自标准。在方法开发过程中生成的数据有助于确定最佳的方法，并完善与合并的准确度和精密度相比较的适当的性能标准。可采用预测区间、容忍区间或置信区间来评价联合的准确度和精密度。也可采用其他合理的统计学方法。

数据要求　如果选择了综合性能标准，结果可作为综合值报告，以提供分析方法适用性的适当总体认知。如证明与分析方法适用性有相关性，准确度和精密度的各自结果应作为补充信息报告。应描述所使用的方法。

（4）耐用性　分析方法的耐用性是指分析方法参数发生微小但刻意变化时，测量结果不受影响的能力，可用于说明方法正常使用时的可靠性，为所建立的方法用于常规检验提供依据。传统上，耐用性并不是严格意义上需验证的性能特征。耐用性研究通常贯穿整个方法开发、验证过程，即方法全生命周期之中，属于风险评估的范畴。在方法开发阶段，就应考察其耐用性，根据所研究的方法类型对方法在预期操作环境中的适用性进行评价。

分析方法在开发过程中和验证前至少进行了部分优化，且进行了耐用性研究，通常，在分析方法验证中无需重复耐用性研究的试验过程。然而，耐用性试验有助于发现影响方法的变量，必要时，在方法验证中确认或完善耐用性评价仍是有意义的。耐用性评价资料应作为分析方法开发数据的一部分。如果测试条件要求苛刻，则应在标准中列出的方法中写明，并注明可以接受变动的范围。可以先采用均匀设计确定主要影响因素，再通过单因素分析等确定变动范围；也可以采用试验设计（design of experiments，DOE）进行因素考察，尤其是存在多种因素可能有交互影响的情况下。

不同分析方法影响耐用性的变动因素可能不同，典型的变动因素有：被测溶液的稳定性、样品的提取次数、时间等。液相色谱法典型的变动因素有：流动相的组成和 pH 值、不同品牌或不同批号的同类型色谱柱、柱温和流速等。气相色谱法典型的变动因素有：不同品牌或批号的色谱柱、固定相、不同类型的担体、载气流速、柱温、进样口和检测器温度等。

（5）系统适用性试验　系统适用性试验（system suitability test，SST）是分析方法的一个组成部分，被定义为对系统和方法性能特征的检查，通常在方法开发过程中设置，在方法验证中确认，在方法日常使用中用于确保其符合预期用途。

系统适用性试验的建立基于对方法开发数据、风险评估、耐用性以及先验知识等的理解，它是分析方法开发、验证，特别是耐用性试验的产物，是方法验证与方法应用相连接的桥梁。

作为重要的分离技术，色谱法有更多的变量，已有明确可设置的系统适用性试验参数。然而，如有必要且可能，其他分析方法也应设置系统适用性试验参数。设与不设，或设置何种特定的系统适用性试验参数取决于方法的类型和耐用性试验结果。方法越复杂、受影响的因素越多，需要设置的系统适用性试验参数越多，以保证在后续的方法转移和日常使用中，经过验证的分析方法始终具备通过验证时的性能。

系统适用性要求应在样品分析之前和/或期间得到满足。在方法运行时不符合系统适用性要求将导致所获得的结果不可信和不能用；在继续分析之前，对不符合系统适用性要求的原因进行分析或调查，必要时采取纠正措施。

（6）统计学考虑　统计学方法是评价分析方法验证结果的有用工具，方法验证中涉及很多方面，其中准确度和精密度的评价是最为重要的内容之一。有多种统计方法可用于评价准确度和精密度。对于定量分析方法，只有在真值或可接受的参比值已获得时才能评估其准确度。在某些情况下，有必要评估其相对准确度。在许多分析方法中，即使不能直接评估准确度，也应评估精密度。若高、中、低浓度水平的准确度所有可报告值是独立的，且在各浓度水平是相近的，可将各浓度水平的准确度所有报告值合并起来评价；如果上述条件不成立，就需要采用方差模型进行分析，分别验证每个浓度水平的准确度。若高、中、低浓度水平的标准差所有可报告值数据是独立的，且在各浓度水平是相近的，可将各浓度水平的标准差所有报告值合并起来评价；如果不满足上述条件，数据转换也许仍然允许合并所有数据；如果转换不成功，则分别验证每个浓度水平的精密度。

一种统计学方法不一定适用于所有情况。如不适用，其他统计学方法可用于方法验证结果的评价。基于概率评价的统计学方法也有一定的风险。分析方法验证的另一目的是评估分析方法可能的风险点，是对由分析方法误差而导致试验结果判断错误的概率是否在允许范围之内进行的评价。分析方法应具有确定的目标，评价分析方法准确度和/或精密度是否符合要求的最终标准是分析方法是否满足预期的目的，即分析方法是否满足质量控制目的。

二、生物制品生物活性/效价测定方法验证指导原则

对药品质量控制分析方法进行验证的目的是证明采用的方法适合于相应检测要求。生物制品质量控制中生物活性/效价为反映生物制品有效性的关键质量属性，对相应的测定方法进行规范的验证是保障其适用性的前提。指导原则从验证方案的制订、各验证指标的具体验证策略、验证结果的记录和方法的监控及再验证的角度阐述了生物活性/效价测定方法验证相关的要求，旨在对新建的或拟修订的生物制品生物活性/效价测定方法所开展的验证工作进行规范与指导。本指导原则中的生物活性/效价测定主要是指相对效价测定，该法系将供试品的生物反应与已知标准品产生的反应相比较，从而定量测定供试品相对于标准品的效价。

1. 方法验证的基本要素

（1）验证方案　方法验证需根据验证方案来完成。验证方案不仅应包括验证设计、验证指标、合理的可接受标准和数据分析计划，还应涵盖不符合可接受标准时可采取的措施等。

① 验证设计　主要涉及样品的选择、实验变异来源的考量及试验重复策略等。应采用具有代表性的样品进行验证试验，并在验证方案中注明所需样品的类型及数量。实验变异的来源主要包括样品的制备、试验内和试验间的影响因素。试验内变异可能受方法开发阶段所确定的实验条件（温度、pH、孵育时间等）、实验设计（动物数量、稀释度组数、每个稀释组的重复数、稀释度间隔等）、试验过程、系统适用性和样品适用性要求、统计分析等因素的影响。而试验间变异主要受不同分析人员、不同试验时间、不同仪器设备和试剂批次等因素的影响。因此，一个设计良好的验证方案应综合考量试验内和试验间变异的来源。此外，每轮验证试验中标准品和供试品均应独立制备。验证中使用的重复策略应尽量反映影响效价测定结果的实验因素。

② 验证指标与可接受标准　由于相对效价测定方法各具特点，并随分析对象而变化，因此需视具体方法拟订具体的验证指标，关于常见验证指标的具体讨论见本指导原则"（2）各验证指标的验证策略"项下。应根据测定方法特点和验证目的来确定各验证指标的可接受标准。在评估某些验证指标是否符合可接受标准时，除了判定验证结果是否符合预设标准外，还可通过等效性检验方法判定验证结果的置信区间是否也符合要求。同时还应分别建立试验有效性的可接受标准（系统适用性要求）和样品结果有效性的可接受标准（样品适用性要求），上述标准可根据方法开发的情况制定，但最终需根据验证的数据进行修正并在验证完成前确定。

③ 数据分析计划　应按照验证方案中列出的数据分析计划对验证结果进行分析，包括对验证指标结果的绘图和统计学分析，以及判断它们是否符合可接受标准等。常规的统计学

方法一般要求数据之间相互独立，并呈近似正态分布和方差齐性。而测得的相对效价在多数情况下服从近似对数正态分布，因此，为满足上述统计学要求，通常采用相对效价的对数转换值进行数据分析，本指导原则中对数转换的底数可取任一适用的底数，一般以无理数 e 或10 为底。当无法满足上述统计学要求时，也可考虑采用其他适宜的替代方法进行数据分析。可在测定方法开发阶段通过对适量历史数据的分析而获知测得的相对效价的分布情况，若确定测得的相对效价为正态分布，则可直接采用测得值按下述统计方法进行数据处理，此时精密度一般用标准偏差（SD）或相对标准偏差（RSD，%）表示。

（2）各验证指标的验证策略　常见的验证指标包括专属性、相对准确度、精密度、线性和范围，后 4 个指标的验证通常可进行合并设计。

专属性：

① 定义　专属性系指在其他成分，如杂质、降解产物、基质等存在时，采用的测定方法不受这些成分的干扰能正确测定待测物的能力。专属性亦可指测定方法区分相关物质的能力，因此，对待测物中任何已存在的或新引入的相关物质均应加以研究。如方法专属性不强，应采用多种不同原理的方法予以补充。

② 评价方法　在杂质、降解产物或基质可获得的情况下，往平行稀释的标准品溶液中加入潜在的干扰物，并与未加干扰物的标准品溶液比较测得的相对效价的结果，采用合适的等效性检验方法考察二者剂量-反应曲线的相似性和效价测得结果的一致性。也可取基质或与待测物结构相似的产品相关产物或非相关物质进行试验，基质、产品相关产物或非相关物质应均呈阴性反应。

在杂质、降解产物或基质不能获得的情况下，也可用强光照射、高温、高湿等方式对供试品进行加速破坏，以研究可能存在的降解产物和降解途径对相对效价测定的影响。

相对准确度：

① 定义　系指在规定的范围内，测得的相对效价与真实值或参考值接近的程度，一般用相对偏倚（RB，%）或其他适宜指标表示。

② 评价方法　在规定范围内，取标准品或已知效价的供试品稀释至不同的目标效价水平，一般至少需要评估 3 个效价水平，但为了获得更可靠的结果，推荐评估 5 个效价水平，每个效价水平分别至少独立测定 3 次。以效价理论值的对数（横坐标）对其相应的效价测定值的对数（纵坐标）作直线回归。采用每个效价水平测定值的相对偏倚和不同效价水平相对偏倚的变化趋势或其他适宜指标来评价相对准确度，其中相对偏倚的变化趋势可用直线回归方程的斜率进行评价。

相对偏倚计算公式如下：

$$RB = \left(\frac{效价测定值}{效价理论值} - 1 \right) \times 100\%$$

在每个效价水平上，测得的相对效价的对数平均值的 100（1-2α）%（通常取 α=0.05，即 90%），置信区间（CI），可按下式计算：

$$CI = \text{Average} \pm t_{df} \cdot \frac{SD}{\sqrt{n}}$$

式中，Average 为每个效价水平效价测定值的对数平均值；SD 为每个效价水平效价测定值的对数标准偏差；n 为每个效价水平效价测定值的个数；df 为自由度，等于每个效价水平测定值个数减 1；t_{df} 为自由度为 df 时的 t 界值表查表值。

再按下式计算每个效价水平上相对偏倚的 $100(1-2\alpha)\%$（通常取 $\alpha=0.05$，即 90%），置信区间（CI_{RB}）。

$$CI_{RB} = \left\{ \left(\frac{antilog（LCI）}{效价理论值} - 1 \right) \times 100\%, \left(\frac{antilog（UCI）}{效价理论值} - 1 \right) \times 100\% \right\}$$

式中，LCI 为每个效价水平效价测定值的对数平均值的 90%置信下限；UCI 为每个效价水平效价测定值的对数平均值的 90%置信上限。

③ 数据要求　应报告每个效价水平效价测定值的相对偏倚、直线回归方程的斜率或其他适宜的评价指标，上述指标均应符合验证方案中预先设定的可接受标准。必要时还应报告相对偏倚或其他适宜指标的置信区间。

精密度：

① 定义　精密度系指在规定的条件下，同一份均匀供试品，经多次取样测定所得结果之间的接近程度，包括重复性、中间精密度和重现性。由于相对效价测定方法的中间精密度包含重复性考察，因此，本指导原则中主要介绍中间精密度的评价方法，必要时还应进行不同实验室间的重现性考察。相对效价测定方法的精密度一般用几何标准偏差（GSD）或几何变异系数（GCV，%）表示，可采用下述方法或方差分析法（ANOVA）进行评价。

② 评价方法　在规定范围内，考察随机变动因素如不同日期、不同分析人员、不同仪器、不同关键试剂批次等对精密度的影响，实验设计同本指导原则"1.（2）中相对准确度②评价方法"项。以每个效价水平测得的相对效价的几何标准偏差或几何变异系数来评价中间精密度。

在每个效价水平上，测得的相对效价的几何标准偏差计算公式如下：

$$GSD = antilog（SD）$$

式中，SD 为每个效价水平效价测定值的对数标准偏差。

在每个效价水平上，测得的相对效价的几何变异系数计算公式如下：

$$GCV = （GSD-1）\times 100\%$$

对于 SD，仅需关注其 $100(1-\alpha)\%$（通常取 $\alpha=0.05$，即 95%）的置信上限（CI_{SD}），其计算公式如下：

$$CI_{SD} = SD \sqrt{\frac{n-1}{\chi^2_{\alpha,n-1}}}$$

式中，n 为每个效价水平效价测定值的个数；$\chi^2_{\alpha,n-1}$ 为自由度为 $n-1$ 时的 χ^2 界值表中概率为 $1-\alpha$ 所对应的查表值。

因此，在每个效价水平上 GSD 的 $100(1-\alpha)\%$（通常取 $\alpha=0.05$，即 95%）的置信上限（CI_{GSD}）计算公式为：

$$CI_{GSD} = antilog（CI_{SD}）$$

在每个效价水平上 GCV 的 $100(1-\alpha)\%$（通常取 $\alpha=0.05$，即 95%）的置信上限（CI_{GCV}）计算公式为：

$$CI_{GCV} = （CI_{GSD}-1）\times 100\%$$

③ 数据要求　应报告每个效价水平效价测定值的几何标准偏差、几何变异系数或相应的置信区间，几何变异系数应符合验证方案中预先设定的可接受标准。采用方差分析法进行评价时，还可报告各效价水平合并计算后总的几何变异系数，并分析变异来源。

线性：

① 定义　通常系指在设计的范围内，测得的相对效价与真实值或参考值之间的线性关系，为与相对准确度相关的稀释线性。

② 评价方法　在规定范围内，取标准品稀释至不同的目标效价水平，通常至少制备 3 个效价水平的标准品溶液，但推荐评估 5 个效价水平。以效价理论值的对数（横坐标）对其相应的效价测定值的对数（纵坐标）作图，采用最小二乘法进行线性回归。

③ 数据要求　应列出线性图、直线回归方程、斜率、y 轴截距和相关系数。相关系数应符合验证方案中预先设定的可接受标准或直线回归方程的显著性检验应具有统计学意义。

范围：

① 定义　系指测定方法能达到一定相对准确度、中间精密度和线性要求时的高低限相对效价水平或量的区间。

② 评价方法　该范围通常来源于稀释线性研究，评估的效价水平应至少涵盖产品效价质量标准的范围。对于稳定性研究或其他特殊情况，可视具体情况适当扩大方法验证的范围。

③ 数据要求　应报告相对准确度、中间精密度和线性符合要求时的相对效价水平或量的范围。

其他验证指标的考虑：

由于分析方法验证指导原则介绍的其他验证指标如检测限和定量限与报告相对效价的生物检定方法无关，因此，上述指标在本指导原则均未涉及。此外，耐用性也未列入本指导原则的验证要求中，建议在测定方法开发阶段或预验证阶段进行该指标的考察，以确定测定方法的重要实验参数及相应的范围，并建立一系列的系统适用性要求。但对于一些关键因素如孵育时间、孵育温度、细胞代次和细胞数量等在验证时仍需进一步开展耐用性研究，尤其是当这些因素与验证中引入的其他因素有相互作用时。

（3）验证结果的记录　验证结果应记录在验证报告中。验证报告可包含原始数据和中间结果，一般应报告每个效价水平验证指标的测定值或各效价水平合并计算后的总体测定值。预验证的实验结果也可纳入验证报告中，这将有助于确定测定方法的最终实验条件。若验证结果均符合可接受标准，即可得出测定方法适用于其检测目的的结论；反之，当验证结果与验证方案规定的可接受标准有偏差时，应对验证失败的原因进行分析，并提出失败后的纠正措施，如优化方法的实验条件、修改方法的重复策略或视情况修正可接受标准等。

（4）方法的监控及再验证　相对效价测定方法经过验证后即可开始使用，但仍需对其性能进行持续的监控。最简单的监控方法即是对适宜的参数采用统计过程控制（SPC）图进行持续监控，如标准品的剂量-反应曲线和质控品的效价测定值等。这些 SPC 图可用于识别相对效价测定方法早期的波动或漂移，若在 SPC 图中观察到任何变化趋势，即应对产生该趋势变化的原因进行调查。

由于药品生产工艺变更、制剂的组分变更或其他原因需对测定方法进行较大改动时，应根据方法修订的程度确定再验证的范围。相对效价测定方法的再验证包括重新执行一次完整的验证或通过桥接实验来将原始测定方法过渡到修订方法。

2. 方法验证实例

以下分别列举了一个基于细胞的体外生物学活性测定法和基于动物的体内生物学活性测定法的验证实例，以阐述不同生物活性测定方法的验证过程。需要说明的是，以下实例仅作为演示分析步骤和计算过程用，不同的测定方法可根据其具体特点选择与实例中不同的实验设计和制定不同的可接受标准。

（1）体外生物学活性测定法

实验设计及测定结果：

以人粒细胞刺激因子生物学活性测定法（NFS-60 细胞/MTT 比色法）的验证为例，考察测定方法的相对准确度、中间精密度、线性和范围，4 项指标的验证采用合并设计。取重组人粒细胞刺激因子（GCSF）工作标准品，按说明书复溶后，用基础培养液稀释至每 1mL 中分别含 200IU 的标准品溶液及 128IU、160IU、200IU、250IU 和 312IU 的待测溶液，然后取标准品溶液和待测溶液在 96 孔细胞培养板中，做 2 倍系列稀释，共 8 个稀释度，每个稀释度做 2 孔，按通则 3525 进行试验。即 5 个待测溶液的相对效价水平分别为 64%、80%、100%、125% 和 156%，在对数尺度上呈均匀间隔。每个效价水平由两名分析人员在不同日期使用 4 个细胞代次进行相对效价测定，每次试验每个效价水平每名分析人员采用每个细胞代次独立测定两份，每次以两份结果的几何平均值作为报告值。测定结果见表 2-6。

表 2-6　GCSF 生物学活性测定法（NFS-60 细胞/MTT 比色法）测定结果

效价水平	时间 1				时间 2			
	人员 1		人员 2		人员 1		人员 2	
	代次 1	代次 2	代次 1	代次 2	代次 3	代次 4	代次 3	代次 4
64%	68.3% 68.5%	72.0% 66.7%	60.7% 64.7%	64.1% 63.9%	68.4% 71.3%	75.2% 65.3%	61.6% 65.3%	66.1% 66.4%
80%	86.4% 85.3%	93.6% 83.1%	76.5% 81.5%	80.4% 79.7%	82.0% 87.0%	85.4% 80.0%	75.2% 83.2%	87.5% 87.8%
100%	117.4% 101.7%	109.2% 107.9%	94.9% 95.4%	95.1% 97.8%	105.3% 99.5%	107.9% 103.6%	105.5% 102.8%	91.3% 93.3%
125%	150.0% 134.2%	143.2% 132.5%	124.0% 120.8%	122.6% 128.0%	121.8% 122.4%	123.3% 128.8%	130.3% 135.1%	120.9% 122.0%
156%	189.4% 173.5%	184.7% 171.6%	165.7% 160.2%	157.6% 156.1%	156.7% 162.7%	174.5% 163.3%	165.6% 167.0%	161.4% 165.1%

可接受标准及验证结果：

① 相对准确度

a.可接受标准　每个效价水平相对效价测定值的相对偏倚应在 ±12% 范围内；以效价理论值的对数（横坐标）对其相应的效价测定值的对数（纵坐标）作直线回归，回归方程的斜率应在 0.80～1.25 范围内。

b.验证结果　按"（2）各验证指标的验证策略中相对准确度②评价方法"项下计算公式计算每个效价水平相对效价测定值的相对偏倚及其置信区间，结果见表 2-7。相对偏倚均在 ±12% 范围内。以效价理论值的对数（横坐标）对其相应的效价测定值的对数（纵坐标）作直线回归，回归方程为 $y=1.0182x+0.0385$。斜率 1.0182 在 0.8～1.25 之间。

表 2-7　GCSF 不同效价水平相对效价测定值的相对偏倚及置信区间

效价水平	试验次数	对数效价			效价			相对偏倚		
		平均值	置信下限	置信上限	平均值	置信下限	置信上限	平均值	置信下限	置信上限
64%	8	−0.4052	−0.4360	−0.3745	66.7%	64.7%	68.8%	4.2%	1.0%	7.4%
80%	8	−0.1828	−0.2129	−0.1528	83.3%	80.8%	85.8%	4.1%	1.0%	7.3%
100%	8	0.0155	−0.0269	0.0579	101.6%	97.3%	106.0%	1.6%	−2.7%	6.0%
125%	8	0.2507	0.2109	0.2905	128.5%	123.5%	133.7%	2.8%	−1.2%	7.0%
156%	8	0.5125	0.4786	0.5464	167.0%	161.4%	172.7%	7.0%	3.4%	10.7%

注：表中对数转换的底数取 e，计算 90%置信区间时 $t_{0.05,7}$=1.89。

② 中间精密度

a. 可接受标准　每个效价水平相对效价测定值的几何变异系数（GCV，%）应不大于 20%。

b. 验证结果按"（2）各验证指标的验证策略中精密度②评价方法"项下计算公式计算每个效价水平相对效价测定值的几何标准偏差、几何变异系数及其置信上限，结果见表 2-8。每个效价水平相对效价测定值的几何变异系数均小于 20%。

表 2-8　GCSF 不同效价水平相对效价测定值的几何标准偏差、几何变异系数及置信上限

效价水平	试验次数	GSD	CI_{GSD}	GCV	CI_{GCV}
64%	8	1.047	1.086	4.7%	8.6%
80%	8	1.046	1.084	4.6%	8.4%
100%	8	1.065	1.121	6.5%	12.1%
125%	8	1.061	1.113	6.1%	11.3%
156%	8	1.052	1.095	5.2%	9.5%

注：表中反对数转换的底数取 e，计算 95%置信上限时 $\chi^2_{0.05,7}$=2.17。

③ 线性

a.可接受标准　以效价理论值的对数（横坐标）对其相应的效价测定值的对数（纵坐标）作图，采用最小二乘法进行线性回归。直线回归方程的相关系数应不低于 0.98。

b.验证结果　以效价理论值的对数（横坐标）对其相应的效价测定值的对数（纵坐标）作图，采用最小二乘法进行线性回归，结果如图 2-1 所示。拟合的直线回归方程为 $y=1.0182x+0.0385$，相关系数为 0.987。

④ 范围

a. 可接受标准　报告相对准确度、中间精密度和线性符合要求时的效价水平范围，该范围应至少涵盖相对效价的质量标准范围（80%～150%）。

b. 验证结果　本法中相对准确度、中间精密度和线性均符合要求的效价水平范围为 64%～156%，涵盖了其质量标准范围。

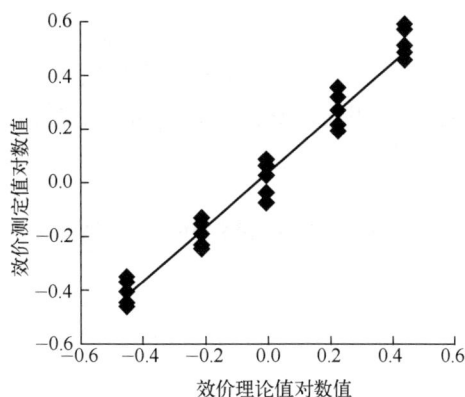

图2-1　GCSF效价理论值对数值与测定值对数值的直线回归方程

（2）体内生物学活性测定法

实验设计及测定结果：

以卵泡刺激素生物测定法的验证为例，考察测定方法的相对准确度、中间精密度、线性和范围，四项指标的验证采用合并设计。取尿促性素国家标准品，用制备的溶剂配成每 1mL 中分别含 5.6IU 的标准品溶液高剂量组及 4.48IU、5.6IU 和 7IU 的待测溶液高剂量组，然后采用高剂量组溶液依次制备中剂量组和低剂量组溶液，相邻剂量组的浓度比值为 1∶0.5，按通则 1216 进行试验。即 3 个待测溶液高剂量组的相对效价水平分别为 80%、100% 和 125%，在对数尺度上呈均匀间隔。每个效价水平在不同日期独立测定 3 次，测定结果见表 2-9。

表 2-9　卵泡刺激素生物测定法测定结果

效价水平	测定 1	测定 2	测定 3
80%	95.5%	92.6%	75.8%
100%	109.6%	106.0%	99.0%
125%	116.8%	108.5%	122.3%

可接受标准及验证结果：

① 相对准确度

a. 可接受标准　每个效价水平相对效价测定值的相对偏倚应在±20%范围内。

b. 验证结果按 "（2）各验证指标的验证策略中相对准确度②评价方法" 项下计算每个效价水平相对效价测定值的相对偏倚，结果见表 2-10。相对偏倚均在±20%范围内。

表 2-10　泡刺激素生物测定法不同效价水平测定值的相对偏倚

效价水平	试验次数	对数效价平均值	效价几何平均值	相对偏倚
80%	3	−0.1333	87.5%	9.4%
100%	3	0.0466	104.8%	4.8%
125%	3	0.1461	115.7%	−7.4%

② 中间精密度

a. 可接受标准　每个效价水平相对效价测定值的几何变异系数（GCV，%）应不大于

20%。

b. 验证结果 按"（2）各验证指标的验证策略中精密度②评价方法"计算每个效价水平相对效价测定值的几何标准偏差和几何变异系数，结果见表 2-11。每个效价水平测定值的几何变异系数均小于 20%。

表 2-11 卵泡刺激素不同效价水平测定值的几何标准偏差和几何变异系数

效价水平	试验次数	GSD	GCV
80%	3	1.134	13.4%
100%	3	1.053	5.3%
125%	3	1.062	6.2%

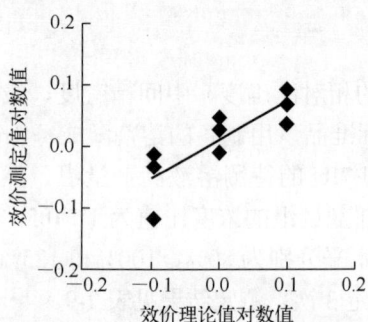

图 2-2 卵泡刺激素效价理论值
对数值与测定值对数值的直线回归方程

③ 线性

a. 可接受标准 以效价理论值的对数（横坐标）对其相应的效价测定值的对数（纵坐标）作图，采用最小二乘法进行线性回归。采用 F 检验进行直线回归方程的显著性检验，应具有统计学意义。

b. 验证结果 以效价理论值的对数（横坐标）对其相应的效价测定值的对数（纵坐标）作图，采用最小二乘法进行线性回归，结果如图 2-2 所示。拟合的直线回归方程为 $y=0.6264x+0.0085$，相关系数为 0.84，采用 F 检验进行回归方程的显著性检验，直线呈显著回归（$P=0.004$）。

④ 范围

a. 可接受标准 报告相对准确度、中间精密度和线性符合要求时的效价水平范围，该范围应至少涵盖相对效价的质量标准范围（80%～125%）。

b. 验证结果 本法中相对准确度、中间精密度和线性均符合要求的效价水平范围为 80%～125%，涵盖了其质量标准范围。

任务准备

1. 仪器与用具

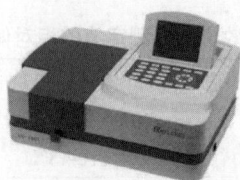

UV-1801紫外-可见分光光度计（石英比色皿）

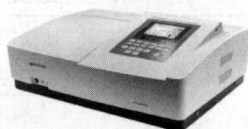

美谱达UV-6100紫外-可见分光光度计（石英比色皿）

除上述主要仪器外，请整理蛋白质含量检测方法学确认所需其他仪器，填写表 2-12。

表 2-12　蛋白质含量检测方法学确认所需仪器

序号	仪器	型号
1		
2		
3		
4		
5		
6		
7		
8		
9		
10		

2. 试药与试液

请整理蛋白质含量检测方法学确认所需试剂，填写表 2-13。

表 2-13　蛋白质含量检测方法学确认所需试剂

序号	试剂	浓度和用量
1		
2		
3		
4		
5		
6		

溶液配制：

（1）1mol/L HCl 溶液　移取 5mL 浓盐酸，用 55mL 水稀释，混匀。

（2）80mmol/L Tris-HCL 溶液　称取 0.968g Tris，用 50mL 水溶解，溶解后用 1mol/L HCl 溶液调节 pH 至 7.6，后定容至 100mL。

（3）480mmol/L 氯化钠溶液　称取 2.80g NaCl，用水溶解，定容至 100mL。

（4）180mmol/L 甘露醇溶液　称取 3.28g 甘露醇，用水溶解，定容至 100mL。

（5）0.04%聚山梨酯 20　用移液器移取 0.04mL 聚山梨酯 20，用水溶解，定容至 100mL。

（6）空白制剂缓冲液　将 480mmol/L 氯化钠溶液、180mmol/L 甘露醇溶液、0.04%聚山梨酯 20、80mmol/L Tris-HCl 溶液按照 1∶1∶1∶1 比例混合后混匀。

任务实施

任务名称：蛋白质含量检测方法学确认

方法：紫外-可见分光光度法。

原理：蛋白质分子中含有共轭双键的酪氨酸、色氨酸等芳香族氨基酸，其在 280nm 波长处具最大吸光度，在一定范围内其吸光度大小与蛋白质浓度成正比。

操作步骤

1. 专属性

目的：确定空白制剂缓冲液在 280nm 附近无光谱吸收，对该供试品的紫外光谱吸收无干扰。

操作过程：

（1）取空白制剂缓冲液，测定其在 280nm 处的光吸收值。

（2）取该供试品溶液，测定其在 280nm 处的光吸收值。

确认结果：专属性测试结果记录空白制剂缓冲液和供试品的吸光度值。

2. 线性

目的：确定在一定范围内，该供试品在 280nm 处的斜率值与蛋白质浓度之间呈线性关系。

操作过程：

（1）称取样品，用空白缓冲液配成 5mg/mL 的溶液，梯度稀释成 3mg/mL、2mg/mL、1mg/mL、0.5mg/mL、0.25mg/mL 溶液。

（2）对各浓度进行测试，每个测定 3 次。

3. 准确度

目的：确定该蛋白质在一定范围内（供试品目标浓度的 50%～150% 之间）测定结果与真实值的接近程度，从而确认是否该方法可以获得准确的测试结果，用回收率表示。

操作过程：浓度点选择，选择 3 个浓度点，分别为 50%、100%、150% 相对浓度。目标浓度为 1mg/mL（100%），相对浓度 50% 为 0.5mg/mL，相对浓度 150% 是 1.5mg/mL。

取样品，用空白制剂缓冲液进行稀释，每个浓度点平行制备三份样品。从低浓度到高浓度依次进行浓度测试，每份样品测试一次。

4. 精密度

（1）重复性

目的：确定在采用本方法测定该蛋白质含量时，对同一均匀样品多次取样检测、测定获得的结果之间的接近程度。

操作过程：取 1 份供试品，分别取六次进行浓度测定。

（2）中间精密度

目的：确定在采用本方法测定供试品的蛋白质含量时，对相同样品，在同一实验室中不同时间、人员测试结果的重现程度。

操作过程：两名分析人员在不同时间，取供试品重复测定 6 次，两位分析人员一共 12 份样品测试结果。

数据结果：计算每份样品的蛋白质浓度结果，并报告每名分析人员 6 次测定结果的 RSD 值以及两人共计 12 次测定结果的 RSD 值。

5. 范围

测定范围为正常进样浓度的 50%～150%，在该范围内线性和准确度均符合预期标准。

6. 耐用性

目的：确定供试品更换紫外分光光度计后检测的样品量是否会影响浓度值的测定。

操作过程：分别取 0.5mg/mL、1.0mg/mL、2.0mg/mL 浓度的样品进行浓度测试，每个测定 3 次取平均值，计算对应的浓度值。

7. 结果判定

分别对专属性、线性、准确度、精密度、范围、耐用性确认过程中获得的数据，进行分析并给出最终结论。

注意事项：蛋白质含量检测方法学确认时，应严格按仪器的使用说明书操作，并注意下列事项。

（1）选择合适的参考方法：选择一种被广泛认可且准确可靠的蛋白质含量检测方法作为参考，以便与新方法进行比较和验证。

（2）样品的代表性和处理：确保所选取的样品具有代表性，能够涵盖预期检测的各种情况。同时，要注意样品的采集、储存和处理方式，避免对蛋白质造成损伤或影响检测结果。

（3）使用的吸收池必须洁净，并注意配对使用。量瓶、移液吸管均应校正、洗净后使用。

（4）测定时除另有规定外，应以配制供试品溶液的同批溶剂为空白对照。

（5）干扰物质的研究：考察样品中可能存在的其他物质（如盐类、脂质、核酸等）对检测结果的干扰情况，并确定可接受的干扰水平。

（6）吸光度接近 1.0 时仪器是比较灵敏的，稀释溶液进行测定，最高吸光度不要超过 3。

（7）开机后待仪器自检通过，指示灯变绿后预热半小时再进行测试。

蛋白质含量检测方法学确定　　　752 型分光光度计操作指南

请填写工作任务单（表 2-14）。

表 2-14　工作任务单

工作任务			
班级组号		组长	
工作任务描述			
小组分工	姓名	工作任务	
任务实施过程记录（步骤）			

专属性：

线性：

准确度：

精密度：

范围：

耐用性：

上级验收评定		验收人签名	

请填写结果记录单（表 2-15）。

表 2-15　结果记录单

样品名称		批号	
规格		有效期	
包装		生产单位或产地	
确认项目	检验结果/结论		检验人
专属性			
线性			
准确度			
重复性			
中间精密度			
范围			
耐用性			
实验过程记录			

【方法学确认】
采用方法：_____　　仪器型号：_____　　温度：_____℃

1. 专属性确认结果：

溶液	吸光度值			
	重复 1	重复 2	重复 3	平均
空白制剂缓冲液				
去离子水				

2. 线性确认结果：

样品名称	理论浓度/（mg/mL）	OD 值/A_{280}
L-0.25	0.25	
	平均值	
	RSD/%	—
L-0.5	0.5	
	平均值	
	RSD/%	—

样品名称	理论浓度/（mg/mL）	OD 值/A_{280}
L-1	1	
	平均值	
	RSD/%	—
L-2	2	
	平均值	
	RSD/%	—
L-3	3	
	平均值	
	RSD/%	—
线性回归方程（R^2）		

3. 准确度确认结果：

理论浓度点	样品名称	OD 值/A_{280}	测定浓度/（mg/mL）
0.5mg/mL	A-0.5-1		
	A-0.5-2		
	A-0.5-3		
	平均值		
	RSD/%（$n=3$）		
	回收率（测定平均值/理论）	—	
1.0mg/mL	A-1.0-1		
	A-1.0-2		
	A-1.0-3		
	平均值		
	RSD/%（$n=3$）		
	回收率（测定平均值/理论）	—	

理论浓度点	样品名称	OD 值/A_{280}	测定浓度/（mg/mL）
1.5mg/mL	A-1.5-1		
	A-1.5-2		
	A-1.5-3		
	平均值		
	RSD/%（n=3）		
	回收率（测定平均值/理论）		
回收率=（测定浓度/理论浓度）×100%			

4. 精密度

（1）重复性确认结果：

供试品溶液名称	OD 值/A_{280}	蛋白质浓度测定值/（mg/mL）	蛋白质含量平均值/（mg/mL）	蛋白质含量RSD/%
Re-1				
Re-2				
Re-3				
Re-4				
Re-5				
Re-6				

（2）中间精密度确认结果：

时间/分析员	样品名	OD 值/A_{280}	蛋白质浓度/（mg/mL）	平均值/（mg/mL）	RSD/%（n=6）	RSD/%（n=12）
	Re-1-1					
	Re-1-2					
	Re-1-3					
	Re-1-4					
	Re-1-5					
	Re-1-6					

时间/分析员	样品名	OD 值/A_{280}	蛋白质浓度 /（mg/mL）	平均值 /（mg/mL）	RSD/% （n=6）	RSD/% （n=12）
	Re-2-1					
	Re-2-2					
	Re-2-3					
	Re-2-4					
	Re-2-5					
	Re-2-6					

5. 范围确认结果：

测定范围为正常进样浓度的 50%～150%，在该范围内线性和准确度是否均符合预期标准？

线性：_____预期标准。

准确度：_____预期标准。

6. 耐用性确认结果：

理论浓度/（mg/mL）	OD 值/A_{280}	蛋白质浓度 /（mg/mL）	蛋白质浓度 RSD/%
0.5			
1.0			
1.5			

结论：本品按 _____ 标准检验，结果 _____。

任务评价

请填写任务评价表（表2-16）。

表 2-16　任务评价表

评价指标	序号	评价内容	分值	自评	组评	师评
职业素养	1	准时出勤，遵守纪律	10			
	2	团队协作，解决难题	5			
	3	任务操作规范，按时完成任务	10			
	4	反复提升作业质量，不断思考和进步	5			
知识目标	1	掌握蛋白质含量检测方法学确认的方法	10			
	2	能正确完成课上任务测试	20			
技能目标	1	能正确完成蛋白质含量检测方法学确认任务	15			
	2	能正确解释和整理任务结果	15			
	3	掌握生物药物专业检测注意事项	10			
总分			100			

一、单选题

1. 紫外分光光度法测定蛋白质含量时，若溶液中存在核酸干扰，可通过（　　）的方法消除。

A. 增加 260nm 检测波长　　B. 增加样品稀释倍数　　C. 进行透析处理　　D. 加入核酸酶

2. 在紫外分光光度法的蛋白质含量检测方法学确认中，检测限是指（　　）。

A. 能被检测出的蛋白质最低浓度　　　　　　　　B. 能被定量测定的蛋白质最低浓度

C. 测量结果的相对标准偏差为 10% 时对应的蛋白质浓度

D. 测量结果与真实值的偏差在 5% 以内时对应的蛋白质浓度

3. 用紫外分光光度法检测蛋白质含量，方法学确认中考察线性范围时，至少应包含（　　）个浓度点。

A. 3　　　　　　　　B. 5　　　　　　　　C. 7　　　　　　　　D. 9

4. 进行紫外分光光度法测定蛋白质含量的方法学确认实验时，通常重复测量次数不少于（　　）。

A. 3 次　　　　　　　B. 5 次　　　　　　　C. 7 次　　　　　　　D. 9 次

5. 以下情况一定会导致紫外分光光度法测定蛋白质含量结果偏高的是（　　）。

A. 检测波长选择不当　　B. 比色皿不干净　　C. 样品中存在杂质　　D. 溶液 pH 值过低

二、多选题

1. 紫外分光光度法检测蛋白质含量时，用于绘制标准曲线的标准品应具备的特点有（　　）。

A. 纯度高　　　　B. 性质稳定　　　　C. 与待测样品中的蛋白质相似　　　　D. 易于获取

E. 价格低廉

2. 关于紫外分光光度法检测蛋白质含量的方法学确认，下列说法正确的是（　　）。

A. 检测限越低，方法越灵敏　　　　B. 精密度越高，测量结果越可靠

C. 线性范围越宽，适用性越强　　　　D. 耐用性好表明方法在不同条件下结果稳定

E. 方法学确认的目的是证明方法适合预期用途

三、判断题

1. 紫外分光光度法检测蛋白质含量时，波长选择固定为 280nm。（　　）

2. 进行方法学确认时，只要标准曲线的相关系数大于 0.99，就说明方法可行。（　　）

3. 方法学确认中，仪器的预热时间对检测结果不重要。（　　）

4. 检测蛋白质含量时，样品中的核酸不会对紫外分光光度法的结果产生干扰。（　　）

四、简答题

1. 紫外分光光度法测定蛋白质含量时，如何选择合适的波长？

2. 在蛋白质含量检测的紫外分光光度法方法学确认中，若样品中存在杂质，如何判断其是否对检测结果产生干扰？

模块 2
检验生物药物质量的单项指标

模块介绍

　　本模块涵盖了生物药物质量检验的多个单项指标，任务 3 为生物药物的物理检查，包括 pH 值测定、渗透压摩尔浓度测定、不溶性微粒检查、可见异物检查、装量检查等子任务（其中 pH 值测定、渗透压摩尔浓度测定、不溶性微粒检查等子任务的内容见本教材任务 10），从物理性质层面保障药物质量。任务 4 着重于化学残留物的测定，涵盖了水分、乙醇残留量、白蛋白、铝残留量、抗生素残留量测定等众多子任务。任务 5 关注微生物检查，包括无菌检查、异常毒性检查、热原检查、细菌内毒素检查等子任务。任务 6 为多种生物测定方法，包括免疫双扩散检测、免疫电泳检测和无细胞百日咳疫苗鉴别试验等子任务。任务 7 专注于生物活性/效价测定，包括人白介素-2 生物学活性测定和人凝血因子效价测定等子任务，确保药物在体内能发挥应有的功效。任务 8 着重含量测定，涵盖了蛋白质含量测定和乙酰色氨酸测定等子任务，为评估生物药物质量提供了量化的数据支持。

任务 3
生物药物的物理检查

检验生物药物质量的单项指标

知识框架

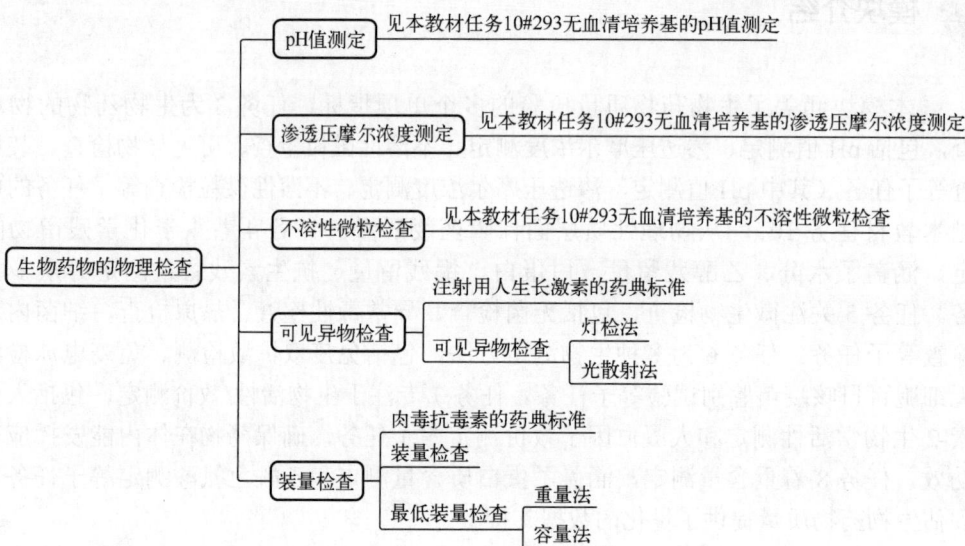

课前阅读

在一家生物制药企业中，有一个专门负责生物药物物理检查的检验团队。一次，企业接到了一个紧急的海外订单，时间紧迫，但质量要求丝毫不能降低。在对这批生物药物进行物理检查时，团队成员发现其中一部分药物的澄明度存在一些模糊区域，虽然不是特别明显，但他们没有丝毫犹豫，立刻停下了后续的包装和发货流程，重新对这一批次的药物进行全面深入的复查。他们加班加点，运用专业的仪器和丰富的经验，仔细对比标准和样本。经过反复的分析和验证，最终确定是运输过程中温度的短暂波动，导致药物中极少量的沉淀出现，影响了澄明度。团队及时向上级汇报，并与研发和生产部门沟通，迅速调整了运输和储存条件，重新进行处理和检查。

他们坚守质量第一的原则，不为了短期的经济利益而忽视可能存在的风险，将患者的健康和安全放在了首位，体现了高度的责任感和敬业精神。

子任务3.1 可见异物检查

可见异物检查

学习情境

可见异物系指存在于注射剂、眼用液体制剂和无菌原料药中，在规定条件下目视可以观测到的不溶性物质，其粒径或长度通常大于 $50\mu m$。注射剂、眼用液体制剂应在符合《药品生产质量管理规范》（GMP）的条件下生产，产品在出厂前应采用适宜的方法逐一检查并同时剔除不合格产品。临用前，需在自然光下目视检查（避免阳光直射），如有可见异物，不得使用。现有一批人血白蛋白，如何对其进行可见异物检查？

学习目标

- **知识目标**
1. 掌握灯检法的测定原理。
2. 熟悉生物技术药物可见异物检查的方法和标准。
3. 了解生物技术药物可见异物检查的注意事项。

- **技能目标**

能够进行生物药物的可见异物检查。

- **素质目标**

积极培养正确的职业道德和诚信意识。

导学问题

请查找相关资料，回答下列问题。
1. 请区别白块、白点、微量白点、少量白点、微量沉积物、异物、特殊异物。
2. 可见异物检查法有哪两种方法？两种方法的适用范围是什么？
3. 灯检法的优缺点是什么？
4. 光散射法的优缺点是什么？
5. 可见异物检查时光照度如何选择？检查人员需要注意什么？

工作计划

根据任务小组讨论的结果获取相应的信息，完成表 3-1、表 3-2。

表 3-1　注射用人生长激素的相关信息

序号	注射用人生长激素	描述
1	外观	
2	可见异物合格标准	
3	保存、运输	
4	有效期	
5	预防或治疗	

表 3-2　实验设计相关信息

序号	内容	名称或描述
1	待测样品类型	
2	灯检装置	
3	如何整理数据	

知识准备

一、注射用人生长激素的药典标准

本品系由含有可高效表达人生长激素基因的工程化细胞，经过发酵、分离和纯化后获得的人生长激素冻干制成。加入适宜稳定剂和（或）保护剂，不含抗生素和抑菌剂。每 1mg人生长激素相当于 3.0 IU。

《中国药典》规定，取本品，每瓶按说明书标示量加适量注射用水或附带溶剂溶解，依法检查，不得检出金属屑、玻璃屑或最大粒径超过 2mm 纤毛和块状物等明显外来的可见异物。

二、可见异物检查

可见异物系指存在于注射剂、眼用液体制剂和无菌原料药中，在规定条件下目视可以观测到的不溶性物质，其粒径或长度通常大于 50μm。注射剂、眼用液体制剂应在符合药品生产质量管理规范（GMP）的条件下生产，产品在出厂前应采用适宜的方法逐一检查并同时剔除不合格产品。临用前，需在自然光下目视检查（避免阳光直射），如有可见异物，不得使用。

可见异物检查法有灯检法和光散射法。一般常用灯检法，也可采用光散射法。灯检法不适用的品种，如用深色透明容器包装或液体色泽较深（一般深于各标准比色液 7 号）的品种可选用光散射法；混悬型、乳状液型注射液和滴眼液不能使用光散射法。实验室检测时应避免引入可见异物。当制备注射用无菌粉末和无菌原料药供试品溶液时，或供试品的容器不适于检查（如透明度不够、不规则形状容器等），需转移至适宜容器中时，均应在 B 级的洁净环境（如层流净化台）中进行。

用于本试验的供试品，必须按规定随机抽样。

1. 灯检法

（1）检查环境要求　灯检法应在暗室中进行，检查装置如图3-1所示：

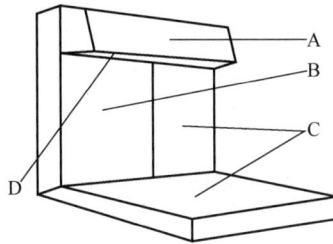

图3-1　灯检法示意图

A—带有遮光板的日光灯光源（光照度可在1000~4000lx范围内调节）；B—不反光的黑色背景；
C—不反光的白色背景和底部（供检查有色异物）；D—反光的白色背景（指遮光板内侧）

（2）检查人员条件　远距离和近距离视力测验，均应为4.9及以上（矫正后视力应为5.0及以上）；应无色盲。

（3）检查法　按以下各类供试品的要求，取规定量供试品，除去容器标签，擦净容器外壁，必要时将药液转移至洁净透明的适宜容器内，将供试品置遮光板边缘处，在明视距离（指供试品至人眼的清晰观测距离，通常为25cm），手持容器颈部，轻轻旋转和翻转容器（但应避免产生气泡），使药液中可能存在的可见异物悬浮，分别在黑色和白色背景下目视检查，重复观察，总检查时限为20秒。供试品装量每支（瓶）在10mL及10mL以下的，每次检查可手持2支（瓶）。50mL或50mL以上大容量注射液按直、横、倒三步法旋转检视。供试品溶液中有大量气泡产生影响观察时，需静置足够时间至气泡消失后检查。

用无色透明容器包装的无色供试品溶液，检查时被观察供试品所在处的光照度应为1000~1500lx；用透明塑料容器包装、棕色透明容器包装的供试品或有色供试品溶液，光照度应为2000~3000lx；混悬型供试品或乳状液，光照度应增加至约4000lx。

注射液：除另有规定外，取供试品20支（瓶），按上述方法检查。

注射用无菌制剂：除另有规定外，取供试品5支（瓶），用适宜的溶剂和适当的方法使药粉完全溶解后，按上述方法检查。配带有专用溶剂的注射用无菌制剂，应先将专用溶剂按注射液要求检查并符合注射液的规定后，再用其溶解注射用无菌制剂。如经真空处理的供试品，必要时应用适当的方法破其真空，以便于药物溶解。低温冷藏的品种，应先将其放至室温，再进行溶解和检查。

无菌原料药：除另有规定外，按抽样要求称取各品种制剂项下的最大规格量5份，分别置洁净透明的适宜容器内，采用适宜的溶剂及适当的方法使药物全部溶解后，按上述方法检查。

注射用无菌制剂及无菌原料药：所选用的适宜溶剂应无可见异物。如为水溶性药物，一般使用不溶性微粒检查法中微粒检查用水进行溶解制备；如使用其他溶剂，则应在各品种正文中明确规定。溶剂量应确保药物溶解完全并便于观察。

注射用无菌制剂及无菌原料药：溶解所用的适当方法应与其制剂使用说明书中注明的临床使用前处理的方式相同。除振摇外，如需其他辅助条件，则应在各品种正文中明确规定。

眼用液体制剂：除另有规定外，取供试品20支（瓶），按上述方法检查。临用前配制的眼用液体制剂所带的专用溶剂，应先检查合格后，再用其溶解眼用液体制剂。

（4）结果判定　供试品中不得检出金属屑、玻璃屑、长度超过 2mm 的纤维、最大粒径超过 2mm 的块状物以及静置一定时间后轻轻旋转时肉眼可见的烟雾状微粒沉积物、无法计数的微粒群或摇不散的沉淀，以及在规定时间内较难计数的蛋白质絮状物等明显可见异物。

供试品中如检出点状物、2mm 以下的短纤维和块状物等微细可见异物，生化药品或生物制品若检出半透明的小于约 1mm 的细小蛋白质絮状物或蛋白质颗粒等微细可见异物，除另有规定外，应分别符合表 3-3、表 3-4 的规定。

表 3-3　生物制品注射液、滴眼剂结果判定

类别	微细可见异物限度	
	初试 20 支（瓶）	初、复试 40 支（瓶）
注射液	装量 50mL 及以下，每支（瓶）中微细可见异物不得超过 3 个 装量 50mL 以上，每支（瓶）中微细可见异物不得超过 5 个	2 支（瓶）以上超出，不符合规定
滴眼剂	如仅有 1 支（瓶）超出，符合规定如检出 2 支（瓶）超出，复试 如检出 3 支（瓶）及以上超出，不符合规定	3 支（瓶）以上超出，不符合规定

表 3-4　非生物制品注射液、滴眼剂结果判定

类别		微细可见异物限度	
		初试 20 支（瓶）	初、复试 40 支（瓶）
注射液	静脉用	如 1 支（瓶）检出，复试 如 2 支（瓶）或以上检出，不符合规定	超过 1 支（瓶）检出，不符合规定
	非静脉用	如 1~2 支（瓶）检出，复试 如 2 支（瓶）以上检出，不符合规定	超过 2 支（瓶）检出，不符合规定
滴眼剂		如 1 支（瓶）检出，符合规定 如 2~3 支（瓶）检出，复试 如 3 支（瓶）以上检出，不符合规定	超过 3 支（瓶）检出，不符合规定

既可静脉用也可非静脉用的注射液，以及脑池内、硬膜外、椎管内用的注射液应执行静脉用注射液的标准，混悬液与乳状液仅对明显可见异物进行检查。

注射用无菌制剂：5 支（瓶）检查的供试品中如检出微细可见异物，每支（瓶）中检出微细可见异物的数量应符合表 3-5 的规定；如有 1 支（瓶）超出表 3-5 中限度规定，另取 10 支（瓶）同法复试，均应不超出表 3-5 中限度规定。

表 3-5　注射用无菌制剂结果判定

类别		每支（瓶）中微细可见异物限度
生物制品	复溶体积 50mL 及以下	≤3 个
	复溶体积 50mL 以上	≤5 个
非生物制品	冻干	≤3 个
	非冻干	≤5 个

无菌原料药：5 份检查的供试品中如检出微细可见异物，每份供试品中检出微细可见异物的数量应符合相应注射用无菌制剂的规定；如有 1 份超出限度规定，另取 10 份同法复试，均应不超出限度规定。

2. 光散射法

（1）检测原理　当一束单色激光照射溶液时，溶液中存在的不溶性物质使入射光发生散射，散射的能量与不溶性物质的大小有关。本方法通过对溶液中不溶性物质引起的光散射能量的测量，并与规定的阈值比较，以检查可见异物。

不溶性物质的光散射能量可通过被采集的图像进行分析。设不溶性物质的光散射能量为 E，经过光电信号转换，即可用摄像机采集到一个锥体高度为 H，直径为 D 的相应立体图像。散射能量 E 为 D 和 H 的一个单调函数，即 $E=f(D, H)$。同时，假设不溶性物质的光散射强度为 q，摄像曝光时间为 T，则又有 $E=g(q, T)$。由此可以得出图像中的 D 与 q、T 之间的关系为 $D=w(q, T)$，也为一个单调函数关系。在测定图像中的 D 值后，即可根据函数曲线计算出不溶性物质的光散射能量。

（2）仪器装置　仪器主要由旋瓶装置、激光光源、图像采集器、数据处理系统和终端显示系统组成。

供试品被放置至检测装置后，旋瓶装置使供试品沿垂直中轴线高速旋转一定时间后迅速停止，同时激光光源发出的均匀激光束照射在供试品上；当药液涡流基本消失，瓶内药液因惯性继续旋转，图像采集器在特定角度对旋转药液中悬浮的不溶性物质引起的散射光能量进行连续摄像，采集图像不少于 75 幅；数据处理系统对采集的序列图像进行处理，然后根据预先设定的阈值自动判定超过一定大小的不溶性物质的有无，或在终端显示器上显示图像供人工判定，同时记录检测结果。

（3）仪器校准　仪器应具备自动校准功能，在检测供试品前可采用标准粒子进行校准。

除另有规定外，分别用粒径为 40μm 和 60μm 的标准粒子溶液对仪器进行标定。根据标定结果得到曲线方程并计算出与粒径 50μm 相对应的检测像素值。当把检测像素参数设定为与粒径 50μm 相对应的数值时，对 60μm 的标准粒子溶液测定 3 次，应均能检出。

（4）检查法　溶液型供试品：除另有规定外，取供试品 20 支（瓶），除去不透明标签，擦净容器外壁，置仪器检测装置上，从仪器提供的菜单中选择与供试品规格相应的测定参数，并根据供试品瓶体大小对参数进行适当调整后，启动仪器，将供试品检测 3 次并记录检测结果。凡仪器判定有 1 次不合格者，可用灯检法确认。用深色透明容器包装或液体色泽较深等灯检法检查困难的品种不用灯检法确认。

注射用无菌粉末：除另有规定外，取供试品 5 支（瓶），用适宜的溶剂及适当的方法使药物全部溶解后，按上述方法检查。

无菌原料粉末：除另有规定外，取各品种制剂项下的最大规格量 5 份，分别置洁净透明的适宜玻璃容器内，采用适宜的溶剂及适当的方法使药物全部溶解后，按上述方法检查。

设置检测参数时，一般情况下取样视窗的左右边线和底线应与瓶体重合，上边线与液面的弯月面成切线；旋转时间应能使液面漩涡到底，以能带动固体物质悬浮并消除气泡；旋瓶停止至摄像启动的时间应尽可能短，但应避免液面漩涡以及气泡的干扰，同时保证摄像启动时固体物质仍在转动。

（5）结果判定　同灯检法。

1. 仪器与用具

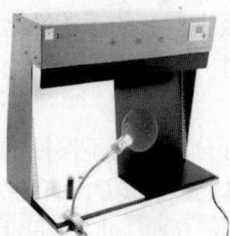

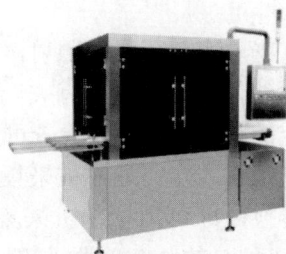

Lu-200A伞棚灯   DNDJ-600全自动灯检机

除上述主要仪器外，请整理注射用人生长激素的可见异物检查所需仪器，填写表 3-6。

表 3-6　注射用人生长激素的可见异物检查所需仪器

序号	仪器	型号
1		
2		
3		
4		
5		

2. 试药与试液

请整理注射用人生长激素的可见异物检查所需试剂，填写表 3-7。

表 3-7　注射用人生长激素的可见异物检查所需试剂

序号	试剂	用量
1		
2		
3		
4		
5		

任务实施

任务名称：注射用人生长激素的可见异物检查

方法：《中国药典》在线查询，搜索"注射用人生长激素"，查阅其质量标准，整理注射用人生长激素的可见异物检查的方法（通则 0904 第一法）并进行测定。

原理：人肉眼可见液体中大于 50μm 的不溶物，可在适宜灯光下检查。

操作步骤：

（1）取注射用人生长激素，用水溶解并稀释制成每 1mL 中含人生长激素 1.6mg 的溶液，必要时将药液转移至洁净透明的适宜容器内。

（2）将供试品置遮光板边缘处，在明视距离（指供试品至人眼的清晰观测距离，通常为25cm），手持容器颈部，轻轻旋转和翻转容器（但应避免产生气泡），使药液中可能存在的可见异物悬浮。

（3）分别在黑色和白色背景下目视检查，重复观察，总检查时限为20秒。按直、横、倒三步法旋转检视。供试品溶液中有大量气泡产生影响观察时，需静置足够时间至气泡消失后检查。

（4）用无色透明容器包装的无色供试品溶液，检查时被观察供试品所在处的光照度应为1000～1500lx。

注意事项：可见异物检查时，应严格按仪器的使用说明书操作，并注意下列事项。

1. 关于可见异物的说明

（1）白点　系指不能辨清平面或棱角的白色物体。

（2）细小蛋白絮状物或蛋白颗粒　系指半透明的小于1mm的絮状沉淀或蛋白颗粒。

（3）少量絮状物或蛋白颗粒　系指在规定检查时间内，较难计数的蛋白絮状物或蛋白颗粒。

（4）微量沉积物　系指静置后供试品中的微小沉积物，轻轻转动后有烟雾状沉淀浮起，轻摇即散失者。

（5）摇不散的沉淀　系指久置后蛋白溶液出现的少量沉积物，轻轻摇动后不能分散消失者。

（6）纤维　系指长度2mm以上的纤维。

2. 关于灯检法的设备、检查人员视力要求、光照度要求

光源及光照度：用带遮光板的日光灯，光照度在1000～4000lx范围内可以调节。无色注射液或滴眼液检查时的光照度应为1000～1500lx；透明塑料容器或有色溶液注射液或滴眼液检查时的光照度应为2000～3000lx，混悬型注射液和滴眼液在光照度为4000lx条件下检查色块、纤毛等外来污染物。

背景：正面不反光的黑色面作为检查无色或白色异物的背景；侧面和底面的白色面作为检查有色异物的背景。

检查人员要求：远距离和近距离视力测验，均应为4.9或4.9以上（矫正后视力应为5.0或5.0以上）；应无色盲。

3. 灯检法关键操作要点

检查时使供试品位于眼部的明视距离处（指供试品至人眼的清晰观测距离，通常为25cm）；除标签，擦外壁，手持容器颈部轻轻旋转和翻转容器，使药液中存在的可见异物悬浮（注意不使药液产生气泡）；并分别在黑色和白色背景下目视检查，重复3次，总限时为20秒。

4. 灯检法检查不同品种项下要求的供试品取样量不同（除另有规定外）

（1）溶液型非静脉注射用注射液：取供试品20支（瓶）。

（2）注射用无菌粉末：取供试品5支（瓶）。

（3）供注射用无菌原料药：称取各品种制剂项下的最大规格量5份。

5. 注意事项

（1）冻干制剂需按各品种正文中规定的温度及方法复溶。

（2）检查冻干制剂时，因针刺橡皮塞产生的胶屑不计为可见异物。

YB-2A 型灯检装置

操作指南

请填写工作任务单（表 3-8）。

表 3-8　工作任务单

工作任务			
班级组号		组长	
工作任务描述			
小组分工	姓名	工作任务	
任务实施过程记录（步骤）			
仪器的开机：			
样品的测试：			
仪器的关机：			
上级验收评定		验收人签名	

请填写结果记录单（表3-9）。

表3-9　结果记录单

样品名称			批号	
规格			有效期	
包装			生产单位或产地	
检验依据			检验日期	
检验项目	实验方法	标准要求	检验结果/结论	检验人
可见异物检查测定				
实验过程记录				

【可见异物检查测定】
采用方法：_____　　　　仪器型号：_____

测定次数	异物数量及描述
第一次	
第二次	
第三次	
结果	

结论：本品按 _____ 标准检验，结果 _____。

任务评价

请填写任务评价表（表 3-10）。

表 3-10　任务评价表

评价指标	序号	评价内容	分值	自评	组评	师评
职业素养	1	准时出勤，遵守纪律	10			
	2	团队协作，解决难题	5			
	3	任务操作规范，按时完成任务	10			
	4	反复提升作业质量，不断思考和进步	5			
知识目标	1	掌握可见异物检查的方法	10			
	2	能正确完成课上任务测试	20			
技能目标	1	能正确完成可见异物检查的任务	15			
	2	能正确解释和整理任务结果	15			
	3	掌握生物药物专业检测注意事项	10			
总分			100			

课后巩固

一、单选题

1. 可见异物的粒径和长度通常需大于（   ）。

A. 50μm　　　　　B. 20nm　　　　　C. 20μm　　　　　D. 10μm

2. 适用于无色注射液或滴眼液的光照度为（   ）。

A. 500～1500lx　　　　　　　B. 1000～1500lx

C. 2000～3000lx　　　　　　　D. 4000lx

3. 适用于透明塑料容器或有色注射液或滴眼液的光照度为（   ）。

A. 500～1500lx　　　　　　　B. 1000～1500lx

C. 2000～3000lx　　　　　　　D. 4000lx

4. 适用于混悬型注射液和滴眼液中色块、纤毛等外来污染物的检查的光照度为
（   ）。

A. 500～1500lx　　　　　　　B. 1000～1500lx

C. 2000～3000lx　　　　　　　D. 4000lx

5. 光散射法仪器的校准：除另有规定外，分别用粒径为（   ）μm 和（   ）μm 的
标准粒子溶液对仪器进行标定。

A. 10　　25　　　B. 10　　　12　　　C. 40　　　60　　　D. 50　　　60

二、判断题

1. 各类注射液均不得检出金属屑、玻璃屑、长度或最大粒径超过 0.5cm 的纤毛和块状物
等明显外来可见异物。（   ）

2. 溶液型静脉用注射液、注射用浓溶液 20 支（瓶）供试品中，如检出其他可见异物的
供试品仅有 2 支（瓶），应另取 20 支（瓶）同法复试，均不得检出。（   ）

3. 溶液型非静脉用注射液 20 支（瓶）供试品中，如检出其他可见异物，应另取 40 支
（瓶）同法复试，初、复试的供试品中，检出其他可见异物的供试品不得超过 3 支（瓶）。
（   ）

4. 不反光的黑色背景用于检查有色异物。（   ）

5. 对于振摇或晃动后极易产生气泡且不易消失的供试品可直接进行检查。（   ）

6. 光散射法仪器通常两年校准一次。（   ）

三、简答题

1. 用有色透明容器包装或液体色泽较深的注射剂或滴眼剂应使用何种可见异物检查
法？若用此方法得出结论为不合格，该如何处理？

2. 现有同批次共 40 支溶液型静脉注射剂，经灯检法检查，发现 20 支中 1 支有白点和
长度 2mm 以下纤毛，该如何判断？

3. 可见异物检查中提到的检查粒径"50μm"有何意义？

子任务3.2 装量检查

学习情境

装量检查目的在于保证单剂量注射液的注射用量不少于标示量，以达到临床用药剂量要求。药物若装量不足，患者可能无法获得足够剂量的药物，影响治疗效果，延误病情。而装量过多可能导致用药过量，引发不良反应，增加药物副作用风险，对患者健康造成损害，甚至危及生命。现有一批肉毒抗毒素，如何对其进行装量检查？

学习目标

● **知识目标**
1. 熟悉生物技术药物的装量和最低装量检查方法。
2. 了解生物技术药物的装量检查的注意事项。

● **技能目标**
能够进行生物药物的装量检查。

● **素质目标**
树立正确的质量意识和职业道德，遵循规范操作，杜绝弄虚作假。

导学问题

请查找相关资料，回答下列问题。
1. 简述进行药品装量检查时的步骤。
2. 简述药品装量差异限度的一般规定。
答：

标识装量或平均装量	装量差异限度
≤0.05g	
>0.05g，≤0.15g	
>0.15g，≤0.50g	
>0.50g	

3. 如何处理药品装量检查中的异常数据？
4. 最低装量检查法中，如何避免误差？

根据任务小组讨论的结果获取相应的信息，完成表 3-11、表 3-12。

表 3-11　肉毒抗毒素的相关信息

序号	肉毒抗毒素	描述
1	外观	
2	装量检查合格标准	
3	保存、运输	
4	有效期	
5	预防或治疗	

表 3-12　实验设计相关信息

序号	内容	名称或描述
1	待测样品	
2	量筒	
3	如何整理数据	

知识准备

一、肉毒抗毒素的药典标准

本品系由肉毒梭菌 A、B、C、D、E、F 六型毒素或类毒素分别免疫马所得的血浆，经胃酶消化后纯化制成的液体抗毒素球蛋白制剂。用于预防和治疗 A、B、C、D、E、F 型肉毒中毒。

《中国药典》规定，依法检查，应不低于标示量。

二、装量检查

注射液和注射用浓溶液照下述方法检查，应符合规定。

检查法　单剂量供试品：标示装量小于等于 3mL 者，取供试品 5 支（瓶）；大于 3mL 至小于 10mL 者，取供试品 3 支（瓶）；大于等于 10mL 者，取供试品 1 支（瓶）。开启时注意避免损失，将内容物分别用干燥注射器（体积不大于供试品体积的 3 倍）及 21G 注射针头（不短于 2.5cm）抽尽，排尽气泡，然后缓慢连续地注入经标化的量入式量筒内（使待测体积至少占量筒额定体积的 40%，不排出针头中的液体），在室温下检视。测定油溶液和黏稠溶液时，必要时可先加温，充分振摇，再用干燥注射器及注射针头抽尽后，同前法操作，如加温，应放冷至 20~25℃，检视。大于等于 10mL 者，也可开启后直接缓慢倾出供试品至量入式量筒中检视。每支（瓶）的装量均不得少于其标示装量。

多剂量供试品：取供试品1支（瓶），按标示的剂量数和每剂的装量，分别用注射器及注射针头抽出，按上述步骤测定单次剂量，每剂均不得低于标示剂量。

大容量供试品：取供试品1支（瓶），开启时注意避免损失，将内容物转移至经标化的干燥量入式量筒中（使待测体积至少占量筒额定体积的40%）。装量应不得少于其标示装量。

预装式注射器和弹筒式装置的供试品：除另有规定外，标示装量小于等于3mL者，取供试品5支（瓶）；大于3mL至小于10mL者，取供试品3支（瓶）；大于等于10mL至小于等于50mL者，取供试品1支（瓶）。供试品与所配注射器、针头或活塞装配后，将供试品缓慢连续注入干燥容器（不排出针头中的液体），按单剂量供试品要求进行装量检查，每支（瓶）的装量均不得少于其标示装量。

也可采用重量除以密度计算装量：准确量取供试品，精密称定，求出每1mL供试品的重量（即供试品的密度）。测定乳状液和混悬液的密度时应先摇匀。用干燥注射器及注射针头抽出（大于等于10mL者可直接缓慢倾出供试品内容物，至已知重量的烧杯中），精密称定内容物重量，再除以供试品密度，得出相应的装量。

三、最低装量检查

本法适用于固体、半固体、液体和黏稠液体制剂。除制剂通则中规定检查重（装）量差异的制剂及放射性药品外，按下述方法检查，应符合规定。

检查法：

1. 重量法（适用于标示装量以重量计的制剂）

除另有规定外，取供试品5个（50g以上者3个），除去外盖和标签，容器外壁用适宜的方法清洁并干燥，分别精密称定重量，除去内容物，容器用适宜的溶剂洗净并干燥，再分别精密称定空容器的重量，求出每个容器内容物的装量与平均装量，均应符合表3-13的有关规定。如有1个容器装量不符合规定，则另取5个（50g以上者3个）复试，应全部符合规定。

2. 容量法（适用于标示装量以容量计的制剂）

除另有规定外，取供试品5个（50mL以上者3个），开启时注意避免损失，将内容物转移至预经标化的干燥量入式量筒中（量具的大小应使待测体积至少占其额定体积的40%），黏稠液体倾出后，除另有规定外，将容器倒置15分钟，尽量倾净。2mL及以下者用预经标化的干燥量入式注射器抽尽。读出每个容器内容物的装量，并求其平均装量，均应符合表3-13的有关规定。如有1个容器装量不符合规定，则另取5个（50mL以上者3个）复试，应全部符合规定。

表3-13 容器内容物的装量规定

标示装量	平均装量	每个容器装量
20g（mL）以下	不少于标示装量	不少于标示装量的93%
20g（mL）至50g（mL）	不少于标示装量	不少于标示装量的95%
50g（mL）以上	不少于标示装量	不少于标示装量的97%

【附注】

（1）对于以容量计的小规格标示装量制剂，可改用重量法或按品种项下的规定方法检查。

（2）平均装量与每个容器装量（按标示装量计算百分率），取三位有效数字进行结果判断。

任务准备

1. 仪器与用具

请整理肉毒抗毒素的装量检查所需仪器，填写表3-14。

表3-14　肉毒抗毒素的装量检查所需仪器

序号	仪器	型号
1		
2		
3		
4		
5		

2. 试药与试液

请整理肉毒抗毒素的装量检查所需试剂，填写表3-15。

表3-15　肉毒抗毒素的装量检查测定所需试剂

序号	试剂	用量
1		
2		
3		
4		
5		

任务实施

任务名称：肉毒抗毒素的装量检查

方法：《中国药典》、药品标准、法规在线查询，搜索"肉毒抗毒素"，查阅其质量标准，整理肉毒抗毒素"装量"检查的方法并进行测定。

原理：依法检查，每支（瓶）的装量均不得少于其标示装量。

操作步骤：

（1）按表 3-16 规定取用量抽取供试品。

表 3-16　规定的供试品取用量

标示装量	供试品取用量/支（瓶）
≤3mL	5
>3mL，<10mL	3
≥10mL	1

（2）取供试品 5 支，擦净瓶外壁，轻弹瓶颈部使液体全部下落，小心开启，将每支内容物分别用相应体积的干燥注射器（包括注射器针头）抽尽，注入预经标化的量筒内，在室温下检视，读出每支装量。

记录与计算：主要记录室温、抽取供试品支数、供试品的标示装量、每支供试品的实测装量。

结果与判定：每支注射液的装量均不得少于其标示装量；如有少于其标示装量者，即判为不符合规定。

注意事项：装量检查时，应严格按仪器的使用说明书操作，并注意下列事项。

（1）凡规定检查含量均匀度的注射液（如塞替派注射液）可不进行"装量"检查。

（2）所用注射器及量筒必须洁净、干燥并经定期校正；其最大容量应与供试品的标示装量相一致，量筒的体积应使待测体积至少占其额定体积的 40%。

（3）注射器应配上适宜号数的注射针头，其大小与临床使用情况相近为宜。

（4）开启安瓿装粉针时，应避免玻璃屑落入或溅失；开启橡皮塞铝盖玻璃瓶装粉针时，应先稍稍打开橡皮内塞使瓶内外的气压平衡，再盖紧后称重。

（5）用水、乙醇洗涤倾去内容物后的容器时，慎勿将瓶外编号的字迹擦掉，以免影响称量结果；并将空容器与原橡皮塞或安瓿颈部配对放于原固定位置。

（6）空容器的干燥，一般可在 60～70℃加热 1～2 h，也可在干燥器内干燥较长时间。

（7）称量空容器时，应注意瓶身与瓶塞（或折断的瓶颈部分）的配对。

请填写工作任务单（表 3-17）。

表 3-17　工作任务单

工作任务				
班级组号			组长	
工作任务描述				
小组分工	姓名	工作任务		
任务实施过程记录（步骤）				
量筒的正确使用： 样品的测试： 数据的记录与处理：				
上级验收评定			验收人签名	

请填写结果记录单（表3-18）。

表3-18　结果记录单

样品名称			批号	
规格			有效期	
包装			生产单位或产地	
检验依据			检验日期	
检验项目	实验方法	标准要求	检验结果/结论	检验人
装量检查				
实验过程记录				

【装量检查】

采用方法：_____　　　温度：_____℃

测定次数	装量
第一支	
第二支	
第三支	
第四支	
第五支	

结论：本品按_____标准检验，结果_____。

请填写任务评价表（表 3-19）。

表 3-19　任务评价表

评价指标	序号	评价内容	分值	自评	组评	师评
职业素养	1	准时出勤，遵守纪律	10			
	2	团队协作，解决难题	5			
	3	任务操作规范，按时完成任务	10			
	4	反复提升作业质量，不断思考和进步	5			
知识目标	1	掌握装量检查的方法	10			
	2	能正确完成课上任务测试	20			
技能目标	1	能正确完成装量检查的任务	15			
	2	能正确解释和整理任务结果	15			
	3	掌握生物药物专业检测注意事项	10			
总分			100			

一、单选题

1. 最低装量检查法中所用注射器或量筒的最大刻度值应与供试品的标示装量一致，或使待测体积至少占额定体积的（　　）。

A. 40%　　　　　　B. 30%　　　　　　C. 20%　　　　　　D. 10%

2. 取样量：50g（mL）以上者应取（　　）个。

A. 6　　　　　　　B. 3　　　　　　　C. 2　　　　　　　D. 1

3. 注射液及注射用浓溶液的初试结果判定：50g（mL）以上平均装量应不少于标示装量，每个容器应不少于标示装量的（　　）。

A. 80%　　　　　　B. 96%　　　　　　C. 97%　　　　　　D. 95%

4. 最低装量检查法的结果判断应取（　　）位有效数字。

A. 二　　　　　　　B. 五　　　　　　　C. 四　　　　　　　D. 三

5.（　　）mL及以下者用预经标化的干燥量入式注射器抽尽。

A. 5　　　　　　　B. 4　　　　　　　C. 2　　　　　　　D. 3

二、多选题

1. 最低装量检查法中去除标签的方法通常有（　　）等，需要检验者依标签粘贴类型确定。

A. 直撕　　　　　B. 水浸泡　　　　　C. 乙醇浸泡　　　　D. 电吹风加热

2. 最低装量检查时，应记录（　　）。

A. 室温、标示装量　　　　　　　　B. 使用仪器及其规格

C. 每个容器内容物读数（mL）

D. 每个供试品重量及其自身空容器重量及每个容器装量

三、判断题

1. 由于不干胶标签较难去除，在装量测定时，可残留少许，不影响称重。（　　）

2. 呈负压或真空状态的供试品，可在真空状态下做装量检查。（　　）

3. 混悬液型药品应充分摇匀再做装量检查。（　　）

4. 最低装量检查法中"去除外盖和标签"，是为了除去在倾倒内容物时可能影响重量的因素。（　　）

5. 5个（或3个）中若有1个不符合规定，则另取10个复试。（　　）

四、简答题

1. 最低装量检查法中，如何处理异常数据？

2. 如何将正确的质量意识和遵循规范操作的理念运用到药物装量检查中，以确保检查的准确性？

任务 4
生物药物的化学残留物测定

知识框架

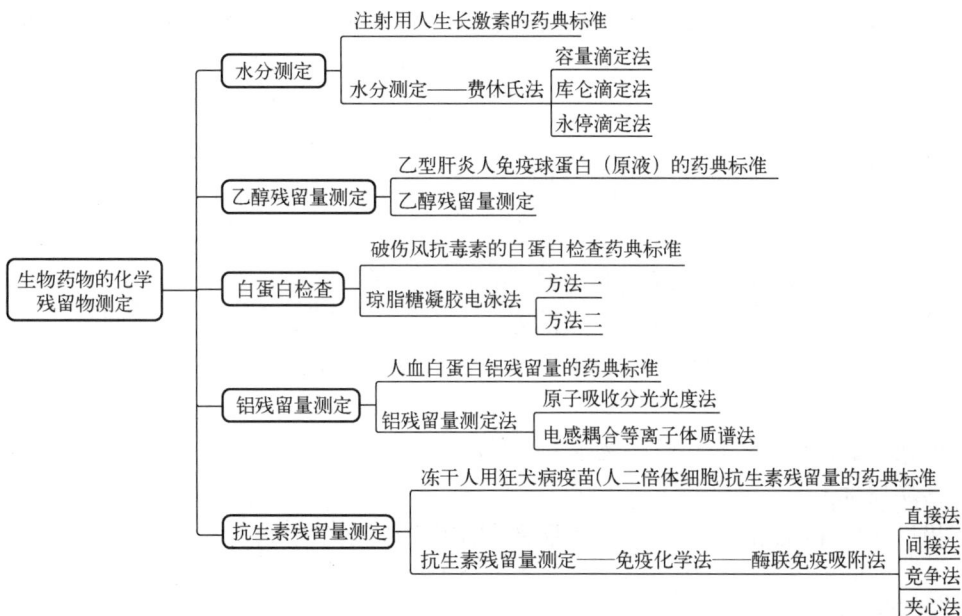

生物药物的化学残留物测定
- 水分测定
  - 注射用人生长激素的药典标准
  - 水分测定——费休氏法
    - 容量滴定法
    - 库仑滴定法
    - 永停滴定法
- 乙醇残留量测定
  - 乙型肝炎人免疫球蛋白（原液）的药典标准
  - 乙醇残留量测定
- 白蛋白检查
  - 破伤风抗毒素的白蛋白检查药典标准
  - 琼脂糖凝胶电泳法
    - 方法一
    - 方法二
- 铝残留量测定
  - 人血白蛋白铝残留量的药典标准
  - 铝残留量测定法
    - 原子吸收分光光度法
    - 电感耦合等离子体质谱法
- 抗生素残留量测定
  - 冻干人用狂犬病疫苗(人二倍体细胞)抗生素残留量的药典标准
  - 抗生素残留量测定——免疫化学法——酶联免疫吸附法
    - 直接法
    - 间接法
    - 竞争法
    - 夹心法

课前阅读

　　在一家知名的生物制药企业里，负责化学残留物测定的团队正紧张地进行着各项检测工作。在对一批新生产的生物药物进行铝残留量测定时，年轻的实验员小李发现检测结果略高于标准值。他没有选择隐瞒，而是立即向领导汇报。领导高度重视，组织团队成员重新进行检测，并仔细排查问题根源。经过大家的共同努力，发现是在生产过程中的一个环节出现了微小的偏差。团队迅速采取措施进行调整，确保后续生产的药物符合标准。这个过程中，大家深刻认识到化学残留物测定的重要性，它不仅关乎患者的用药安全，更是企业履行社会责任的体现。每一个人都应坚守岗位，秉持严谨的科学态度和高度的责任感，为保障生物药物的质量贡献自己的力量，展现诚信、担当和对生命负责的职业精神。

子任务 4.1 水分测定

学习情境

　　费休氏法是一种基于碘和二氧化硫在吡啶和甲醇溶液中与水起定量反应的容量分析方法。该法具有高度专一性和准确性，被广泛应用于各种无机和有机化合物中水分含量的测定。电解产生的碘与电解时消耗的电量成正比，从而通过电量测定水分含量。药物水分含量超标危害极大，会使药效降低，如部分抗生素活性减弱；还会加速变质，如药片易裂片、变色；易滋生微生物，产生毒素，如注射剂受污染会引发感染；也会导致剂型改变，如胶囊变软破裂。总之，药物水分含量超标严重威胁患者健康，必须严格控制。现有一批注射用人生长激素，如何对其进行水分的测定？

学习目标

- **知识目标**
1. 了解测定生物药物中水分含量的原理。
2. 熟悉费休氏法测定药物水分含量的方法。
3. 掌握库仑滴定法和永停滴定法的原理和指示终点的方法。
- **技能目标**

能够使用费休氏滴定仪进行药物水分含量测定。
- **素质目标**

积极培养严谨细致的科学态度、精益求精的工作作风。

导学问题

　　请查找相关资料，回答下列问题。
1. 简述费休氏法测定水分的原理。
2. 在进行费休氏法测定时，如何确保实验结果的准确性？
3. 费休氏法测定水分的优点和缺点分别是什么？
4. 在费休氏滴定过程中，如何判断滴定终点？

工作计划

　　根据任务小组讨论的结果获取相应的信息，完成表 4-1、表 4-2。

表 4-1　注射用人生长激素的相关信息

序号	注射用人生长激素	描述
1	外观	
2	注射用人生长激素合格标准	
3	保存、运输	
4	有效期	
5	预防或治疗	

表 4-2　实验设计相关信息

序号	内容	名称或描述
1	溶液 1	
2	溶液 2	
3	溶液 3	
4	溶液 4	
5	供试品溶液	
6	如何整理数据	

知识准备

一、注射用人生长激素的药典标准

本品系由含有可高效表达人生长激素基因的工程化细胞，经过发酵、分离和高度纯化后获得的人生长激素。加入适宜稳定剂和（或）保护剂，不含抗生素和抑菌剂。每 1mg 人生长激素相当于 3.0 IU。

《中国药典》规定，取本品，照水分测定法（通则 0832 第一法 2 库仑滴定法）或经批准的其他方法，含水分不得过 3.0%。

二、水分测定——费休氏法

费休氏法包括容量滴定法和库仑滴定法。当容量滴定法测定结果不符合规定或供试品不适于用容量滴定法测定时，应采用库仑滴定法进行测定，并以库仑滴定法的测定结果作为判定依据。这两种方法原理上基本相同，但在具体操作上有所不同。容量滴定法是通过滴定管向待测样品中加入滴定剂，直到反应完全进行为止，通过滴定剂的消耗量来计算样品中的水分含量。而库仑滴定法则是通过电解产生滴定剂，通过电解过程中消耗的电量来计算样品中的水分含量。这两种方法各有特点，适用于不同类型的样品和不同的实验条件。

容量滴定法易于操作，且适用范围较广。但滴定终点的判断可能存在主观性，对一些复杂体系的测定可能不够准确。库仑滴定法灵敏度高，准确度好，不需要标准溶液，减少了误差来源。但仪器设备相对较复杂，成本较高，对实验条件要求也较高。

1. 容量滴定法

本法是根据碘和二氧化硫在吡啶和甲醇溶液中与水定量反应的原理来测定水分。所用仪器应干燥，并能避免空气中水分的侵入；测定应在干燥处进行。

（1）费休氏试液的制备与标定

① 制备　称取碘（置硫酸干燥器内 48 小时以上）110g，置干燥的具塞锥形瓶（或烧瓶）中，加无水吡啶 160mL，注意冷却，振摇至碘全部溶解，加无水甲醇 300mL，称定重量，将锥形瓶（或烧瓶）置冰浴中冷却，在避免空气中水分侵入的条件下，通入干燥的二氧化硫至重量增加 72g，再加无水甲醇使成 1000mL，密塞，摇匀，在暗处放置 24 小时。

也可以使用稳定的市售费休氏试液。市售的费休氏试液可以是不含吡啶的其他碱化试剂，或不含甲醇的其他伯醇类等制成；也可以是单一的溶液或由两种溶液临用前混合而成。本试液应遮光，密封，阴凉干燥处保存。临用前应标定滴定度。

② 标定　精密称取纯化水 10～30mg，用水分测定仪直接标定；或精密称取纯化水 10～30mg，置干燥的具塞锥形瓶中，除另有规定外，加无水甲醇适量，在避免空气中水分侵入的条件下，用费休氏试液滴定至溶液由浅黄色变为红棕色，或用永停滴定法指示终点；另做空白试验，按下式计算：

$$F = \frac{W}{A-B}$$

式中，F 为每 1mL 费休氏试液相当于水的重量，mg；W 为称取纯化水的重量，mg；A 为滴定所消耗费休氏试液的容积，mL；B 为空白所消耗费休氏试液的容积，mL。

（2）测定法　精密称取供试品适量（约消耗费休氏试液 1～5mL），除另有规定外，溶剂为无水甲醇，用水分测定仪直接测定。或精密称取供试品适量，置干燥的具塞锥形瓶中，加溶剂适量，在不断振摇（或搅拌）下用费休氏试液滴定至溶液由浅黄色变为红棕色，或用永停滴定法指示终点；另做空白试验，按下式计算：

$$供试品中水分含量 = \frac{(A-B)\,F}{W} \times 100\%$$

式中，A 为供试品所消耗费休氏试液的体积，mL；B 为空白所消耗费休氏试液的体积，mL；F 为每 1mL 费休氏试液相当于水的重量，mg；W 为供试品的重量，mg。

如供试品吸湿性较强，可称取供试品适量置干燥的容器中，密封（可在干燥的隔离箱中操作），精密称定，用干燥的注射器注入适量无水甲醇或其他适宜溶剂，精密称定总重量，振摇使供试品溶解，测定该溶液水分。洗净并烘干容器，精密称定其重量。同时测定溶剂的水分。按下式计算：

$$供试品中水分含量 = \frac{(W_1-W_3)\,c_1-(W_1-W_2)\,c_2}{W_2-W_3} \times 100\%$$

式中，W_1 为供试品、溶剂和容器的重量，g；W_2 为供试品、容器的重量，g；W_3 为容器的重量，g；c_1 为供试品溶液的水分含量，g/g；c_2 为溶剂的水分含量，g/g。

对热稳定的供试品，亦可将水分测定仪和市售卡氏干燥炉联用测定水分。即将一定量的供试品在干燥炉或样品瓶中加热，并用干燥气体将蒸发出的水分导入水分测定仪中测定。

2. 库仑滴定法

本法仍以卡尔-费休氏（Karl-Fischer）反应为基础，应用永停滴定法测定水分。与容量滴定法相比，库仑滴定法中滴定剂碘不是从滴定管加入，而是由含有碘离子的阳极电解液电解产生。一旦所有的水被滴定完全，阳极电解液中就会出现少量过量的碘，使铂电极极化而停止碘的产生。根据法拉第定律，产生碘的量与通过的电量成正比，因此可以通过测量电量总消耗的方法来测定水分总量。本法主要用于测定含微量水分（0.0001%～0.1%）的供试品，特别适用于测定化学惰性物质如烃类、醇类和酯类中的水分。所用仪器应干燥，并能避免空气中水分的侵入；测定操作应在干燥处进行。

在适当的情况下，供试品中的水可以通过与容器连接的烘箱中的热量解吸或释放出来，并借助干燥的惰性气体（例如纯氮气）转移到容器中。因气体转移造成的误差应考虑并进行校正，加热条件也应慎重选择，防止因供试品分解而产生水。

（1）费休氏试液　按卡尔-费休氏库仑滴定仪的要求配制或使用市售费休氏试液，无需标定滴定度。

（2）测定法　于滴定杯加入适量费休氏试液，先将试液和系统中的水分预滴定除去，然后精密量取供试品适量（含水量约为0.5～5mg或仪器建议的使用量），迅速转移至滴定杯中，或经适宜的无水溶剂溶解后，迅速注入滴定杯中，以永停滴定法指示终点，从仪器显示屏上直接读取供试品中水分的含量，其中每1mg水相当于10.72库仑电量。

3. 永停滴定法

永停滴定法采用两支相同的铂电极，当在电极间加一低电压（例如50mV）时，若电极在溶液中极化，则在未到滴定终点时，仅有很小或无电流通过；但当到达终点时，滴定液略有过剩，使电极去极化，溶液中即有电流通过，电流计指针突然偏转，不再回复。反之，若电极由去极化变为极化，则电流计指针从有偏转回到零点，也不再变动。

（1）仪器装置　电位滴定可用电位滴定仪、酸度计或电位差计，永停滴定可用永停滴定仪或按图4-1装置。

电流计的灵敏度除另有规定外，测定水分时用10^{-6}A/格，重氮化法用10^{-9}A/格。永停滴定法选用铂-铂电极，铂电极用加有少量三氯化铁的硝酸或用铬酸清洁液浸洗。

（2）测定法　用作重氮化法的终点指示时，调节R_1使加于电极上的电压约为50mV。取供试品适量，精密称定，置烧杯中，除另有规定外，可加水40mL与盐酸溶液（1→2）15mL，而后置电磁搅拌器上，搅拌使溶解，再加溴化钾2g，插入铂-铂电极后，将滴定管的尖端插入液面下约2/3处，用亚硝酸钠滴定液（0.1mol/L或0.05mol/L）迅速滴定，随滴随搅拌，至近终点时，将滴定管的尖端提出液面，用少量水淋洗尖端，洗液并入溶液中，继续缓缓滴定，至电流计指针突然偏转，并不再回复，即为滴定终点。

用作水分测定法第一法的终点指示时，可调节R_1使电流计的初始电流为5～10μA，待滴定到电流突增至50～150μA，并持续数分钟不退回，即为滴定终点。

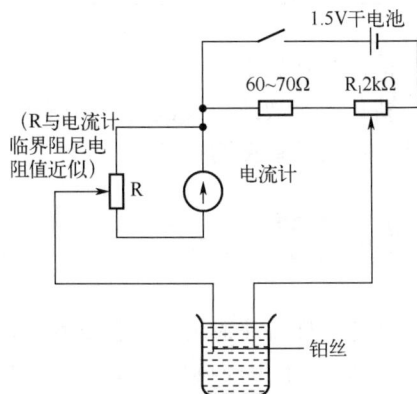

图4-1　永停滴定装置

1. 仪器与用具

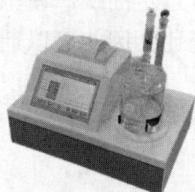 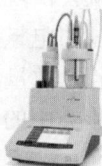 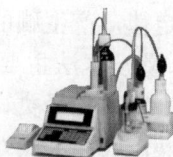 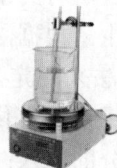

akf-bt2020c锂电卡尔　　v10s紧凑型容量法卡尔　　mks-520/mka-520 容量法　　磁力搅拌器
费休氏滴定仪　　　　费休氏滴定仪　　　　卡尔费休氏水分测定仪

除上述主要仪器外，请整理注射用人生长激素的水分测定所需仪器，填写表 4-3。

表 4-3　水分测定所需仪器

序号	仪器	型号
1		
2		
3		
4		
5		
6		

2. 试药与试液

请整理注射用人生长激素的水分测定所需试剂，填写表 4-4。

表 4-4　注射用人生长激素的水分测定所需试剂

序号	试剂	用量
1		
2		
3		
4		
5		

溶液配制如下。

费休氏试液或卡氏试液：由碘、吡啶、二氧化硫和甲醇按一定比例组成的溶液为标准滴定液，一般可直接购买。

任务名称：注射用人生长激素的水分测定

方法：《中国药典》在线查询，搜索"注射用人生长激素"，查阅其质量标准，整理注射用人生长激素水分测定的方法（通则 0832 第一法）并进行测定。

原理：费休氏法测定水分的原理是基于水的氧化还原反应。在卡尔·费休试剂的存在下，水与试剂中的碘和二氧化硫发生定量反应，生成氢碘酸和硫酸。通过滴定卡尔·费休试剂的消耗量，可以计算出样品中的水分含量。

$$I_2+SO_2+H_2O+3C_5H_5N+CH_3OH \rightarrow 2C_5H_5N \cdot HI+C_5H_5N \cdot HSO_4CH_3$$

终点指示系由于过量的碘硫液可使电极间发生电子转移变化（即永停滴定法）的原理来指示。

操作步骤：

（1）标定（永停滴定法）　用标定过的 100μL 微量注射器，吸取重蒸馏水 10μL，或用微量注射器吸取蒸馏水，以减量法取 10～30mg，注入滴定池中，按该仪器的操作程序操作，至三份数据的极差在 0.05mg/mL 费休氏试剂以内，取其平均值。新配制的费休氏试液，每 1mL 相当于 4mg 水以上。

$$F=\frac{W}{A-B}$$

式中，F 为每 1mL 费休氏试液相当于水的重量，mg；W 为称取重蒸馏水的重量，mg；A 为滴定所消耗休氏试液容积，mL；B 为空白所消耗费休氏试液的容积，mL。

（2）测定法　于滴定杯中加入适量费休氏试液，先将试液和系统中的水分预滴定除去，然后精密量取供试品适量 15～150mg（含水量为 0.5～5mg 或仪器建议的使用量），迅速转移至滴定杯中，或经适宜的无机溶剂溶解后，迅速注入滴定杯中，以永停滴定法指示终点，从仪器显示屏上直接读取供试品中水分的含量，其中每 1mg 水相当于 10.72 库仑电量。

$$供试品中水含量=\frac{(A-B)\times F}{W}\times100\%$$

式中，A 为供试品所消耗费休氏试液的容积，mL；B 为空白所消耗费休氏试液的容积，mL；F 为每 1mL 费休氏试液相当于水的重量，mg；W 为供试品的重量，mg。

注意事项：在利用费休氏法对注射用人生长激素进行水分测定时，应注意以下几点。

（1）在实验中作为溶剂的无水甲醇，水分含量应尽可能低（一般要求水分含量<0.05%），否则会导致测定结果偏高。

（2）仪器的密封性至关重要，系统中存在泄漏会导致测定结果偏低。应定期检查仪器的连接部位、活塞、进样口等，确保密封良好。

（3）滴定速度不宜过快，特别是在接近滴定终点时，应缓慢滴加试剂，使反应充分进行，以免滴定过量。

（4）样品应充分研磨、混匀，对于固体样品，应根据其性质选择合适的溶剂进行溶解或提取，以确保样品中的水分能够充分释放出来。

（5）实验应在干燥、清洁的环境中进行，避免空气中的水分对实验结果产生影响。

（6）为了保证测定结果的准确性和可靠性，应进行平行实验，平行实验的结果之间的相对偏差应符合规定要求（一般不超过 2%）。

（7）根据滴定消耗的费休氏试液的体积和试剂的滴定度，计算样品中的水分含量。

水分滴定仪（ZDY-502）
操作指南

KF-1 水分测定仪
操作指南

831KF 库仑水分滴定仪
操作指南

JF-5 型微量水测定仪
操作指南

请填写工作任务单（表 4-5）。

表 4-5　工作任务单

工作任务				
班级组号			组长	
工作任务描述				
小组分工	姓名		工作任务	

任务实施过程记录（步骤）

样品称量：

样品溶解与进样：

滴定测定：

数据处理与结果计算：

上级验收评定		验收人签名	

请填写结果记录单（表 4-6）。

表 4-6　结果记录单

样品名称			批号	
规格			有效期	
包装			生产单位或产地	
检验依据			检验日期	
项目	实验方法	标准要求	检验结果/结论	检验人
水分测定				
实验过程记录				

【水分测定】
卡氏试剂的滴定度：

样品编号	纯水质量/mg	初始体积（V）/mL	终点体积（V_0）/mL	滴定度
1				
2				
3				

计算过程：

水分含量（%）：

样品编号	样品质量（W）/mg	A	B	水分含量/%
1				
2				
3				

计算过程：

水分含量平均值：＿＿＿＿＿＿＿＿＿＿＿＿＿＿＿。

结论：本品按 ＿＿＿＿＿＿＿＿＿＿ 标准检验，结果 ＿＿＿＿＿＿＿＿＿＿。

请填写任务评价表（表 4-7）。

表 4-7 任务评价表

评价指标	序号	评价内容	分值	自评	组评	师评
职业素养	1	准时出勤，遵守纪律	10			
	2	团队协作，解决难题	5			
	3	任务操作规范，按时完成任务	10			
	4	反复提升作业质量，不断思考和进步	5			
知识目标	1	掌握水分测定的方法	10			
	2	能正确完成课上任务测试	20			
技能目标	1	能正确完成水分测定的任务	15			
	2	能正确解释和整理任务结果	15			
	3	掌握生物药物专业检测注意事项	10			
总分			100			

一、单选题

1. 费休氏法测定水分的原理是基于（   ）。

A. 水的电离　　　　　　　　B. 水的氧化还原反应

C. 水的密度　　　　　　　　D. 水的折射率

2. 在进行费休氏法测定前，样品需要（   ）。

A. 干燥　　　　B. 溶解　　　　C. 研磨　　　　　D. 加热

3. 费休氏法中常用的滴定剂是（   ）。

A. 硫酸　　　　　　　　　　B. 氢氧化钠

C. 卡尔·费休试剂　　　　　D. 甲醇

4. 费休氏滴定过程中，滴定终点的判断依据是（   ）。

A. 溶液颜色变化　　　　　　B. 电流变化

C. 温度变化　　　　　　　　D. 溶液浑浊

5. 下列关于费休氏法的描述，正确的是（   ）。

A. 只能用于测定固体样品的水分　　B. 测定结果受温度影响不大

C. 测定过程中需使用磁力搅拌器　　D. 不适用于含有还原性物质的样品

二、多选题

1. 费休氏法测定水分的优点包括（   ）。

A. 精度高　　　　　　　　　B. 操作简便

C. 适用于所有样品　　　　　D. 重复性好

2. 在进行费休氏法测定时，需要特别注意的事项有（   ）。

A. 样品必须干燥　　　　　　B. 滴定过程中避免空气接触

C. 滴定剂应新鲜配制　　　　D. 温度对测定结果无影响

3. 以下因素可能影响费休氏法测定水分的准确性的是（   ）。

A. 滴定剂的纯度　　　　　　B. 样品的粒度

C. 滴定速度　　　　　　　　D. 环境湿度

4. 费休氏法中，可以确保实验结果的准确性的操作有（   ）。

A. 使用精确天平称量样品　　B. 定期校准滴定仪

C. 选择合适的滴定剂　　　　D. 忽略滴定终点的判断

5. 以下物质可能会影响费休氏法的测定结果的是（   ）。

A. 乙醇　　　　　　　　　　B. 甲醇

C. 还原性物质　　　　　　　D. 氧化性物质

三、简答题

1. 费休氏试液的主要成分有哪些？各起什么作用？
2. 简述费休氏法测定水分实验中，如何进行费休氏试液的标定？

子任务4.2 乙醇残留量测定

学习情境

依据乙醇在饱和碳酸钠溶液中加热逸出，被重铬酸钾-硫酸溶液吸收后呈黄绿色至绿色的原理，用比色法测定血液制品中乙醇残留量。乙醇残留量测定对于确保产品质量和安全性非常重要。高浓度的乙醇残留可能对人体产生不良影响，同时也会影响产品的稳定性和效力。现有一批乙型肝炎人免疫球蛋白（原液），如何对其进行乙醇残留量测定？

学习目标

- **知识目标**
1. 熟悉测定生物药物乙醇残留量的意义和要求。
2. 掌握测定生物药物乙醇残留量的原理和方法。
3. 了解紫外-可见分光光度计使用的注意事项。
- **技能目标**

能够使用紫外-可见分光光度计进行生物药物的乙醇残留量测定。
- **素质目标**

培养诚信为本、坚守科研道德的精神。

导学问题

请查找相关资料，回答下列问题。
1. 简述乙型肝炎人免疫球蛋白（原液）乙醇残留量测定的意义。
2. 列举几种常见的乙醇残留量测定方法。
3. 使用康卫皿进行乙型肝炎人免疫球蛋白乙醇残留量测定的基本原理是什么？
4. 分光光度计数显不稳，可能原因是什么？
5. 在该测定方法中，康卫皿使用前需要做哪些准备工作？
6. 采用紫外-可见分光光度法测定时，应选择的波长是多少？
7. 简述乙醇残留量测定的实验步骤。
8. 该测定方法的关键控制点有哪些？

工作计划

根据任务小组讨论的结果获取相应的信息，完成表 4-8、表 4-9。

表 4-8 乙型肝炎人免疫球蛋白（原液）的相关信息

序号	乙型肝炎人免疫球蛋白（原液）	描述
1	外观	
2	残留乙醇含量合格标准	
3	保存、运输	
4	有效期	
5	预防或治疗	

表 4-9 实验设计相关信息

序号	内容	名称或描述
1	供试品	
2	供试品溶液	
3	内圈溶液	
4	如何整理数据	

知识准备

一、乙型肝炎人免疫球蛋白（原液）的药典标准

本品系由含高效价乙型肝炎表面抗体的健康人血浆，经低温乙醇蛋白分离法或经批准的其他分离法分离纯化，并经病毒去除和灭活处理制成。含适宜稳定剂，不含抑菌剂和抗生素。

《中国药典》规定，残余乙醇含量可采用康卫扩散皿法，应不高于 0.025%。

二、乙醇残留量测定

生物药物在生产过程中，可能会使用乙醇作为溶剂或辅助剂。然而，乙醇的残留可能对药物的质量、安全性和有效性产生影响。因此，准确测定生物药物中的乙醇残留量至关重要。本法基于乙醇在饱和碳酸钠溶液中加热逸出，被重铬酸钾-硫酸溶液吸收后呈黄绿色至绿色的原理，采用比色法测定血液制品中乙醇残留量。该方法具有操作简便、准确性高、灵敏度适中等优点，适用于生物药物中乙醇残留量的常规检测。

1. 原理

乙醇在饱和碳酸钠溶液中加热时会逸出，并被重铬酸钾-硫酸溶液吸收。重铬酸钾在酸性条件下具有强氧化性，能将乙醇氧化为乙酸，同时自身被还原为绿色的三价铬离子。反应方程式如下：

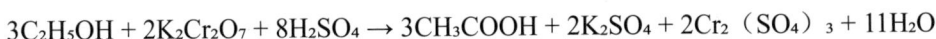

$$3C_2H_5OH + 2K_2Cr_2O_7 + 8H_2SO_4 \rightarrow 3CH_3COOH + 2K_2SO_4 + 2Cr_2(SO_4)_3 + 11H_2O$$

通过测定吸收液的颜色变化，可以确定乙醇的残留量。颜色的深浅与乙醇的含量成正比，可采用比色法进行定量分析。

2. 操作步骤

首先配制三种溶液，包括饱和碳酸钠溶液、重铬酸钾-硫酸溶液和特定浓度乙醇溶液。接着进行供试品试验，在康卫皿外圈涂凡士林，内圈加特定溶液，外圈加入饱和碳酸钠溶液和供试品溶液，加盖密封后在一定温度下反应一段时间，取内圈溶液用紫外-可见分光光度法在特定波长处测吸光度记为 A_1。然后进行对照试验，用对照品溶液替代供试品溶液同法操作测吸光度记为 A_2。最后根据结果判定，若 A_1 不大于 A_2 则符合要求。

3. 应用

乙醇残留量测定法在生物医药方面的应用如下。

（1）质量控制

① 确保药物安全性　生物药物中的乙醇残留可能对患者产生不良影响，如过敏反应、局部刺激等。通过准确测定乙醇残留量，可以严格控制生物药物的质量，确保其安全性。

② 符合质量标准　不同的生物药物可能有特定的乙醇残留量标准要求。该测定法能够帮助生产企业确保产品符合相关质量标准，提高产品的市场竞争力。

（2）研发过程中的应用

① 优化生产工艺　在生物药物的研发过程中，可以利用该测定法评估不同生产工艺对乙醇残留量的影响。通过调整工艺参数，降低乙醇残留量，提高药物的质量和稳定性。

② 筛选辅料　某些辅料可能会引入乙醇或影响乙醇的残留。该测定法可用于筛选合适的辅料，确保辅料的使用不会导致乙醇残留量超标。

（3）监管与合规

① 药品监管　监管部门可以采用乙醇残留量测定法对生物药物进行抽检，确保市场上的生物药物符合质量标准。这有助于维护药品市场的秩序和患者的权益。

② 企业自查　生产企业可以定期使用该测定法对产品进行自查，及时发现和解决乙醇残留量超标的问题，保证产品的质量和合规性。

（4）临床应用

① 指导用药　医生和药师可以根据生物药物的乙醇残留量信息，合理选择药物，避免因乙醇残留量过高而对特定患者群体（如对乙醇过敏的患者）产生不良影响。

② 药物稳定性评估　乙醇残留量的测定也可以作为评估生物药物稳定性的一个指标。长期储存过程中，乙醇残留量的变化可能反映药物的稳定性问题，为药物的储存和使用提供参考。

4. 优缺点

乙醇残留量测定法的优点在于操作相对简便，通过特定的溶液配制和比色步骤能较为准确地测定乙醇残留量。同时，利用常见的仪器如紫外-可见分光光度计，成本相对较低且易于推广。缺点主要是可能会受到其他挥发性物质的干扰，影响测定结果的准确性。此外，该方法的测定范围可能有限，对于极低或极高浓度的乙醇残留量可能不够灵敏。而且操作过程中需要严格控制各种条件，否则容易产生误差。

任务准备

1. 仪器与用具

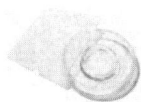

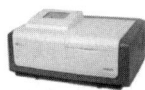

康卫皿　　　　康卫皿　　　UV757CRT/PC紫外-可见　　UV1800 紫外-可见
　　　　　　　　　　　　　分光光度计　　　　　　分光光度计

除上述主要仪器外，请整理抗乙型肝炎人免疫球蛋白（原液）的乙醇残留量测定所需仪器，填写表 4-10。

表 4-10　乙醇残留量测定所需仪器

序号	仪器	型号
1		
2		
3		
4		
5		

2. 试药与试液

请整理乙型肝炎人免疫球蛋白（原液）的乙醇残留量测定所需试剂，填写表 4-11。

表 4-11　乙醇残留量测定所需试剂

序号	试剂	用量
1		
2		
3		
4		
5		
6		

溶液配制：

（1）饱和碳酸钠溶液（100mL）　量取 150mL 水，置于烧杯中，称取碳酸钠（$Na_2CO_3 \cdot 10H_2O$）适量（约 150g），加水，加入至底层有不溶的碳酸钠，充分摇匀，取上清液。

（2）重铬酸钾-硫酸溶液（250mL）　称取重铬酸钾 3.7g，加水 150mL，充分溶解后缓慢加入硫酸 280mL，放冷，加水至 500mL，摇匀。

（3）25%乙醇溶液（1000mL）　精密称取无水乙醇 250mg，加水定容至 1000mL，得到每 1mL 中含乙醇 0.25mg 溶液。

任务名称：乙型肝炎人免疫球蛋白（原液）的乙醇残留量测定

方法：紫外-可见分光光度法。

原理：本法系依据乙醇在饱和碳酸钠溶液中加热逸出，被重铬酸钾-硫酸溶液吸收后呈黄绿色至绿色的原理，用比色法测定血液制品中乙醇残留量。

操作步骤：

1. 供试品试验

（1）在康卫皿（扩散皿）外圈的凸出部位均匀涂抹凡士林，准确量取重铬酸钾-硫酸溶液 2.0mL，加入内圈中。

（2）量取饱和碳酸钠溶液 1.5mL 和精密量取的供试品溶液 1.5mL，加入外圈中。

（3）立即加盖玻璃板（粗糙面向下）密封扩散皿，摇匀，80℃反应 30 分钟后，取内圈溶液，照紫外-可见分光光度法，在波长 650nm 处测定吸光度（A_1）。

2. 对照试验

精密量取无水乙醇适量，加水制成每 1mL 中含乙醇 0.25mg 的溶液，即为对照品溶液。精密量取对照品溶液 1.5mL 替代供试品溶液，同法操作，测定吸光度（A_2）。

3. 结果判定

A_1 不得大于 A_2。

注意事项：乙醇残留量测定时，应严格按仪器的使用说明书操作，并注意下列事项。

（1）比色皿架及比色皿在使用中的正确到位问题　有些使用者对这个问题不够重视，因操作不当造成偶然误差，严重影响分析结果。

① 应保证比色皿不倾斜放置。稍许倾斜，就会使参比样品与待测样品的吸收光径长度不一致，还可能使入射光不能全部通过样品池，导致测试的准确度不符合要求。

② 应保证每次测试时，比色皿架推拉到位。若不到位，将影响测试值的重复性或准确度。

③ 还应保证比色皿的清洁度，延长其使用寿命。

（2）干燥剂的使用问题　干燥剂失效将导致：

① 数显不稳、无法调"0"点或"100%"点（电路或光电管受潮）。

② 反射镜发霉或沾污，影响光效率、杂散光增加。鉴于上述原因，分光光度计的放置地点应远离水池等湿度大的地方，干燥剂应定期更换或烘烤。

（3）仪器的工作环境　应避免阳光直射、避免强电场、避免与较大功率的电器设备共电、避开腐蚀性气体等。

请填写工作任务单（表4-12）。

表 4-12　工作任务单

工作任务			
班级组号		组长	
工作任务描述			
小组分工	姓名	工作任务	
任务实施过程记录（步骤）			

溶液配制：

供试品试验：

对照试验：

结果判定：

上级验收评定		验收人签名	

请填写结果记录单（表 4-13）。

表 4-13　结果记录单

样品名称			批号	
规格			有效期	
包装			生产单位或产地	
检验依据			检验日期	
项目	实验方法	标准要求	检验结果/结论	检验人
乙醇残留量				
实验过程记录				

【乙醇残留量】
方法：紫外-可见分光光度法
室温：＿＿＿＿＿＿　　仪器型号：＿＿＿＿＿＿＿＿＿
比色皿规格：＿＿＿＿＿
比色皿配对：吸光度差值=＿＿＿＿＿＿＿
对照和样品的吸光度：

波长/nm	650nm			平均值
吸光度（A_1）				
吸光度（A_2）				

结论：本品按 ＿＿＿＿＿＿＿＿＿＿＿＿＿＿ 标准检验，结果 ＿＿＿＿＿＿＿＿＿＿＿＿＿。

请填写任务评价表（表 4-14）。

表 4-14　任务评价表

评价指标	序号	评价内容	分值	自评	组评	师评
职业素养	1	准时出勤，遵守纪律	10			
	2	团队协作，解决难题	5			
	3	任务操作规范，按时完成任务	10			
	4	反复提升作业质量，不断思考和进步	5			
知识目标	1	掌握乙醇残留量测定的方法	10			
	2	能正确完成课上任务测试	20			
技能目标	1	能正确完成乙醇残留量测定的任务	15			
	2	能正确解释和整理任务结果	15			
	3	掌握生物药物专业检测注意事项	10			
总分			100			

一、单选题

1. 以下仪器常用于乙醇残留量测定的是（　　　）。
A. 分光光度计
B. 气相色谱仪
C. 原子吸收光谱仪

2. 对于乙醇残留量测定，以下情况可能导致结果偏高的是（　　　）。
A. 样品稀释倍数过大
B. 仪器未校准
C. 康卫皿密封不严

3. 在进行乙醇残留量测定时，以下操作错误的是（　　　）。
A. 分光光度计预热
B. 随意更换对照物质
C. 按照标准操作规程进行

二、多选题

1. 乙醇残留量测定中，可能用到的试剂有（　　　）。
A. 乙醇标准溶液
B. 内标溶液
C. 饮用水

2. 影响乙醇残留量测定结果的因素有（　　　）。
A. 仪器精度
B. 样品处理方法
C. 环境温度

3. 以下属于乙醇残留量测定方法的有（　　　）。
A. 气相色谱法
B. 顶空气相色谱法
C. 分光光度法

4. 在乙醇残留量测定中，以下操作正确的是（　　　）。
A. 准确称取样品
B. 严格控制实验条件
C. 多次测量取平均值

5. 乙醇残留量测定实验中，需要注意的事项有（　　　）。
A. 防止样品污染
B. 确保仪器正常运行
C. 合理选择对照品

三、判断题

1. 乙醇残留量的检测方法主要有顶空气相色谱法和紫外-可见分光光度法。（　　　）

2. 紫外-可见分光光度法中，反应温度为80℃。（　　　）

3. 所有药物的乙醇残留量检测都可以使用分光光度计。（　　　）

4. 使用分光光度计检测药物乙醇残留量时不需要进行样品预处理。（　　　）

5. 分光光度计是检测药物乙醇残留量最准确的方法。（　　　）

6. 只要有分光光度计，就能准确检测出药物中的乙醇残留量。（　　　）

四、简答题

1. 说明在乙醇残留量测定中样品前处理的主要步骤。
2. 列举至少三种乙醇残留量测定的常用方法。

子任务4.3 白蛋白检查

白蛋白检查

学习情境

　　电泳法可以将蛋白质根据其电荷和分子量的不同进行分离。通过电泳图谱，可以观察到不同蛋白质组分的存在和相对含量。白蛋白超标会加重肾脏负担，影响其正常功能；还可能使血液黏稠度上升，增加血栓形成风险，诱发心脑血管病；也会扰乱身体代谢平衡，导致水肿。比如有高血压的患者，白蛋白超标可能使其病情恶化，需引起重视。现有一批破伤风抗毒素，如何对其进行白蛋白检查？

学习目标

- **知识目标**

1. 掌握生物药物白蛋白检查的原理。
2. 熟悉生物药物白蛋白检查方法。
3. 了解生物药物白蛋白检查的注意事项。

- **技能目标**

能够进行生物药物的白蛋白检查。

- **素质目标**

激发生物药领域创新探索热情，开拓技术新路径。

导学问题

　　请查找相关资料，回答下列问题。

1. 电泳法白蛋白检查的原理是什么？
2. 说出电泳法检查药物白蛋白时常用的电泳支持介质有哪些？
3. 在电泳法检查药物白蛋白过程中，如何保证实验结果的准确性？
4. 若电泳法检查药物白蛋白的结果不理想，可能的原因有哪些？
5. 进行琼脂糖凝胶电泳前，需要对样品进行怎样的处理？
6. 在电泳过程中，影响白蛋白迁移速度的因素有哪些？
7. 如何判断琼脂糖凝胶电泳法白蛋白检查的结果？
8. 琼脂糖凝胶电泳法检查白蛋白有哪些优点？

工作计划

　　根据任务小组讨论的结果获取相应的信息，完成表4-15、表4-16。

表 4-15　破伤风抗毒素的相关信息

序号	破伤风抗毒素	描述
1	外观	
2	破伤风抗毒素的白蛋白检查合格标准	
3	保存、运输	
4	有效期	
5	预防或治疗	

表 4-16　实验设计相关信息

序号	内容	名称或描述
1	溶液 1	
2	溶液 2	
3	供试品溶液	
4	琼脂糖凝胶电泳	
5	如何整理数据	

知识准备

一、破伤风抗毒素的白蛋白检查药典标准

本品系由破伤风类毒素免疫马所得的血浆，经胃酶消化后纯化制成的液体抗毒素球蛋白制剂。用于预防和治疗破伤风梭菌引起的感染。

《中国药典》规定，将供试品稀释至 2% 的蛋白质浓度，进行琼脂糖凝胶电泳分析（通则 0541 第三法），应不含或仅含痕量白蛋白迁移率的蛋白质成分。

二、琼脂糖凝胶电泳法

电泳是指溶解或悬浮于电解液中的带电荷的蛋白质、胶体、大分子或其他粒子，在电流作用下向其自身所带电荷相反的电极方向迁移。电泳法是指利用溶液中带有不同量电荷的阳离子或阴离子，在外加电场中使供试品组分以不同的迁移速度向对应的电极移动，实现分离并通过适宜的检测方法记录或计算，达到测定目的的分析方法。电泳法一般可分为两大类：一类为自由溶液电泳或移动界面电泳，另一类为区带电泳。

移动界面电泳是指不含支持物的电泳，溶质在自由溶液中泳动，故也称自由溶液电泳，适用于高分子的检测。区带电泳是指含有支持介质的电泳，带电荷的供试品（如蛋白质、核苷酸等大分子或其他粒子）在惰性支持介质（如纸、醋酸纤维素、琼脂糖凝胶、聚丙烯酰胺凝胶等）中，在电场的作用下，向其极性相反的电极方向按各自的速度进行泳动，使组分分离成狭窄的区带。区带电泳法可选用不同的支持介质，并用适宜的检测方法记录供试品组分电泳区带图谱，以计算其含量（%）。除另有规定外，各不同支持介质的区带电泳法，照下述方法操作。采用全自动电泳仪操作时，参考仪器使用说明书进行；采用预制胶的电泳时，参考各电泳仪标准操作规程进行；结果判断采用自动扫描仪或凝胶成像仪时，参考仪器使用说明书进行。

琼脂糖凝胶电泳法以琼脂糖作为支持介质。琼脂糖是由琼脂分离制备的链状多糖。其结

构单元是 D-半乳糖和 3，6-脱水-L-半乳糖。许多琼脂糖链互相盘绕形成绳状琼脂糖束，构成大网孔型的凝胶。这种网络结构具有分子筛作用，使带电颗粒的分离不仅依赖净电荷的性质和数量，还可凭借分子大小进一步分离，从而提高了分辨能力。本法适用于免疫复合物、核酸与核蛋白等的分离、鉴定与纯化。

DNA 分子在琼脂糖凝胶中泳动时有电荷效应和分子筛效应。DNA 分子在高于等电点的 pH 溶液中带负电荷，在电场中向正极移动。由于糖-磷酸骨架在结构上的重复性质，相同数量的双链 DNA 几乎具有等量的净电荷，因此它们能以同样的速率向正极方向移动。在一定浓度的琼脂糖凝胶介质中，DNA 分子的电泳迁移率与其分子量的常用对数成反比；分子构型也对迁移率有影响，如共价闭环 DNA＞直线 DNA＞开环双链 DNA。适用于检测 DNA，PCR 反应中的电泳检测，方法见各品种项下。

1. 方法一

仪器装置：包括电泳室及直流电源两部分。

常用的水平式电泳室装置如图 4-2，包括两个电泳槽 A 和一个可以密封的玻璃（或相应材料）盖 B；两侧的电泳槽均用有机玻璃（或相应材料）板 C 分成两部分；外格装有铂电极（直径 0.5～0.8cm）D；里格为可放滤纸 E 的有机玻璃电泳槽架 F，此架可从槽中取

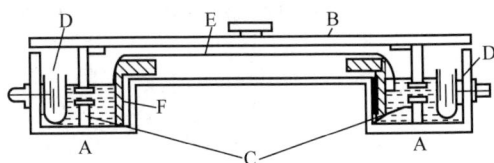

图 4-2　水平式电泳室装置

出；两侧电泳槽 A 内的铂电极 D 经隔离导线穿过槽壁与电泳仪外接电源相连。

电源为具有稳压器的直流电源，常压电泳一般在 100～500V，高压电泳一般在 500～10000V。

方法一的试剂配制和测定法见任务实施。

2. 方法二

仪器装置：电泳室及直流电源同第一法仪器装置。

试剂：

（1）巴比妥缓冲液（pH 8.6）　称取巴比妥 4.14g、巴比妥钠 23.18g，加水适量，加热使之溶解，放冷至室温，再加叠氮钠 0.15g，溶解后，加水稀释至 1500mL。

（2）1.5%琼脂糖溶液　称取琼脂糖 1.5g，加水 50mL 和巴比妥缓冲液（pH 8.6）50mL，加热使完全溶胀。

（3）0.5%氨基黑溶液　称取氨基黑 10B 0.5g，溶于甲醇 50mL、冰醋酸 10mL 及水 40mL 的混合液中。

（4）脱色液　量取乙醇 45mL、冰醋酸 5mL 及水 50mL，混匀。

（5）溴酚蓝指示液　称取溴酚蓝 50mg，加水使之溶解，并稀释至 100mL。

测定法：

（1）制胶　取上述 1.5%的琼脂糖溶液，趁热将胶液涂布于大小适宜的水平玻璃板上，涂层厚度约 3mm，静置，待凝胶凝固成无气泡的均匀薄层，即得。

（2）对照品和供试品溶液

① 对照品　正常人血清或其他适宜的对照品。

② 供试品溶液的制备　用生理氯化钠溶液将供试品稀释成蛋白质浓度为 1%～2%的溶液。

（3）点样与电泳　在电泳槽内加入巴比妥缓冲液（pH 8.6）；于琼脂糖凝胶板负极端的

1/3 处打孔，孔径 2～3mm，置于电泳槽架上，经 3 层滤纸搭桥与巴比妥缓冲液（pH 8.6）接触。测定孔加适量供试品溶液和 1 滴溴酚蓝指示液，对照孔加适量对照品及 1 滴溴酚蓝指示液。100V 恒压条件下电泳 2 小时（指示剂迁移到前沿），关闭电源。

（4）染色与脱色　取下凝胶板，用 0.5%氨基黑溶液染色，再用脱色液脱色至背景无色。

任务准备

1. 仪器与用具

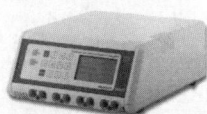

jy600e型通用电泳仪　　vilber infinitycx5凝胶成像系统　　1050型高效毛细管电泳仪

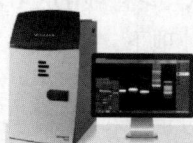

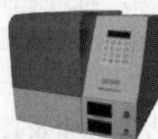

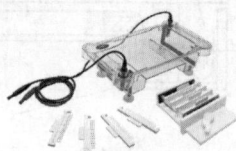

电泳槽

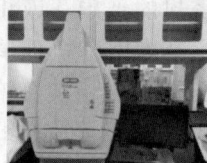

chemidoc xrs 化学发光
凝胶成像系统

除上述主要仪器外，请整理破伤风抗毒素的白蛋白检查所需仪器，填写表 4-17。

表 4-17　白蛋白检查所需仪器

序号	仪器	型号
1		
2		
3		
4		
5		

2. 试药与试液

请整理破伤风抗毒素的白蛋白检查所需试剂，填写表 4-18。

表 4-18　白蛋白检查所需试剂

序号	试剂	用量
1		
2		
3		
4		
5		

溶液配制：

（1）醋酸-锂盐缓冲液（pH 3.0）取冰醋酸 50mL，加水 800mL 混合后，加氢氧化锂固体适量使溶解，调节 pH 值至 3.0，再加水至 1000mL。

（2）甲苯胺蓝溶液　取甲苯胺蓝 0.1g，加水 100mL 使溶解。

（3）供试品溶液的制备　用生理盐水将供试品稀释至蛋白质浓度为 2%。

任务实施

任务名称：破伤风抗毒素的白蛋白检查

方法：《中国药典》在线查询，搜索"破伤风抗毒素"，查阅其质量标准，整理破伤风抗毒素的白蛋白检查的方法（通则 0541 第三法）并进行测定。

原理：电泳法是指利用溶液中带有不同量电荷的阳离子或阴离子，在外加电场中使供试品组分以不同的迁移速度向对应的电极移动，实现分离并通过适宜的检测方法记录或计算，达到测定目的的分析方法。

操作步骤：

（1）制胶　取琼脂糖约 0.2g，加水 10mL，置水浴中加热使溶胀完全，加温热的醋酸-锂盐缓冲液（pH 3.0）10mL，混匀，趁热将胶液涂布于大小适宜（2.5cm×7.5cm 或 4cm×9cm）的水平玻璃板上，涂层厚度约 3mm，静置，待凝胶结成无气泡的均匀薄层，即得。

（2）对照品溶液的制备　照各品种项下规定配制。对照品溶液有 2 个选择，1 个是马的白蛋白（可直接购买），1 个是合格批次的破伤风抗毒素，或使用蛋白 Marker（40～300kDa）作为对照品。

（3）点样与电泳　在电泳槽内加入醋酸-锂盐缓冲液（pH 3.0），将凝胶板置于电泳槽架上，经滤纸桥与缓冲液接触。于凝胶板负极端分别点样 1μL，立即接通电源，在电压梯度约30V/cm、电流强度 1～2mA/cm 的条件下，电泳约 20 分钟，关闭电源。

（4）染色与脱色　取下凝胶板，用甲苯胺蓝溶液染色，用水洗去多余的染色液至背景无色为止。

（5）使用凝胶成像系统对脱色完毕的凝胶进行分析。

注意事项：白蛋白检查时，应严格按仪器的使用说明书操作，并注意下列事项。

（1）电泳缓冲液　使用新鲜配制且正确浓度的电泳缓冲液，保证缓冲液的 pH 值和离子强度稳定。定期检查缓冲液的液位，确保电极完全浸没。

（2）凝胶制备　制备凝胶时，要注意凝胶的浓度和均匀度。避免产生气泡和不均匀的凝胶层，这可能导致电泳条带扭曲或不清晰。

（3）加样操作　小心地将样品加入凝胶孔中，避免样品溢出或混入其他孔。控制加样量，以保证电泳结果的准确性和可比性。

（4）电泳条件　设置合适的电压和电泳时间。电压过高可能导致过热和样品扩散，电压过低则会延长实验时间且可能影响分离效果。严格按照实验要求控制电泳时间，防止过度电泳或电泳不足。

（5）染色与脱色　染色和脱色步骤要严格按照试剂说明书进行操作，控制染色时间和脱色程度，以获得清晰的条带。

（6）数据记录　在实验过程中，及时准确地记录电泳的各项参数和实验现象，包括电压、电流、时间、凝胶图像等。

（7）安全操作　电泳仪器接通电源后，避免直接触摸电极和电线，以防触电。

请填写工作任务单（表 4-19）。

表 4-19　工作任务单

工作任务				
班级组号			组长	
工作任务描述				
小组分工	姓名		工作任务	
任务实施过程记录（步骤）				
溶液配制：				
制胶：				
点样与电泳：				
染色与脱色：				
上级验收评定			验收人签名	

请填写结果记录单（表 4-20）。

表 4-20　结果记录单

样品名称			批号	
规格			有效期	
包装			生产单位或产地	
检验依据			检验日期	
检验项目	实验方法	标准要求	检验结果/结论	检验人
白蛋白检查				
实验过程记录				

【白蛋白检查】
采用方法：_____　　　　仪器型号：_____　　　温度：_____℃

测定次数	白蛋白占比/%
第一次	
第二次	
第三次	
平均值	

结论：本品按 _____ 标准检验，结果_____。

请填写任务评价表（表4-21）。

表4-21　任务评价表

评价指标	序号	评价内容	分值	自评	组评	师评
职业素养	1	准时出勤，遵守纪律	10			
	2	团队协作，解决难题	5			
	3	任务操作规范，按时完成任务	10			
	4	反复提升作业质量，不断思考和进步	5			
知识目标	1	掌握白蛋白检查的方法	10			
	2	能正确完成课上任务测试	20			
技能目标	1	能正确完成白蛋白检查任务	15			
	2	能正确解释和整理任务结果	15			
	3	掌握生物药物专业检测注意事项	10			
总分			100			

一、单选题

1. 利用电泳法检查药物中白蛋白时，通常使用的电泳介质是（   ）。

A. 琼脂糖凝胶
B. 聚丙烯酰胺凝胶
C. 滤纸
D. 醋酸纤维素薄膜

2. 电泳法检查药物白蛋白时，主要依据的是（   ）。

A. 分子大小
B. 分子所带电荷
C. 分子极性
D. 分子形状

3. 在电泳法检测药物白蛋白过程中，使蛋白质泳动的力是（   ）。

A. 电场力
B. 重力
C. 摩擦力
D. 分子间作用力

4. 电泳法检查药物白蛋白时，通常会在介质两端施加（   ）。

A. 电流
B. 电压
C. 电阻
D. 电容

5. 利用电泳法检查药物白蛋白，可能导致条带不清晰的是（   ）。

A. 缓冲液浓度过高
B. 电压过低
C. 样品量过多
D. 以上都有可能

二、多选题

1. 电泳法进行药物白蛋白检查时，影响结果的因素有（   ）。

A. 缓冲液的种类和浓度
B. 电压大小
C. 样品浓度
D. 温度

2. 以下属于电泳法检查药物白蛋白常用的支持介质有（   ）。

A. 琼脂糖凝胶
B. 聚丙烯酰胺凝胶
C. 醋酸纤维素薄膜
D. 滤纸

3. 电泳法检查药物白蛋白后，可用于染色的试剂有（   ）。

A. 考马斯亮蓝
B. 银染试剂
C. 苏丹红
D. 伊红

4. 进行电泳法检测药物白蛋白实验时，需要准备的有（   ）。

A. 电泳仪
B. 电泳槽
C. 缓冲液
D. 标准品

5. 以下可能导致电泳法检查药物白蛋白出现异常结果的情况有（   ）。

A. 缓冲液被污染
B. 样品中含有其他蛋白质
C. 电泳时间过长
D. 仪器故障

三、简答题

1. 药物中白蛋白检测实验中常用的检测方法有哪些？
2. 简述在破伤风抗毒素的白蛋白检测实验中样品处理的关键步骤。

子任务4.4 铝残留量测定

学习情境

用原子吸收分光光度法测定人血白蛋白制品中铝的残留量。原子吸收分光光度法的测量对象是呈原子状态的金属元素和部分非金属元素，是基于测量蒸气中原子对特征电磁辐射的吸收强度进行定量分析的一种仪器分析方法。原子吸收分光光度法遵循分光光度法的吸收定律，一般通过比较对照品溶液和供试品溶液的吸光度，计算供试品中待测元素的含量。药物铝残留量超标会损害神经系统，导致认知障碍、记忆衰退；还干扰钙吸收，使骨骼发育不良，增加骨折风险；刺激肠胃，引起消化问题；更会加重肾脏负担，影响其正常代谢。现有一批人血白蛋白，如何对其进行铝残留量测定？

铝残留量测定

学习目标

● 知识目标

1. 掌握生物药物原子吸收分光光度法的测定原理。
2. 熟悉生物药物人血白蛋白铝残留量测定的方法。
3. 了解生物药物人血白蛋白铝残留量测定的注意事项。

● 技能目标

能够进行生物药物铝残留量的测定。

● 素质目标

树立正确的劳动观念，积极提升个人品德。

导学问题

请查找相关资料，回答下列问题。

1. 简述人血白蛋白铝残留量超标的危害以及控制铝残留量的重要性。
2. 请简要说明影响人血白蛋白铝残留量的主要因素有哪些。
3. 简述测定人血白蛋白铝残留量的意义。
4. 原子吸收分光光度计测定药物中铝残留量常用的样品前处理方法有哪些？
5. 如何选择原子吸收分光光度计测定铝残留量的最佳分析线？
6. 在测定过程中，怎样保证仪器的稳定性和准确性？
7. 原子吸收分光光度计测定铝残留量时，如何降低背景吸收的影响？
8. 与其他测定铝残留量的方法相比，原子吸收分光光度计法有什么优势？

工作计划

根据任务小组讨论的结果获取相应的信息，完成表4-22、表4-23。

表 4-22 人血白蛋白的相关信息

序号	人血白蛋白	描述
1	外观	
2	铝残留量测定合格标准	
3	保存、运输	
4	有效期	
5	预防或治疗	

表 4-23 实验设计相关信息

序号	内容	名称或描述
1	供试品	
2	供试品溶液	
3	如何整理数据	

知识准备

一、人血白蛋白铝残留量的药典标准

本品系由健康人血浆，经低温乙醇蛋白分离法或经批准的其他分离法分离纯化，并经 60℃ 10 小时加温灭活病毒后制成。含适宜稳定剂，不含抑菌剂和抗生素。

《中国药典》规定，铝残留量应不高于 200μg/L。

二、铝残留量测定法

第一法 原子吸收分光光度法

原子吸收分光光度法是一种常用的分析方法，具有灵敏度高、选择性好、准确性高等优点，适用于人血白蛋白制品中铝残留量的测定。本法系用原子吸收分光光度法测定人血白蛋白制品中铝的残留量。

1. 原理

原子吸收分光光度法是基于物质所产生的原子蒸气对特定波长的光的吸收作用来进行定量分析的方法。当光源发射出的特定波长的光通过原子蒸气时，原子中的外层电子吸收光子的能量，从基态跃迁到激发态。由于不同元素的原子具有不同的电子结构和能级分布，因此对特定波长的光的吸收程度也不同。通过测量原子蒸气对特定波长光的吸收程度，可以确定样品中该元素的含量。

在测定人血白蛋白制品中铝的残留量时，将样品进行适当的处理后，注入原子吸收分光光度计中。在特定的波长下，铝原子吸收光源发出的光，产生原子吸收信号。通过比较空白对照溶液、供试品溶液和标准铝加供试品的混合溶液的原子吸收信号，可以计算出供试品中铝的残留量。

2. 操作步骤

具体测定法见任务实施的操作步骤，其中空白对照、供试品及混合溶液的制备和炉温控制程序见表 4-24 和表 4-25。

表 4-24 空白对照、供试品及混合溶液的制备

项目	空白对照溶液	供试品溶液	混合溶液
供试品/mL	—	0.2	0.2
标准铝溶液/mL（100ng/mL）	—	—	0.5
0.15mol/L HNO$_3$/mL	2.5	2.3	1.8

表 4-25 炉温控制程序

程度	步骤	温度/℃	时间/s 爬坡时间+保持时间
1	预热	80	0+10
2	干燥	220	120+5
3	灰化	1200	10+20
4	原子化	2600	0+5
5	清除	2650	0+5

第二法 电感耦合等离子体质谱法

本法系用电感耦合等离子体质谱法测定人血白蛋白制品中铝的残留量。将供试品样品以适当方式引入电感耦合等离子体中。在高温等离子体环境下，样品中的各种元素被电离成离子。这些离子在电场和磁场作用下进入质谱仪，根据不同离子的质荷比进行分离。对于铝离子，通过检测其特定的质荷比信号强度，同时，与已知浓度的标准溶液进行对比，从而确定人血白蛋白制品中铝的含量。该方法具有高灵敏度、高选择性和多元素同时分析等优点，能够准确测定人血白蛋白制品中极低含量的铝残留，为确保生物制品的质量和安全性提供重要的技术支持。

1. 仪器参数的设置

应根据选用的电感耦合等离子体质谱仪型号的特点，合理设置仪器参数，并通过开启碰撞反应池等手段消除质谱型干扰。一般参考条件：射频功率为 1400～1600W，采样深度 6～10mm，雾化器/载气流速 0.65～1.30L/min，载气补偿气流速 0～0.65L/min，蠕动泵转速 0.1r/min，氦气模式，积分时间 0.3～1.5 秒，重复次数为 3 次。

2. 试剂

（1）5%（体积分数）硝酸溶液 量取硝酸（65%～68%）25mL，用水稀释至 500mL，混匀，即得。

（2）内标溶液的制备 精密量取铑标准品适量，用 5%硝酸溶液稀释制成适宜的浓度，使进样浓度为 50μg/L。

（3）标准品溶液的制备 精密量取铝标准品适量，用 5%硝酸溶液稀释制成 1000μg/L 的溶液，作为铝标准品贮备液。精密量取铝标准品贮备液适量，用 5%硝酸溶液分别稀释制成 0μg/L、2.5μg/L、5μg/L、10μg/L、20μg/L、40μg/L 的溶液。

（4）供试品溶液的制备 精密量取供试品 1mL，加 5%硝酸溶液 9mL，涡旋混匀后静置 4 小时以上，以每分钟 4000 转离心 30 分钟，取上清液用 0.45μm 滤膜滤过，取续滤液作为供试品溶液。

3. 测定法

分别取标准品溶液、供试品溶液和内标溶液注入电感耦合等离子体质谱仪，记录铝元素及内标元素的响应值。

以标准品溶液铝浓度为横坐标，对其相应铝元素与内标元素响应值的比值为纵坐标作直线回归，求得直线回归方程，直线回归相关系数应不低于 0.999；将测得的供试品溶液铝元素与内标元素响应值的比值代入直线回归方程，计算供试品溶液中铝残留量，再乘以稀释倍数，即为供试品中铝残留量。

任务设备

1. 仪器与用具

原子吸收分光光度仪：

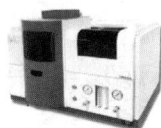

| WFX-210/200原子吸收分光光度计 | 4600F原子吸收分光光度计 | 4510原子吸收分光光度计 |

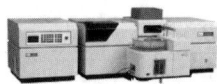

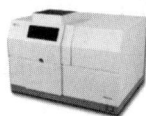

除上述主要仪器外，请整理人血白蛋白铝残留量测定所需仪器，填写表 4-26。

表 4-26　人血白蛋白铝残留量测定所需仪器

序号	仪器	型号
1		
2		

2. 试药与试液

请整理人血白蛋白铝残留量测定所需试剂，填写表 4-27。

表 4-27　人血白蛋白铝残留量测定所需试剂

序号	试剂	用量
1		
2		
3		

溶液配制：

（1）0.15mol/L 硝酸溶液　量取浓硝酸 10mL，用水定容至 1000mL。

（2）100ng/mL 标准铝溶液　精密量取 100μg/mL 标准铝溶液 0.1mL，置 100mL 量瓶中，用 0.15mol/L 硝酸溶液稀释至刻度。

任务名称：人血白蛋白铝残留量测定

方法：《中国药典》、药品标准、法规在线查询，搜索"人血白蛋白"，查阅其质量标准，整理人血白蛋白铝残留量测定的方法（通则3208 第一法）并进行测定。

原理：本法系用原子吸收分光光度法测定人血白蛋白制品中铝的残留量。

操作步骤：

（1）按表4-24 精密量取供试品、100ng/mL 标准铝溶液，分别制备空白对照溶液、供试品溶液和标准铝加供试品的混合溶液。

（2）照原子吸收分光光度法测定，选择铝灯，测定波长为309.3nm，狭缝为0.7nm。按表4-25 设置石墨炉的干燥、灰化、原子化等炉温程序，精密量取空白对照溶液、供试品溶液和标准铝加供试品的混合溶液各30μL，分别注入仪器，读数。

（3）按下式计算：

$$供试品铝含量（μg/L）=\frac{20\times(S_0-B)\times12.5}{S-S_0}$$

式中，B 为空白对照溶液读数；S_0 为供试品溶液读数；S 为标准铝加供试品的混合溶液读数；20 为标准铝加供试品的混合溶液中标准铝的含量，μg/L；12.5 为供试品稀释倍数。

注意事项：铝残留量测定，应严格按仪器的使用说明书操作，并注意下列事项。

① 供试品和标准铝取量可根据仪器性能进行适当调整，使读数在所用仪器可准确读数范围内。

② 药典中列出的炉温控制程序可根据仪器性能做适当调整。

③ 尽量避免使用玻璃容器。

请填写工作任务单（表 4-28）。

表 4-28 工作任务单

工作任务			
班级组号		组长	
工作任务描述			
小组分工	姓名	工作任务	
任务实施过程记录（步骤）			
溶液配制：			
空白测定：			
标准品+供试液混合液测定：			
供试液测定：			
上级验收评定		验收人签名	

请填写结果记录单（表4-29）。

表 4-29　结果记录单

样品名称			批号	
规格			有效期	
包装			生产单位或产地	
检验依据			检验日期	
项目	实验方法	标准要求	检验结果/结论	检验人
铝残留量测定				
实验过程记录				

【原子吸收分光光度法】

室温：_____　　仪器型号：_____

波长/nm：309.3nm，狭缝为0.7nm。

吸光度：B 为空白对照溶液读数；S_0 为供试品溶液读数；

　　　　S 为标准铝加供试品的混合溶液读数。

溶液	吸光度 A			
	1	2	3	平均
空白对照溶液				
供试品溶液				
标准铝加供试品的混合溶液				

计算过程：

供试品溶液中铝含量（μg/L）：

结论：本品按_____标准检验，结果_____。

请填写任务评价表（表4-30）。

表4-30　任务评价表

评价指标	序号	评价内容	分值	自评	组评	师评
职业素养	1	准时出勤，遵守纪律	10			
	2	团队协作，解决难题	5			
	3	任务操作规范，按时完成任务	10			
	4	反复提升作业质量，不断思考和进步	5			
知识目标	1	掌握铝残留量测定的方法	10			
	2	能正确完成课上任务测试	20			
技能目标	1	能正确完成铝残留量测定任务	15			
	2	能正确解释和整理任务结果	15			
	3	掌握生物药物专业检测注意事项	10			
总分			100			

一、单选题

1. 人血白蛋白中铝离子残留量的测定方法主要有（　　）。

A. 原子吸收分光光度法   B. 电感耦合等离子体质谱法

C. 高效液相色谱法   D. 以上都是

2. 人血白蛋白的功能主治不包括（　　）。

A. 失血创伤引起的休克   B. 肝硬化及肾病引起的水肿

C. 新生儿高胆红素血症   D. 治疗过敏反应

3. 人血白蛋白中铝离子残留量超标可能会导致（　　）。

A. 神经系统损伤   B. 骨骼疾病

C. 心血管问题   D. 以上都是

4. 以下情况可能会使人血白蛋白的铝残留量升高的是（　　）。

A. 生产过程中转移、外观检查、包装等短暂脱离冷链条件

B. 储存温度过高

C. 使用剂量过大

D. 以上都是

5. 为了降低人血白蛋白中铝离子的残留量，可以采取的措施是（　　）。

A. 优化生产工艺   B. 严格控制原材料的质量

C. 改善储存条件   D. 以上都是

二、多选题

1. 测定人血白蛋白铝残留量的意义包括（　　）。

A. 保障产品质量   B. 评估对人体的潜在影响

C. 优化生产工艺   D. 控制成本

2. 人血白蛋白铝残留量相关的检测标准涉及（　　）。

A. 检测方法   B. 残留限量值

C. 检测频率   D. 检测机构

3. 对于人血白蛋白铝残留量的说法正确的有（　　）。

A. 不同批次可能存在差异   B. 与生产过程密切相关

C. 会随时间逐渐变化   D. 只要在标准范围内就绝对安全

三、简答题

1. 简述药物铝残留量的常见检测方法及其原理。

2. 当发现药物铝残留量超标时，应采取哪些措施？

子任务4.5 抗生素残留量测定

学习情境

冻干人用狂犬病疫苗（人二倍体细胞）系用狂犬病病毒固定毒接种于人二倍体细胞，经培养、收获、浓缩、纯化、灭活病毒后，加入适宜稳定剂冻干制成。用于预防狂犬病。本法系将固相载体上抗原-抗体的特异性反应与酶催化底物相结合而对供试品中抗生素残留量进行定性或定量分析的方法。现有一批冻干人用狂犬病疫苗（人二倍体细胞），如何对其进行抗生素残留量测定？

学习目标

● **知识目标**

1. 掌握生物药物抗生素残留量测定的原理。
2. 熟悉酶联免疫吸附法测定生物药物抗生素残留量的操作方法。
3. 了解酶联免疫吸附法测定生物药物抗生素残留量的注意事项。

● **技能目标**

能够运用酶联免疫吸附法测定生物药物中的抗生素残留量。

● **素质目标**

树立严谨态度，重视生物药抗生素残留。

导学问题

请查找相关资料，回答下列问题。

1. 简述酶联免疫吸附法的基本原理。
2. 酶联免疫吸附法测定抗生素残留量的主要步骤有哪些？
3. 固相载体在酶联免疫吸附法中的作用是什么？
4. 酶在酶联免疫吸附法中的角色是什么？
5. 酶联免疫吸附法适用于哪些药物的抗生素残留量测定？
6. 请举例说明一种可能影响酶联免疫吸附法测定结果的干扰因素。
7. 简述酶联免疫吸附法中封闭的目的。
8. 如何根据酶联免疫吸附法的测定结果判断抗生素残留量是否超标？
9. 对于复杂药物基质，在进行酶联免疫吸附法测定前应如何处理样本？
10. 酶联免疫吸附法能检测到的抗生素残留量最低限度是多少？

工作计划

根据任务小组讨论的结果获取相应的信息，完成表4-31、表4-32。

表 4-31　冻干人用狂犬病疫苗（人二倍体细胞）的相关信息

序号	冻干人用狂犬病疫苗（人二倍体细胞）	描述
1	明确药物种类	
2	外观	
3	保存、运输	
4	有效期	
5	预防或治疗	

表 4-32　实验设计相关信息

序号	内容	名称或描述
1	供试品	
2	供试品溶液	
3	如何整理数据	

知识准备

一、冻干人用狂犬病疫苗（人二倍体细胞）抗生素残留量的药典标准

本品系用狂犬病病毒固定毒接种于人二倍体细胞，经培养、收获、浓缩、纯化、灭活病毒后，加入适宜稳定剂冻干制成。用于预防狂犬病。

《中国药典》规定，生产过程中加入抗生素的应进行该项检查。采用酶联免疫吸附法，应不高于50ng/剂。

二、抗生素残留量测定——免疫化学法

免疫化学法是利用抗原、抗体在适宜条件下发生特异性、可逆性和非共价结合形成抗原-抗体复合物的原理，采用不同技术对抗原或抗体待测物进行定性、定量或定位检测的一种分析方法。该法可广泛用于生物原料药或制剂的鉴别试验、纯度与杂质分析、含量或生物活性/效价测定及稳定性等质量属性的监测。

根据对抗原或抗体是否进行标记，免疫化学法可分为标记免疫化学法和非标记免疫化学法。标记免疫化学法可采用酶、荧光基团、发光基团或放射性核素等作为标记物，常见方法有酶联免疫吸附法、免疫印迹法、免疫荧光分析法、发光免疫分析法、放射免疫分析法等。非标记免疫化学法常见方法有免疫沉淀法、免疫电泳法、凝集反应等。以下只介绍抗生素残留量测定所用的酶联免疫吸附法。

酶联免疫吸附法（ELISA）系将固相载体上抗原-抗体的特异性反应与酶催化底物相结合而对供试品中待测物进行定性或定量分析的方法。根据检测目的和操作步骤不同，ELISA一般可分为直接法、间接法、竞争法和夹心法，其中夹心法又可分为直接夹心法、间接夹心法和桥式法。本法主要适用于生物原料药或制剂的鉴别试验、纯度与杂质分析、含量或生物活性/效价测定等。

测定法如使用商品化试剂盒，按试剂盒使用说明书操作；如使用自制试剂，按各品种或

通则项下的规定操作。

1. 直接法

直接法是将酶直接标记在抗原或抗体上，然后与待测样品中的相应抗原或抗体结合，通过酶催化底物产生有色产物，从而检测待测物质的存在。直接法的优点是操作简单、快速，不需要使用二抗，减少了非特异性结合的可能性。但是，直接法的灵敏度相对较低，因为每个抗原或抗体分子上只能标记一个酶分子。

2. 间接法

间接法是先将未标记的抗原或抗体与固相载体结合，然后加入待测样品，使样品中的抗原或抗体与固相载体上的抗原或抗体结合。接着加入酶标记的二抗，与样品中的抗原或抗体结合。最后通过酶催化底物产生有色产物，检测待测物质的存在。间接法的优点是灵敏度较高，因为可以使用多个酶标记的二抗与一个抗原或抗体结合。但是，间接法的操作相对复杂，需要使用二抗，增加了非特异性结合的可能性。

3. 竞争法

竞争法是将酶标记的抗原或抗体与待测样品中的抗原或抗体竞争结合固相载体上的抗原或抗体。如果待测样品中含有抗原或抗体，它们会与固相载体上的抗原或抗体结合，从而减少酶标记的抗原或抗体与固相载体的结合。通过酶催化底物产生有色产物，检测待测物质的含量。竞争法的优点是可以用于检测小分子物质，因为小分子物质难以用夹心法检测。但是，竞争法的灵敏度相对较低，因为需要精确控制酶标记的抗原或抗体和待测样品中的抗原或抗体的比例。

4. 夹心法

夹心法又可分为直接夹心法、间接夹心法和桥式法。

（1）直接夹心法　直接夹心法是将两个针对同一抗原不同表位的抗体分别标记酶和固相载体。先将固相抗体与待测样品中的抗原结合，然后加入酶标记的抗体，形成抗体-抗原-酶标抗体复合物。通过酶催化底物产生有色产物，检测待测物质的存在。直接夹心法的优点是灵敏度高、特异性强，因为使用了两个针对同一抗原不同表位的抗体，可以有效地避免非特异性结合。但是，直接夹心法的操作相对复杂，需要制备两个特异性抗体。

（2）间接夹心法　间接夹心法是先将未标记的抗体与固相载体结合，然后加入待测样品，使样品中的抗原与固相抗体结合。接着加入酶标记的二抗，与样品中的抗原结合。最后通过酶催化底物产生有色产物，检测待测物质的存在。间接夹心法的优点是灵敏度较高，因为可以使用多个酶标记的二抗与一个抗原结合。但是，间接夹心法的操作相对复杂，需要使用二抗，增加了非特异性结合的可能性。

（3）桥式法　桥式法是将两个针对同一抗原不同表位的抗体分别标记酶和生物素，然后将生物素标记的抗体与固相载体结合，加入待测样品，使样品中的抗原与固相抗体结合。接着加入酶标记的抗体和亲和素，形成抗体-抗原-生物素标记抗体-亲和素-酶标抗体复合物。通过酶催化底物产生有色产物，检测待测物质的存在。桥式法的优点是灵敏度高、特异性强，因为使用了两个针对同一抗原不同表位的抗体，可以有效地避免非特异性结合。同时，桥式法还可以通过亲和素和生物素的结合，增加酶标记抗体的结合量，提高检测的灵敏度。但是，桥式法的操作相对复杂，需要制备生物素标记的抗体和亲和素。

1. 仪器与用具

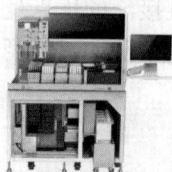
IMADEK全自动
酶联免疫分析仪

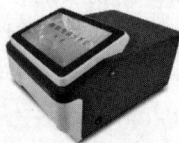
酶联免疫分析仪

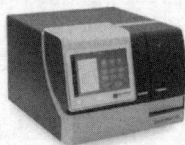
酶标仪

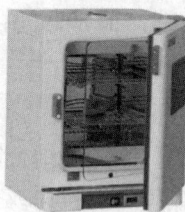
恒温箱或水浴箱

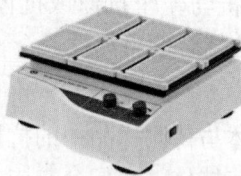
微孔振荡器

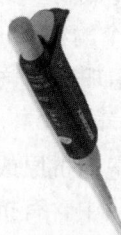
微量移液器

请整理冻干人用狂犬病疫苗（人二倍体细胞）抗生素残留量测定所需的仪器，填写表4-33。

表4-33　抗生素残留量测定所需的仪器

序号	仪器	型号
1		
2		
3		
4		
5		
6		

2. 试药与试液

请整理冻干人用狂犬病疫苗（人二倍体细胞）抗生素残留量测定所需的试剂，填写表4-34。

表4-34　抗生素残留量测定所需试剂

序号	试剂	用量
1		
2		
3		
4		
5		

溶液配制：

（1）碳酸盐缓冲液（pH 9.6）　称取 1.59g 碳酸钠和 2.93g 碳酸氢钠，将它们溶解在适量蒸馏水中，用蒸馏水定容至 1000mL。

（2）Tris-HCl 缓冲液（不同 pH 值有不同配方，以 pH 7.4 为例）   称取 6.057g 三羟甲基氨基甲烷（Tris）放入烧杯中，加入约 400mL 蒸馏水，搅拌使其溶解，使用盐酸调节 pH 值至 7.4（可使用 pH 计监测），用蒸馏水定容至 500mL。

（3）磷酸盐缓冲液（PBS，以 pH 7.2～7.4 为例）   称取 8.0g 氯化钠、1.44g 磷酸氢二钠和 0.24g 磷酸二氢钾，将它们溶解在适量蒸馏水中，用蒸馏水定容至 1000mL。

任务实施

任务名称：冻干人用狂犬病疫苗（人二倍体细胞）抗生素残留量测定

方法：《中国药典》，搜索"冻干人用狂犬病疫苗（人二倍体细胞）"，查阅其质量标准，整理冻干人用狂犬病疫苗（人二倍体细胞）抗生素残留量测定的方法（通则 3429—酶联免疫吸附法）并进行测定。

原理：将已知的抗原或抗体吸附在固相载体表面，使酶标抗原或抗体与待测物中的相应抗体或抗原发生特异性结合反应。随后加入酶反应的底物，底物被酶催化变为有色产物。有色产物的量与待测物的量成正比，通过测定有色产物的吸光度等，可实现对待测物的定性或定量分析。

操作步骤：如使用商品化试剂盒，按试剂盒使用说明书操作；如使用自制试剂，按各品种或通则项下的规定操作，操作步骤一般如下。

（1）包被   用适宜的缓冲液将抗原或抗体按适宜比例稀释，选择适宜的温度和时间吸附至固相载体上。常用的包被缓冲液有碳酸盐缓冲液、Tris-HCl 缓冲液和磷酸盐缓冲液等；常用的固相载体有微孔板、管、磁颗粒、微珠、塑料珠等；固相载体原料一般有聚苯乙烯、尼龙、硝基纤维素、聚乙烯醇等。包被易受抗原/抗体浓度、固相载体原料、包被缓冲液、包被温度、包被时间等因素的影响，应评估确定适宜的包被条件。

（2）洗涤   在 ELISA 实验过程中多个阶段会涉及洗涤步骤，在包被、封闭、供试品或酶标试剂加样孵育后均需洗涤。常用的洗涤液有磷酸盐缓冲液或咪唑缓冲液，缓冲液中一般添加有聚山梨酯 20。洗涤模式有手工洗涤及仪器洗涤，在方法开发时应评估不同洗涤模式的洗涤效果，并确定最佳模式。

（3）封闭   在洗涤去除未结合的包被抗原或抗体后，加入封闭液可降低非特异性结合。常用的封闭液有牛血清白蛋白、脱脂奶粉、明胶、酪蛋白、马血清、牛血清、聚山梨酯 20等。封闭液的选择受抗原/抗体、固相载体、包被缓冲液、供试品稀释液等因素的影响，需根据具体的实验条件选择适宜的封闭液。

（4）供试品前处理   试验过程中，必要时应通过供试品前处理去除其中的非特异性干扰物质，并评估前处理步骤是否会引起供试品本身变性或引入新的干扰物质。

（5）加样   选择适宜量程的移液器将供试品、标准品和（或）酶标试剂按设定体积加入已包被的固相载体中。移液过程中应注意避免交叉污染、泡沫或气泡的产生。应根据加入液体的黏度选择适宜的吸头，避免非特异性吸附影响加液的准确性。

（6）孵育   在加入样品或反应试剂后需进行孵育。在方法开发时，应确定各孵育步骤的最佳条件，包括干、湿孵育条件、孵育时间、温度和是否需要旋转或振摇等。

（7）信号检测   根据使用的标记酶和底物不同，最终产生的检测信号不同，常见的有颜色反应、化学发光和荧光。

（8）数据分析

① 定性分析　一般可通过设定临界值来判定供试品中待测物的存在与否，报告结果为"阴性"与"阳性"或"有反应"与"无反应"。设定临界值的一般方法有标准差比率法（SDR）、供试品对阴性比值法（TNR）、以阴性对照均值+2SD 或 3SD 法、百分位数法、受试者工作特性（ROC）曲线法等。不同方法设定的临界值会存在一定差异，应根据具体的检测方法选择适宜的临界值，以确保检测方法具备合适的灵敏度和特异性。

② 定量分析　通常是将供试品结果代入由同法试验的已知浓度标准品制备的标准曲线计算而得，报告结果为量值。数据处理可采用简单的线性模型，也可选择复杂的非线性模型，需视实验设计及预期用途而定。必要时，应报告测定结果的置信区间。

注意事项：用酶联免疫吸附法测定药物中抗生素残留量，应严格按仪器的使用说明书操作，并注意下列事项。

（1）对仪器的一般要求　若为全自动化检测，所用仪器为全自动酶免疫分析仪；若为半自动化检测，所用仪器主要有酶标仪、恒温箱或水浴箱、微孔振荡器、微量移液器等。

（2）对标记物的一般要求和常用标记方法　酶标抗原或酶标抗体为本法检测的基础。待标记抗原或抗体应经高度纯化，用于标记的酶一般需符合特异性强、活性高、可溶性好、来源方便、相应底物易于保存和制备等要求。常用的酶有辣根过氧化物酶（HRP）、碱性磷酸酶（ALP）、β-半乳糖苷酶（β-GAL）等，相应底物分别有四甲基联苯胺（TMB）、对硝基苯磷酸盐（pNPP）、4-甲基伞酮-β-半乳糖苷（4-MUG）等。

（3）酶标抗原或酶标抗体常用的偶联方法　有戊二醛交联法、过碘酸钠交联法、酶-抗酶免疫复合物法等。经标记的抗原或抗体一般可通过饱和硫酸铵沉淀法或柱色谱法等进行纯化，并采用适宜方法进行质量鉴定，包括酶结合量、酶活性和酶标记的灵敏性测定等。对制备好的酶标抗原或酶标抗体应置适宜温度保存，且宜小量分装，避免反复冻融。

卡那霉素残留检测试剂盒（ELISA 法）说明书

请填写工作任务单（表4-35）。

表 4-35　工作任务单

工作任务				
班级组号			组长	
工作任务描述				
小组分工	姓名	工作任务		
任务实施过程记录（步骤）				

包被：

洗涤：

封闭：

供试品前处理：

加样：

孵育：

信号检测：

数据分析：

上级验收评定			验收人签名	

请填写结果记录单（表 4-36）。

表 4-36　结果记录单

样品名称			批号	
规格			有效期	
包装			生产单位或产地	
检验依据			检验日期	
项目	实验方法	标准要求	检验结果/结论	检验人
抗生素残留量测定				
实验过程记录				

【抗生素残留量测定】

抗生素种类				
检测浓度/（μg/mL）				
标准限值				
结果判定				

计算过程：

结论：本品按_____标准检验，结果_____。

请填写任务评价表（表4-37）。

表4-37　任务评价表

评价指标	序号	评价内容	分值	自评	组评	师评
职业素养	1	准时出勤，遵守纪律	10			
	2	团队协作，解决难题	5			
	3	任务操作规范，按时完成任务	10			
	4	反复提升作业质量，不断思考和进步	5			
知识目标	1	掌握抗生素残留量测定的方法	10			
	2	能正确完成课上任务测试	20			
技能目标	1	能正确完成抗生素残留量测定任务	15			
	2	能正确解释和整理任务结果	15			
	3	掌握生物药物专业检测注意事项	10			
总分			100			

一、单选题

1. 酶联免疫吸附法主要用于测定（　　）。

A. 药物含量　　　B. 抗生素残留量　C. 微生物数量　　D. 蛋白质含量

2. 在酶联免疫吸附法中，起到关键作用的是（　　）。

A. 酶　　　　　　B. 抗体　　　　　C. 抗原　　　　　D. 底物

3. 以下不是常见的抗生素残留量测定方法的是（　　）。

A. 高效液相色谱法　　　　　　B. 气相色谱法

C. 原子吸收光谱法　　　　　　D. 酶联免疫吸附法

4. 酶联免疫吸附法测定抗生素残留量时，通常结合在固相载体上的是（　　）。

A. 酶　　　　　B. 抗生素　　　C. 抗体　　　D. 底物

5. 利用酶联免疫吸附法检测，若吸光度值越高，则说明（　　）。

A. 抗生素残留量越高　　　　　B. 抗生素残留量越低

C. 与抗生素残留量无关　　　　D. 检测结果无效

6. 在酶联免疫吸附法中，底物的作用是（　　）。

A. 与抗体结合　　　　　　　　B. 与抗原结合

C. 被酶催化产生有色产物　　　D. 增强免疫反应

二、多选题

1. 酶联免疫吸附法测定抗生素残留量的优点有（　　）。

A. 灵敏度高　　　B. 特异性强　　　C. 操作简便　　　D. 成本低

2. 抗生素残留量测定方法包括（　　）。

A. 酶联免疫吸附法　　　　　　B. 高效液相色谱法

C. 气相色谱法　　　　　　　　D. 微生物检测法

3. 酶联免疫吸附法中用到的试剂有（　　）。

A. 抗原　　　　B. 抗体　　　　C. 酶　　　　　D. 底物

4. 药物中抗生素残留量的测定对于（　　）具有重要意义。

A. 食品安全　　B. 药品质量　　C. 环境监测　　D. 临床治疗

5. 影响酶联免疫吸附法测定抗生素残留量准确性的因素有（　　）。

A. 抗体的质量　　　　　　　　B. 酶的活性

C. 底物的稳定性　　　　　　　D. 样品的处理

三、简答题

1. 简述酶联免疫吸附法未来的发展趋势。

2. 与其他抗生素残留量测定方法相比，酶联免疫吸附法有何特点？

3. 药物中为什么要进行抗生素残留量测定？

任务 5
生物药物的微生物检查

知识框架

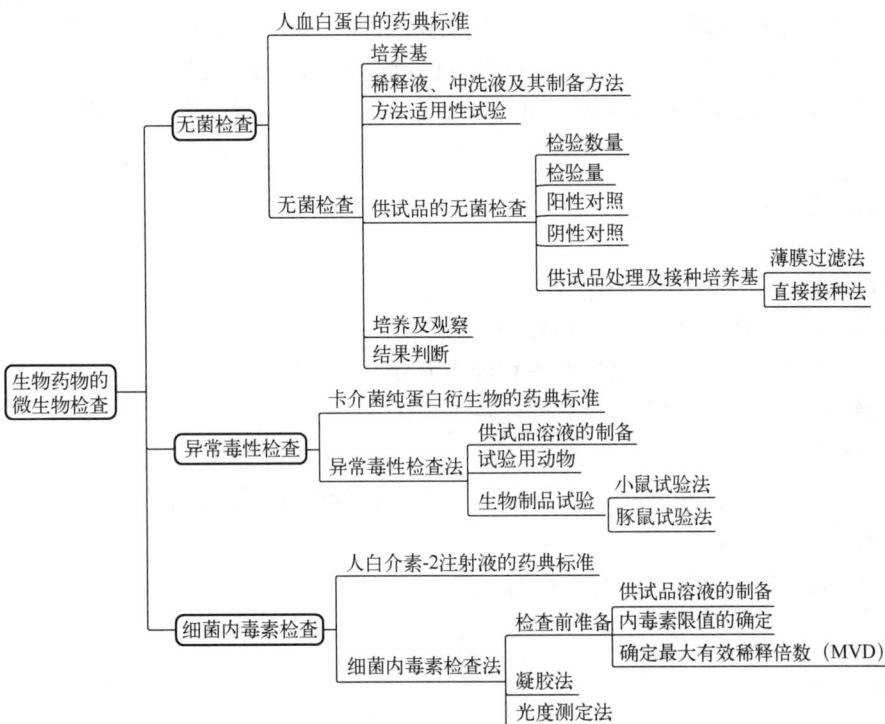

课前阅读

2006 年，全国多个省份陆续出现患者使用"欣弗"后出现严重不良反应的情况，如寒战、高热、恶心、呕吐、心悸、胸闷、呼吸困难等，甚至出现休克和死亡病例。

经调查，这起事件的主要原因是药品生产企业在生产过程中未按标准的工艺参数灭菌，降低灭菌温度、缩短灭菌时间、增加灭菌柜装载量，影响了药品的无菌保障水平，从而导致药品受到污染。

"欣弗事件"给公众健康带来了极大危害，也引发了社会各界对药品生产质量和监管工作的高度关注。此后，相关部门加强了对药品生产企业的监管力度，完善了药品质量监督管理体系和应急处理机制，以防止类似事件的再次发生，保障公众用药安全。这一事件也为整个医药行业敲响了警钟，促使企业更加重视药品质量和生产规范。

子任务5.1　无菌检查

无菌检查
（直接培养法）

学习情境

　　无菌检查法系用于检查药典要求无菌的药品、生物制品、医疗器械、原料、辅料及其他品种是否无菌的一种方法。若供试品符合无菌检查法的规定，仅表明了供试品在该检验条件下未发现微生物污染。药物无菌检查超标危害极大，它可能致使患者感染，微生物在体内繁殖引发炎症，甚至威胁生命；还会影响药效、微生物消耗或改变药物成分；增加不良反应风险，如过敏、发热等。免疫低下者，更易遭受严重损害。现有一批人血白蛋白，如何对其进行无菌检查？

学习目标

● **知识目标**
1. 了解无菌检查的原理、方法和标准。
2. 熟悉无菌检查所涉及的仪器设备和操作流程。
3. 了解生物技术药物的无菌检查的注意事项。

● **技能目标**
能够熟练进行药品无菌检查的实验操作，具备准确判断结果的能力。

● **素质目标**
培养诚实守信的优良品德和对工作的专注精神。

导学问题

请查找相关资料，回答下列问题。
1. 简述药物无菌检查中培养基的作用及选择原则。
2. 在药物无菌检查实验中，如何保证实验环境的无菌状态？
3. 如果药物无菌检查结果呈阳性，应采取哪些措施？
4. 简述无菌检查的基本流程。
5. 超净工作台的使用有哪些注意事项？
6. 简诉压力蒸汽灭菌时的注意事项。
7. 无菌检查法包括哪两种方法？简述两种方法的适用范围和要求？

工作计划

根据任务小组讨论的结果获取相应的信息，完成表5-1、表5-2。

表 5-1　人血白蛋白的相关信息

序号	人血白蛋白	描述
1	外观	
2	无菌检查合格标准	
3	保存、运输	
4	有效期	
5	预防或治疗	

表 5-2　实验设计相关信息

序号	内容	名称或描述
1	培养基 1	
2	培养基 2	
3	菌种	
4	菌种	
5	恒温培养箱	
6	高压灭菌锅	
7	移液枪	
8	如何整理数据	

知识准备

一、人血白蛋白的药典标准

本品系由健康人血浆，经低温乙醇蛋白分离法或经批准的其他分离法分离纯化，并经 60℃ 10 小时加温灭活病毒后制成。含适宜稳定剂，不含抑菌剂和抗生素。

《中国药典》规定，无菌检查，依法检查，应符合规定。

二、无菌检查

无菌检查应在无菌条件下进行，试验环境必须达到无菌检查的要求，检验全过程应严格遵守无菌操作，防止微生物污染，防止污染的措施不得影响供试品中微生物的检出。单向流空气区域、工作台面及受控环境应定期按医药工业洁净室（区）悬浮粒子、浮游菌和沉降菌的测试方法的现行国家标准进行洁净度确认。隔离系统应定期按相关的要求进行验证，其内部环境的洁净度须符合无菌检查的要求。日常检验需对试验环境进行监测。

1. 培养基

硫乙醇酸盐流体培养基主要用于厌氧菌的培养，也可用于需氧菌的培养；胰酪大豆胨液体培养基用于真菌和需氧菌的培养。

（1）培养基的制备及培养条件　培养基可按以下处方制备，亦可使用按该处方生产的符合规定的脱水培养基或商品化的预制培养基。配制后应采用验证合格的灭菌程序灭菌。制备好的培养基若不即时使用，应置于无菌密闭容器中，在2～25℃、避光的环境下保存，并在经验证的保存期内使用。

① 硫乙醇酸盐流体培养基

胰酪胨	15.0g	氯化钠	2.5g
酵母浸出粉	5.0g	新配制的0.1%刃天青溶液	1.0mL
葡萄糖/无水葡萄糖	5.5g/5.0g	琼脂	0.75g
L-胱氨酸	0.5g	水	1000mL
硫乙醇酸钠（或硫乙醇酸）	0.5g（0.3mL）		

取L-胱氨酸、琼脂、氯化钠、葡萄糖、酵母浸出粉和胰酪胨与水混合，加热溶解，加入硫乙醇酸钠或硫乙醇酸，必要时用1mol/L氢氧化钠溶液调节pH，使灭菌后在25℃的pH值为7.1±0.2。如需过滤，可重新加热上述溶液，但不得煮沸，趁热过滤。加入刃天青溶液，混匀，分装至适宜的容器中，其装量与容器高度的比例应符合培养结束后培养基氧化层（粉红色）不超过培养基深度的1/2。灭菌。在供试品接种前，培养基氧化层的高度不得超过培养基深度的1/3，否则，须经水浴或流通蒸汽加热至粉红色消失（不超过20分钟），迅速冷却，只限加热一次，并防止被污染。

除另有规定外，硫乙醇酸盐流体培养基置30～35℃培养。

② 胰酪大豆胨液体培养基

胰酪胨	17.0g	氯化钠	5.0g
大豆木瓜蛋白酶水解物	3.0g	磷酸氢二钾	2.5g
葡萄糖/无水葡萄糖	2.5g/2.3g	水	1000mL

取上述成分，混合，微温溶解，冷却至室温，用1mol/L氢氧化钠溶液调节pH使灭菌后在25℃的pH值为7.3±0.2，必要时滤清，分装，灭菌。

胰酪大豆胨液体培养基置20～25℃培养。

③ 中和或灭活用培养基　按上述硫乙醇酸盐流体培养基或胰酪大豆胨液体培养基的处方及制法，在培养基灭菌前或使用前加入适宜的中和剂、灭活剂或表面活性剂，其用量同方法适用性试验。

④ 0.5%葡萄糖肉汤培养基（用于硫酸链霉素等抗生素的无菌检查）

胨	10.0g	氯化钠	5.0g
牛肉浸出粉	3.0g	水	1000mL
葡萄糖	5.0g		

除葡萄糖外，取上述成分混合，微温溶解，调节pH为弱碱性，煮沸，加入葡萄糖溶解后，摇匀，滤清，调节pH使灭菌后在25℃的pH值为7.2±0.2，分装，灭菌。

⑤ 胰酪大豆胨琼脂培养基

胰酪胨	15.0g	琼脂	15.0g
大豆木瓜蛋白酶水解物	5.0g	水	1000mL
氯化钠	5.0g		

除琼脂外，取上述成分，混合，微温溶解，调节pH使灭菌后在25℃的pH值为7.3±0.2，加入琼脂，加热溶化后，摇匀，分装，灭菌。

⑥ 沙氏葡萄糖液体培养基

动物组织胃蛋白酶水解物和胰酪胨等量混合物	10.0g
葡萄糖	20.0g
水	1000mL

除葡萄糖外，取上述成分，混合，微温溶解，调节 pH 使灭菌后在 25℃的 pH 值为 5.6±0.2，加入葡萄糖，摇匀，分装，灭菌。

⑦ 沙氏葡萄糖琼脂培养基

动物组织胃蛋白酶水解物和胰酪胨等量混合物	10.0g
琼脂	15.0g
水	1000mL
葡萄糖	40.0g

除葡萄糖、琼脂外，取上述成分，混合，微温溶解，调节 pH 使灭菌后在 25℃的 pH 值为 5.6±0.2，加入琼脂，加热溶化后，再加入葡萄糖，摇匀，分装，灭菌。

⑧ 马铃薯葡萄糖琼脂培养基（PDA）

马铃薯（去皮）	200g	琼脂	14.0g
葡萄糖	20.0g	水	1000mL

取马铃薯，切成小块，加水 1000mL，煮沸 20～30 分钟，用 6～8 层纱布过滤，取滤液补水至 1000mL，调节 pH 使灭菌后在 25℃的 pH 值为 5.6±0.2，加入琼脂，加热溶化后，再加入葡萄糖，摇匀，分装，灭菌。

（2）培养基的适用性检查　每批无菌检查用的硫乙醇酸盐流体培养基和胰酪大豆胨液体培养基等应符合培养基的无菌性检查及灵敏度检查的要求。本检查可在供试品的无菌检查前或与供试品的无菌检查同时进行。

① 无菌性检查　每批随机取部分培养基，置各培养基规定的温度培养 14 天，应无菌生长。

② 灵敏度检查

a. 菌种　培养基灵敏度检查所用的菌株传代次数不得超过 5 代（从菌种保存中心获得的标准菌株为第 0 代），并采用适宜的菌种保藏技术进行保存和确认，以保证试验菌株的生物学特性。

金黄色葡萄球菌（*Staphylococcus aureus*）〔CMCC（B）26 003〕

铜绿假单胞菌（*Pseudomonas aeruginosa*）〔CMCC（B）10 104〕

枯草芽孢杆菌（*Bacillus subtilis*）〔CMCC（B）63 501〕

生孢梭菌（*Clostridium sporogenes*）〔CMCC（B）64 941〕

白色念珠菌（*Candida albicans*）〔CMCC（F）98 001〕

黑曲霉（*Aspergillus niger*）〔CMCC（F）98 003〕

b. 菌液制备　接种金黄色葡萄球菌、铜绿假单胞菌、枯草芽孢杆菌的新鲜培养物至胰酪大豆胨液体培养基中或胰酪大豆胨琼脂培养基上，接种生孢梭菌的新鲜培养物至硫乙醇酸盐流体培养基中，30～35℃培养 18～24 小时；接种白色念珠菌的新鲜培养物至沙氏葡萄糖液体培养基中或沙氏葡萄糖琼脂培养基上，20～25℃培养 2～3 天，上述培养物用 pH7.0 无菌氯化钠-蛋白胨缓冲液或 0.9%无菌氯化钠溶液制成适宜浓度菌悬液。接种黑曲霉至沙氏葡萄糖琼脂斜面培养基或马铃薯葡萄糖琼脂培养基上，20～25℃培养 5～7 天或直到获得丰富的孢子，加入适量含 0.05%（g/mL）聚山梨酯 80 的 pH7.0 无菌氯化钠-蛋白胨缓冲液或含 0.05%（g/mL）聚山梨酯 80 的 0.9%无菌氯化钠溶液等适宜的稀释液，将孢子洗脱。然后，采用适宜的方法吸出孢子悬液至无菌试管内，用含 0.05%（g/mL）聚山梨酯 80 的 pH7.0 无菌氯化钠-蛋白胨缓冲液或含 0.05%（g/mL）聚山梨酯 80 的 0.9%无菌氯化钠溶液等适宜的稀释液制成适宜浓度的孢子悬液。

菌悬液若在室温下放置，一般应在 2 小时内使用；若保存在 2～8℃可在 24 小时内使用。黑曲霉孢子悬液可保存在 2～8℃，在验证过的贮存期内使用。

c.培养基接种　取适宜装量的硫乙醇酸盐流体培养基 7 管，分别接种不大于 100cfu 的金黄色葡萄球菌、铜绿假单胞菌、生孢梭菌各 2 管，另 1 管不接种作为空白对照；取适宜装量的胰酪大豆胨液体培养基 7 管，分别接种不大于 100cfu 的枯草芽孢杆菌、白色念珠菌、黑曲霉各 2 管，另 1 管不接种作为空白对照。接种细菌的培养基管培养时间不得超过 3 天，接种真菌的培养基管培养时间不得超过 5 天。

d.结果判定　空白对照管应无菌生长，若加菌的培养基管均生长良好，判该培养基的灵敏度检查符合规定。

2. 稀释液、冲洗液及其制备方法

稀释液、冲洗液配制后应采用验证合格的灭菌程序灭菌。

（1）0.1%无菌蛋白胨水溶液　取蛋白胨 1.0g，加水 1000mL，微温溶解，必要时滤过使澄清，调节 pH 值至 7.1±0.2，分装，灭菌。

（2）pH7.0 无菌氯化钠-蛋白胨缓冲液　取磷酸二氢钾 3.56g，无水磷酸氢二钠 5.77g，氯化钠 4.30g，蛋白胨 1.00g，加水 1000mL，微温溶解，必要时滤清，分装，灭菌。

根据供试品的特性，可选用其他经验证的适宜溶液作为稀释液或冲洗液（如 0.9%无菌氯化钠溶液）。

如需要，可在上述稀释液或冲洗液的灭菌前或灭菌后加入表面活性剂或中和剂等。

3. 方法适用性试验

进行产品无菌检查时，应进行方法适用性试验，以确认所采用的方法适合于该产品的无菌检查。若检验程序或产品发生变化可能影响检验结果时，应重新进行方法适用性试验。方法适用性试验按"供试品的无菌检查"的规定及下列要求进行操作。对每一试验菌应逐一进行方法确认。

（1）菌种及菌液制备　菌株及菌液制备同培养基灵敏度检查。对大肠埃希菌敏感的抗生素类产品宜选用大肠埃希菌（*Escherichia coli*）〔CMCC（B）44 102〕代替铜绿假单胞菌，菌液制备同金黄色葡萄球菌。

（2）薄膜过滤法　按供试品的无菌检查要求，取每种培养基规定接种的供试品总量，采用薄膜过滤法过滤，冲洗，在最后一次的冲洗液中加入不大于 100cfu 的试验菌，过滤。加培养基至滤筒内，接种金黄色葡萄球菌、铜绿假单胞菌/大肠埃希菌、生孢梭菌的滤筒内加硫乙醇酸盐流体培养基；接种枯草芽孢杆菌、白色念珠菌、黑曲霉的滤筒内加胰酪大豆胨液体培养基。另取一装有同体积培养基的容器，加入等量试验菌，作为对照。置规定温度培养，培养时间不得超过 5 天。

（3）直接接种法　取符合直接接种法培养基用量要求的硫乙醇酸盐流体培养基 6 管，分别接入不大于 100cfu 的金黄色葡萄球菌、铜绿假单胞菌/大肠埃希菌、生孢梭菌各 2 管；取符合直接接种法培养基用量要求的胰酪大豆胨液体培养基 6 管，分别接入不大于 100cfu 的

枯草芽孢杆菌、白色念珠菌、黑曲霉各2管。其中1管按供试品的无菌检查要求，接入每管培养基规定的供试品接种量，另1管作为对照，置规定的温度培养，培养时间不得超过5天。

（4）结果判断　与对照管比较，如含供试品各容器中的试验菌均生长良好，则说明供试品的该检验量在该检验条件下无抑菌作用或其抑菌作用可以忽略不计，照此检查方法和检查条件进行供试品的无菌检查。如含供试品的任一容器中的试验菌生长微弱、缓慢或不生长，则说明供试品的该检验量在该检验条件下有抑菌作用，应采用增加冲洗量、增加培养基用量、使用中和剂或灭活剂、更换滤膜品种等方法，消除供试品的抑菌作用，并重新进行方法适用性试验。

方法适用性试验也可与供试品的无菌检查同时进行。

4. 供试品的无菌检查

无菌检查法包括薄膜过滤法和直接接种法。只要供试品性质允许，应采用薄膜过滤法。供试品无菌检查所采用的检查方法和检验条件应与方法适用性试验确认的方法相同。无菌试验过程中，若需使用表面活性剂、灭活剂或溶剂等，应证明其有效性，且对微生物无毒性。

（1）检验数量　是指一次试验所用供试品最小包装容器的数量，成品每亚批均应进行无菌检查。除另有规定外，批出厂产品及生物制品的原料和半成品最少检验数量按表5-3规定；上市产品抽检的最小检验数量按表5-4规定。

（2）检验量　是指供试品每个最小包装接种至每份培养基的最小量。除另有规定外，供试品的最小检验量按表5-5规定。若每支（瓶）供试品的装量按规定足够接种两种培养基，则应分别接种硫乙醇酸盐流体培养基和胰酪大豆胨液体培养基。采用薄膜过滤法时，只要供试品特性允许，应将所有容器内的内容物全部过滤。

（3）阴性对照　供试品无菌检查时，应取相应溶剂和稀释液、冲洗液同法操作，作为阴性对照。阴性对照不得有菌生长。

（4）阳性对照　实验室应基于质量风险管理的要求，根据产品特性、方法适用性试验结果、人员技能与经验、数据可靠性、污染控制措施和实验室质量控制水平等因素，综合评估确定日常检验过程中阳性对照试验的必要性、频次及其他要求。阳性对照试验方法同供试品检查，加菌量不大于100cfu。阳性对照管培养不得超过5天，应生长良好。

（5）供试品处理及接种培养基　操作时，用适宜的方法对供试品容器表面进行彻底消毒，如果供试品容器内有一定的真空度，可用适宜的无菌器材（如带有除菌过滤器的针头）向容器内导入无菌空气，再按无菌操作启开容器取出内容物。

除另有规定外，按下列方法进行供试品处理及接种培养基。

① 薄膜过滤法　根据供试品及其溶剂的特性选择滤膜材质，应充分考虑供试品的亲水性、疏水性及其他产品特性（如抗生素）的影响。无菌检查用滤膜孔径应不大于0.45μm。滤膜直径约为50mm，若使用其他尺寸的滤膜，应对稀释液和冲洗液体积进行调整，并重新验证。使用时，应保证滤膜在过滤前后的完整性及过滤系统的无菌性。为发挥滤膜的最大过滤效率，应注意保持供试品溶液及冲洗液覆盖整个滤膜表面。

a. 水溶性液体供试品　取规定量，直接过滤，或混合至含不少于100mL适宜稀释液的无菌容器中，混匀，立即过滤。适用时，水溶性供试液过滤前先将少量的冲洗液过滤，以润湿滤膜。如供试品具有抑菌作用，须用冲洗液冲洗滤膜，冲洗次数一般不得少于3次，所用的冲洗量、冲洗方法同方法适用性试验。但即使方法适用性试验证实该方法未能完全消除抑菌性，每张滤膜冲洗一般也不得超过 5 次，每次冲洗量为 100mL。冲洗后，1 份滤器加入硫乙醇酸盐流体培养基，1 份滤器加入胰酪大豆胨液体培养基。所用培养基的体积与方法适用性相同。

b. 水溶性固体和半固体供试品　取规定量，加适宜的稀释液溶解，如使用供试品所附溶剂、注射用水、0.9%无菌氯化钠溶液或 0.1%无菌蛋白胨水溶液，照水溶性液体供试品项下的方法操作。

c. 非水溶性供试品　取规定量，直接过滤；或混合溶于适量含聚山梨酯 80 或其他适宜乳化剂的稀释液中，充分混合，立即过滤。用含 0.1%～1%（g/mL）聚山梨酯 80 的冲洗液冲洗滤膜不得少于 3 次，加入含或不含聚山梨酯 80 的培养基，照水溶性液体供试品项下的方法操作。油类供试品，其滤膜和过滤器在使用前应充分干燥。

d. 可溶于十四烷酸异丙酯的膏剂和黏性油剂供试品　取规定量，混合至适量的无菌十四烷酸异丙酯中，剧烈振摇，使供试品充分溶解，如果需要可适当加热，加热温度一般不得超过 40℃，最高不得超过 44℃，趁热迅速过滤。对仍无法过滤的供试品，于含有适量的无菌十四烷酸异丙酯中的供试液中加入不少于 100mL 的适宜稀释液，充分振摇萃取，静置，取下层水相作为供试液过滤。过滤后滤膜冲洗及接种培养基照水溶性液体供试品或非水溶性供试品项下的方法操作。

e. 无菌气雾剂供试品　取规定量，采用专用设备将供试品转移至封闭式薄膜过滤器中。或将各容器置−20℃或其他适宜温度冷冻约 1 小时，取出，迅速消毒供试品开启部位或阀门，正置容器，用无菌钢锥或针样设备以无菌操作迅速在与容器阀门结构相匹配的适宜位置钻一小孔，不同容器钻孔大小和深度应保持基本一致，钻孔后应无明显抛射剂抛出，轻轻转动容器，使抛射剂缓缓释出，释放抛射剂后再无菌开启容器，并将供试液转移至无菌容器中混合，必要时用冲洗液冲洗容器内壁。供试品亦可采用其他适宜的方法取出。照水溶性液体供试品或非水溶性供试品项下的方法操作。

f. 装有药物的注射器供试品　取规定量，将注射器中的内容物（若需要可用稀释液或标签所示的溶剂溶解）直接过滤，或混合至含适宜稀释液的无菌容器中，照水溶性液体供试品或非水溶性供试品项下方法操作。同时应采用适宜的方法对包装中所配带的针头等要求无菌的部件进行无菌检查。

g. 标示通路无菌的医疗器械（输血、输液袋等）供试品　除另有规定外，取规定量，每个最小包装用适量的（通常 50～100mL）冲洗液分别冲洗内壁，收集冲洗液于无菌容器中，照水溶性液体供试品项下方法操作。同时应采用适宜的方法对包装中所配带的针头等要求无菌的部件进行无菌检查。

② 直接接种法　直接接种法适用于无法用薄膜过滤法进行无菌检查的供试品，即取规定量供试品分别等量接种至硫乙醇酸盐流体培养基和胰酪大豆胨液体培养基中。无菌检查时两种培养基接种的瓶或支数相等。除另有规定外，每个容器中培养基的用量应符合接种的供试品体积不得大于培养基体积的 10%。供试品检查时，培养基的用量和高度同方法适用性试验。

a. 非水溶性液体供试品　取规定量，等量接种至各管培养基中。经方法适用性试验确认，可在培养基中添加适宜浓度的乳化剂，如 1%（g/mL）聚山梨酯 80 等。

表 5-3　批出厂产品及生物制品的原液和半成品最少检验数量

供试品	批产量 N/个	接种每种培养基的最少检验数量
注射剂 大体积注射剂（>100mL）	≤100 100<N≤500 >500	10%或4个（取较多者） 10个 2%或20个（取较少者） 20个（生物制品） 2%或10个（取较少者） 20个（生物制品）
冻干血液制品 >5mL ≤5mL	每柜冻干≤200 每柜冻干>200 ≤100 100<N≤500 >500	5个 10个 5个 10个 20个
眼用及其他非注射产品	≤200 >200	5%或2个（取较多者） 10个
桶装无菌固体原料 抗生素固体原料药 （≥5g）	≤4 4<N≤50 >50	每个容器 20%或4个容器（取较多者） 2%或10个容器（取较多者） 6个容器
生物制品原液或半成品		每个容器（每个容器制品的取样量为总量的 0.1%或不少于 10mL，每开瓶一次，应如上法抽验）
体外用诊断制品半成品		每批（抽验量应不少于 3mL）
医疗器械	≤100 100<N≤500 >500	10%或4件（取较多者） 10件 2%或20件（取较少者）

注：1. 若供试品批产量未知，应按该类别的最大批产量确定检验数量。

2. 若供试品每个容器内的装量不够接种两种培养基，那么表中的最少检验数量应增加相应倍数。

表 5-4　上市抽验样品的最少检验数量

供试品		供试品最少检验数量/瓶或支
液体制剂		10
固体制剂		10
血液制品	V<50mL	6
	V≥50mL	2
医疗器械		10

注：1. 若供试品每个容器内的装量不够接种两种培养基，那么表中的最少检验数量应增加相应倍数。

2. 抗生素粉针剂（≥5g）及抗生素原料药（≥5g）的最少检验数量为 6 瓶（或支）。桶装固体原料的最少检验数量为 4 个包装。

表 5-5 供试品的最少检验数量

供试品	供试品装量	每支供试品接入每种培养基的最少量
液体制剂	$V<1mL$ $1mL \leqslant V \leqslant 40mL$ $40mL<V \leqslant 100mL$ $V>100mL$	全量 半量，但不得少于 1mL 20mL 10%，但不少于 20mL
固体制剂	$M<50mg$ $50mg \leqslant M<300mg$ $300mg \leqslant M \leqslant 5g$ $M>5g$	全量 半量，但不得少于 50mg 150mg 500mg 半量（生物制品）
生物制品的原液及半成品		半量
医疗器械	外科用敷料棉花及纱布 缝合线、一次性医用材料 带导管的一次性医疗器械（如输液袋） 其他医疗器械	取 100mg 或 1cm×3cm 整个材料[①] 二分之一内表面积 整个器具[①]（切碎或拆散开）

①如果医疗器械体积过大，培养基用量可在 2000mL 以上，将其完全浸没。

b. 固体供试品　取规定量，混合，加入适量的聚山梨酯 80 或其他适宜的乳化剂及稀释剂使其乳化，等量接种至各管培养基中，或直接等量接种至含聚山梨酯 80 或其他适宜乳化剂的各管培养基中。

c. 敷料供试品　取规定数量，以无菌操作拆开每个包装，于不同部位剪取约 100mg 或 1cm×3cm 的供试品，等量接种于各管足以浸没供试品的适量培养基中。

d. 肠线、缝合线等供试品　肠线、缝合线及其他一次性使用的医用材料按规定量取最小包装，无菌拆开包装，等量接种于各管足以浸没供试品的适量培养基中。

e. 灭菌医用器械供试品　除另有规定外，取规定量，必要时应将其拆散或切成小碎段，等量接种于各管足以浸没供试品的适量培养基中。

f. 放射性药品　取供试品 1 瓶（支），等量接种于装量为 7.5mL 的硫乙醇酸盐流体培养基和胰酪大豆胨液体培养基中。每管接种量为 0.2mL。

将上述接种供试品后的培养基容器分别按各培养基规定的温度培养不得少于 14 天。对于含油性物质的培养基，每日轻微振摇，但当硫乙醇酸盐流体培养基用于检测厌氧微生物时，应尽量减少摇晃或混合，以保持厌氧条件。

（6）培养及观察　培养期间应定期观察并记录是否有菌生长。如在加入供试品后或在培养过程中，培养基出现浑浊，培养 14 天后，不能从外观上判断有无微生物生长，可取该培养液不少于 1mL 转种至同种新鲜培养基中，将原始培养物和新接种的培养基继续培养不少于 4 天，观察接种的同种新鲜培养基是否再出现浑浊；或取培养液涂片，染色，镜检，判断是否有菌。

（7）结果判断　若供试品管均澄清，或虽显浑浊但经确证无菌生长，判供试品符合规定；若供试品管中任何一管显浑浊并确证有菌生长，判供试品不符合规定，除非能充分证明试验结果无效，即生长的微生物非供试品所含。只有符合下列至少一个条件时方可认为试验无效：

① 无菌检查试验所用的设备及环境的微生物监控结果不符合无菌检查法的要求。

② 回顾无菌试验过程，发现有可能引起微生物污染的因素。

③ 在阴性对照中观察到微生物生长。

④ 供试品管中生长的微生物经鉴定后，确证是因无菌试验中所使用的物品和（或）无菌操作技术不当引起的。

试验若经评估确认无效后，应重试。重试时，重新取同量供试品，依法检查，若无菌生长，判供试品符合规定；若有菌生长，判供试品不符合规定。

任务准备

1. 仪器与用具

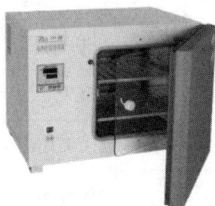

DHP-9032恒温培养箱   精密电热恒温培养箱DH-L   WIGGENSWH-10恒温培养箱

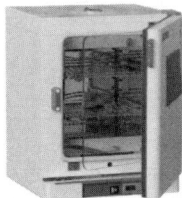

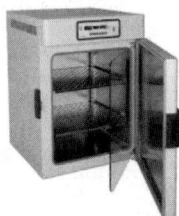

除上述主要仪器外，请整理人血白蛋白的无菌检查测定所需仪器，填写表完成表5-6。

表 5-6   无菌检查所需仪器

序号	仪器	型号
1		
2		
3		
4		
5		

2. 试药与试液

请整理人血白蛋白的无菌检查所需试剂，填写表5-7。

表 5-7   无菌检查所需试剂

序号	试剂	用量
1		
2		
3		
4		
5		
6		

溶液配制：培养基可按以下处方制备（表5-8、表5-9），亦可使用按该处方生产的符合规定的脱水培养基或成品培养基。配制后应采用验证合格的灭菌程序灭菌。制备好的培养基应保存在2～25℃、避光的环境，若保存于非密闭容器中，一般在3周内使用；若保存于密闭容器中，一般可在一年内使用。

表5-8　硫乙醇酸盐流体培养基（FTM）

成分	用量
胰酪胨	15.0g
氯化钠	2.5g
酵母浸出粉	5.0g
新配制的0.1%刃天青溶液	1.0mL
葡萄糖/无水葡萄糖	5.5g/5.0g
L-胱氨酸	0.5g
琼脂	0.75g
硫乙醇酸钠（或硫乙醇酸）	0.5g（0.3mL）
水	1000mL

表5-9　胰酪大豆胨液体培养基（TSB）

成分	用量
胰酪胨	17.0g
氯化钠	5.0g
大豆木瓜蛋白酶水解物	3.0g
磷酸氢二钾	2.5g
葡萄糖/无水葡萄糖	2.5g/2.3g
水	1000mL

任务实施

任务名称：人血白蛋白的无菌检查

方法：《中国药典》在线查询，搜索"人血白蛋白"，查阅其质量标准，整理人血白蛋白无菌检查的方法并进行测定。

原理：药物无菌检查基于无菌操作技术，通过将待检药物样本接种于特定的无菌培养基中。在适宜的条件下培养一段时间，如果样本中没有微生物存在，培养基应保持澄清，没有微生物生长的迹象。反之，如果培养基出现浑浊、菌斑或其他微生物生长的表现，则表明药物的无菌检查不合格，存在微生物污染。若供试品符合无菌检查法的规定，仅表明了供试品在该检验条件下未发现微生物污染。

操作步骤：

（1）样品准备　分别取 1mL 供试品加至含 15～20mL 硫乙醇酸盐流体培养基（FTM）和含 10～15mL 胰酪大豆胨液体培养基（TSB）中。

（2）阳性对照准备　同供试品无菌检查时培养基接种的样品量，接入不大于 100cfu 的对照菌。

（3）阴性对照准备　供试品无菌检查时，仅取相应的溶剂及稀释液，操作方法与供试品相同，作为阴性对照。

（4）培养条件　硫乙醇酸盐流体培养基（FTM）置于 30～35℃培养，胰酪大豆胨液体培养基（TSB）置于 20～25℃培养。

（5）培养时长　阳性对照接种后培养不超过 5 天，供试品及阴性培养不少于 14 天。3～5 天观察一次。

注意事项：人血白蛋白进行无菌检查时，应严格按照标准操作规程操作，并注意下列事项。

（1）所有阳性菌的操作均不得在无菌区域进行，以防止交叉污染。

（2）进入无菌操作室的所有培养基、供试品等的外表都应采用适用的方法进行消毒处理，以避免将外包装污染的微生物带入无菌检验室。

（3）供试品的抽验数量和接种量应符合规定。

（4）真实、规范地填写检验原始记录和检验报告。出具试验结果后，所有培养物须经 121℃高压蒸汽灭菌 30 分钟的处理。

LDZX-30L-I 型高压蒸汽灭菌锅操作指南

恒温培养箱通用操作指南

请填写工作任务单（表 5-10）。

表 5-10　工作任务单

工作任务				
班级组号			组长	
工作任务描述				
小组分工	姓名	工作任务		
任务实施过程记录（步骤）				
培养基的配制： 样品准备： 阳性对照准备： 阴性对照准备： 供试品与对照品的观察： 结果的判定原则：				
上级验收评定			验收人签名	

请填写结果记录单（表5-11）。

表 5-11 结果记录单

样品名称			批号	
规格			有效期	
包装			生产单位或产地	
检验依据			检验日期	
检验项目	实验方法	标准要求	检验结果/结论	检验人
无菌检查				

<table>
<tr><td colspan="7" align="center">实验过程记录</td></tr>
</table>

【无菌检查】

培养基/稀释液/冲洗液	硫乙醇酸盐流体培养基（FTM）；批号 ＿＿＿＿＿＿＿
	胰酪大豆胨液体培养基（TSB）；批号 ＿＿＿＿＿＿
	0.9%无菌氯化钠溶液；批号 ＿＿＿＿＿＿

检测条件：

起始培养时间					
试验组	观察结果				
	第 天	第 天	第 天	第 天	第 天
FTM 供试品					
FTM 阴性对照					
FTM 阳性对照					
TSB 供试品					
TSB 阴性对照					
TSB 阳性对照					
观察人/日期					

结果的判定：

结论：本品按＿＿＿＿＿＿＿＿＿＿＿＿＿＿＿标准检验，结果＿＿＿＿＿＿＿。

请填写任务评价表（表 5-12）。

表 5-12　任务评价表

评价指标	序号	评价内容	分值	自评	组评	师评
职业素养	1	准时出勤，遵守纪律	10			
	2	团队协作，解决难题	5			
	3	任务操作规范，按时完成任务	10			
	4	反复提升作业质量，不断思考和进步	5			
知识目标	1	掌握无菌检查的方法	10			
	2	能正确完成课上任务测试	20			
技能目标	1	能正确完成无菌检查的任务	15			
	2	能正确解释和整理任务结果	15			
	3	掌握生物药物专业检测注意事项	10			
总分			100			

一、单选题

1.下列关于统计菌落数目方法的叙述，不正确的是（   ）。

A．采用平板计数法获得的菌落数往往少于实际的活菌数

B．当样品的稀释度足够高时，一个活菌会形成一个菌落

C．为了保证结果准确，一般采用密度较大的平板进行计数

D．在某一浓度下涂布三个平板，若三个平板统计的菌落数差别不大，则以它们的平均值作为统计结果

2. 为了保持菌种的纯净需要进行菌种的保藏，下列有关叙述不正确的是（   ）。

A．对于频繁使用的菌种，可以采用临时保藏的方法

B．临时保藏的菌种一般是接种到试管的斜面培养基上

C．临时保藏菌种容易被污染或产生变异

D．对于需要长期保存的菌种，可以采用低温-4℃保藏的方法

3. 下列有关微生物的实验室培养相关叙述，正确的是（   ）。

A．对实验操作空间、操作者衣着和手，进行灭菌

B．培养基配制好应先灭菌，然后立即倒平板

C．接种操作应在酒精灯火焰附近进行

D．培养细菌时，需将 pH 调至酸性

二、多选题

1. 无菌检查的方法包括（   ）。

A．直接接种法　　　　　　　　　　B．薄膜过滤法

C．平皿法　　　　　　　　　　　　D．中和法

2. 人血白蛋白由健康人血浆，经低温乙醇蛋白分离法或经批准的其他分离法分离纯化，并经（   ）加温灭活病毒后制成。

A. 45℃　　　　　B. 60℃　　　　　C. 10h　　　　　D. 7h

3. 需做无菌检查的是（   ）。

A．一般滴眼剂　　　　　　　　　　B．葡萄糖输液

C．片剂　　　　　　　　　　　　　D．栓剂

E．膜剂

三、简答题

1. 简述集菌仪的用途。

2. 简述药品染菌的可能原因。

3. 简要说明药品无菌检查中两种常用方法的主要区别。

子任务5.2　异常毒性检查

学习情境 ┤

异常毒性有别于药物本身所具有的毒性特征，是指由生产过程中引入或其他原因所致的毒性。异常毒性检查法系给予动物一定剂量的供试品溶液，在规定时间内观察动物出现的异常反应或死亡情况，检查供试品中是否存在外源性毒性物质以及是否存在意外的不安全因素。药物异常毒性检查超标可能损伤神经系统，使人出现头痛、抽搐乃至昏迷；还会危害心血管，引发心律失常、血压异常；也能影响肝肾功能，致代谢紊乱、排毒障碍，严重时器官衰竭，如用药后可能突发急性中毒，危及生命。现有一批卡介菌纯蛋白衍生物，如何对其进行异常毒性检查？

异常毒性检查

学习目标 ┤

● **知识目标**
1. 了解生物药物中异常毒性的概念和检查方法。
2. 熟悉生物药物异常毒性检查法的操作与结果判断。
3. 掌握异常毒性检查法对实验动物的要求和小鼠腹腔注射方法。

● **技能目标**
能够用小鼠试验法对生物药物进行异常毒性检查。

● **素质目标**
增强身体力行、遵守质量控制流程的意识。

导学问题 ┤

请查找相关资料，回答下列问题。
1. 简述小鼠试验法检查药物异常毒性的原理。
2. 简述小鼠试验法检查药物异常毒性的过程。
3. 生物制品试验中药物异常毒性检查对实验动物有何要求？
4. 生物制品试验中如何判断异常毒性检查的试验结果？

工作计划 ┤

根据任务小组讨论的结果获取相应的信息，完成表5-13、表5-14。

表 5-13　卡介菌纯蛋白衍生物的相关信息

序号	卡介菌纯蛋白衍生物	描述
1	外观	
2	异常毒性检查合格标准	
3	保存、运输	
4	有效期	
5	预防或治疗	

表 5-14　实验设计相关信息

序号	内容	名称或描述
1	供试品	
2	试验用动物	
3	供试品溶液	
4	如何整理数据	

知识准备

一、卡介菌纯蛋白衍生物的药典标准

本品系用卡介菌经培养、杀菌、过滤除去菌体后纯化制成的纯蛋白衍生物，用于结核病的临床诊断、卡介苗接种对象的选择及卡介苗接种后机体免疫反应的监测。

《中国药典》规定，异常毒性检查，应符合规定。

二、异常毒性检查法

本法系给予动物一定剂量的供试品溶液，在规定时间内观察动物出现的异常反应或死亡情况，检查供试品中是否污染外源性毒性物质以及是否存在意外的不安全因素。

（1）供试品溶液的制备　按品种项下规定的浓度制成供试品溶液。临用前，供试品溶液应平衡至室温。

（2）试验用动物　应健康合格，在试验前及试验的观察期内，均应按正常饲养条件饲养。做过本试验的动物不得重复使用。

（3）生物制品试验　除另有规定外，异常毒性试验应包括小鼠试验和豚鼠试验。试验中应设同批动物空白对照，观察期内，动物全部健存，且无异常反应，到期时每只动物体重应增加，则判定试验成立。按照规定的给药途径缓慢注入动物体内。

① 小鼠试验法　见任务实施的操作步骤。

② 豚鼠试验法　除另有规定外，取豚鼠 2 只，注射前每只豚鼠称体重，应为 250～350g。每只豚鼠腹腔注射供试品溶液 5.0mL，观察 7 天。观察期内，豚鼠应全部健存，且无异常反应，到期时每只豚鼠体重应增加，判定供试品符合规定。如不符合上述要求，应另取 4 只豚鼠复试 1 次，判定标准同前。

1. 仪器与用具

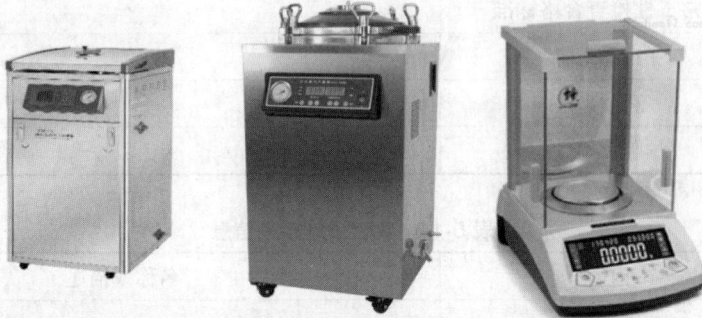

1dzm-40kcs智能型立式   数显自控立式蒸汽灭菌器   hzy-324 电子分析天平
压力蒸汽灭菌器

除上述主要仪器外，请整理卡介菌纯蛋白衍生物的异常毒性检查测定所需仪器，填写表5-15。

表 5-15 异常毒性检查所需仪器

序号	仪器	型号
1		
2		
3		
4		
5		
6		

2. 试药与试液

请整理卡介菌纯蛋白衍生物的异常毒性检查所需试剂，填写表5-16。

表 5-16 异常毒性检查所需试剂

序号	试剂	用量
1		
2		
3		
4		
5		
6		

3. 准备试剂

稀释剂：0.9%氯化钠注射液。

4. 试验用动物

应健康合格，在试验前及试验的观察期内，均应按正常饲养条件饲养。做过本试验的动物不得重复使用。

任务实施

任务名称：卡介菌纯蛋白衍生物的异常毒性检查

方法：《中国药典》、药品标准、法规在线查询，搜索"卡介菌纯蛋白衍生物"，查阅其质量标准，整理卡介菌纯蛋白衍生物的异常毒性检查的方法。

原理：通过对健康实验动物进行给药，检测药物是否会引起超出正常药理反应范围的毒性表现。如果药物中存在异常的毒性物质或杂质，可能导致实验动物出现行为异常、器官损伤、死亡等情况。

操作步骤：

小鼠腹腔注射方法为一手握小鼠，用拇、食指捏住小鼠颈背部，用无名指及小指固定其尾及后肢，腹部向上。用75%酒精棉球擦拭小鼠腹部注射部位。腹腔注入供试品溶液。注射完毕后，拔出针头，放鼠盒中，观察即时反应。

（1）空白对照　按照规定的给药途径缓慢注入与试验组等量的0.9%氯化钠注射液到动物体内。观察期内，动物全部健存，且无异常反应，到期时每只动物体重应增加，则判定试验成立。

（2）小鼠试验法　除另有规定外，取小鼠5只，注射前每只小鼠称体重，应为18～22g。每只小鼠腹腔注射供试品溶液0.5mL，观察7天。观察期内，小鼠应全部健存，且无异常反应，到期时每只小鼠体重应增加，判定供试品符合规定。如不符合上述要求，应另取体重19～21g的小鼠10只复试1次，判定标准同前。

注意事项：异常毒性检查时，应严格按照标准操作规程操作，并注意下列事项。

（1）动物选择　选用健康、体重符合要求、来源可靠的小鼠。检查小鼠的外观，排除有疾病、外伤或行为异常的个体。

（2）试剂和样品　检查待检样品和试剂的质量、有效期和纯度。确保样品和试剂的配制和稀释准确无误。

（3）注射操作　采用合适的注射途径（如腹腔注射、尾静脉注射等），严格遵循操作规程。注意注射的速度和深度，避免损伤组织或造成药液泄漏。保证每只小鼠接受的注射剂量准确一致。

（4）观察与记录　按照规定的时间间隔和观察指标，仔细观察小鼠的行为、外观、饮食、呼吸等情况。及时、准确地记录观察结果，包括出现异常的时间、症状和程度。

（5）动物福利　在实验过程中尽量减少小鼠的痛苦和应激。实验结束后，对仍存活的小鼠进行妥善处理，遵循动物伦理和相关法规。

（6）人员防护　操作人员应穿戴适当的防护装备，如手套、口罩等。遵循实验室安全操作规程，防止自身受到伤害或感染。

请填写工作任务单（表 5-17）。

表 5-17 工作任务单

工作任务			
班级组号		组长	
工作任务描述			
小组分工	姓名	工作任务	
任务实施过程记录（步骤）			
准备试剂：			
试验用动物：			
操作：			
观察：			
上级验收评定		验收人签名	

请填写结果记录单（表 5-18）。

表 5-18　结果记录单

样品名称			批号	
规格			有效期	
包装			生产单位或产地	
检验依据			检验日期	
检验项目	实验方法	标准要求	检验结果/结论	检验人
异常毒性检查				
实验过程记录				

【小鼠试验法】
小鼠观察：

操作项目	小鼠 1	小鼠 2	小鼠 3	小鼠 4	小鼠 5
注射前体重/g					
注射前小鼠状态					
注射后 1 天小鼠状态					
注射后 2 天小鼠状态					
注射后 3 天小鼠状态					
注射后 4 天小鼠状态					
注射后 5 天小鼠状态					
注射后 6 天小鼠状态					
注射后 7 天小鼠状态					
注射后 7 天小鼠体重/g					

结果的判定：

结论：本品按_____标准检验，结果_____。

请填写任务评价表（表 5-19）。

表 5-19　任务评价表

评价指标	序号	评价内容	分值	自评	组评	师评
职业素养	1	准时出勤，遵守纪律	10			
	2	团队协作，解决难题	5			
	3	任务操作规范，按时完成任务	10			
	4	反复提升作业质量，不断思考和进步	5			
知识目标	1	掌握异常毒性检查的方法	10			
	2	能正确完成课上任务测试	20			
技能目标	1	能正确完成异常毒性检查的任务	15			
	2	能正确解释和整理任务结果	15			
	3	掌握生物药物专业检测注意事项	10			
总分			100			

一、单选题

1. 异常毒性检查中，除另有规定外，一般用（　　　）作为溶剂按各品种项下规定的浓度制成供试品溶液。

A．蒸馏水　　　　　　　　　　B．75%乙醇溶液

C．3%双氧水　　　　　　　　　D．氯化钠注射液

E．丙二醇

2. 《中国药典》规定生物制品的异常毒性试验可采用（　　　）方法。

A．小鼠增重法　　　　　　　　B．家兔试验法

C．大鼠试验法　　　　　　　　D．豚鼠试验法

E．猫试验法

3. 关于异常毒性检查，下列说法错误的是（　　　）。

A．异常毒性是药物本身所具有的毒性

B．异常毒性是生产过程中引入的

C．异常毒性试验是一个限度试验

D．异常毒性试验可采用小鼠试验法或豚鼠试验法

E．异常毒性试验是检查制品中是否污染外源性毒性物质的试验

4. 异常毒性检查中，对实验动物体重的规定，不正确的说法是（　　　）。

A．小鼠试验法初试应为 18～22g　　B．小鼠试验法复试应为 19～21g

C．豚鼠试验法初试应为 250～350g　D．豚鼠试验法复试应为 280～320g

E．小鼠试验法初试与复试对体重的要求不一样

二、多选题

1. 异常毒性检查中，可判断为不合格的情况有（　　　）。

A．动物出现明显的中毒症状　　　B．动物死亡数量超过一定比例

C．动物体重下降明显　　　　　　D．动物行为异常持续时间较长

2. 卡介菌纯蛋白衍生物异常毒性检查的目的是（　　　）。

A．确保产品的安全性　　　　　　B．检测产品的有效性

C．评估产品的质量　　　　　　　D．研究产品的作用机制

3. 异常毒性检查主要观察指标包括（　　　）。

A．动物的行为变化　　　　　　　B．动物的体重变化

C．动物的死亡情况　　　　　　　D．动物的饮食情况

三、简答题

1. 简述卡介菌纯蛋白衍生物异常毒性检查的目的。

2. 阐述卡介菌纯蛋白衍生物异常毒性检查实验中，如何判断实验结果为阳性。

3. 分析在异常毒性检查实验中，可能影响实验结果准确性的因素有哪些。

子任务 5.3　细菌内毒素检查

学习情境

细菌内毒素检查

学习情境

细菌内毒素检查法是利用鲎试剂来检测或量化由革兰阴性菌产生的细菌内毒素，以判断供试品中细菌内毒素的限量是否符合规定的一种方法。内毒素与人类健康密切相关，一定剂量的内毒素在免疫功能低下或有创面情况下侵入人体，产生致热反应、内毒素血症、休克和弥散性血管内凝血等。疫苗中的细菌内毒素如果未进行合格的检测，可能无法为接种者提供有效的免疫保护，使接种者在接触伤寒杆菌时仍有较高的感染风险，导致疾病在人群中的传播难以得到有效控制，增加伤寒的发病率。现有一批人白介素-2注射液，如何对其进行细菌内毒素检查？

学习目标

● **知识目标**

1. 熟悉生物药物细菌内毒素检查的原理。
2. 掌握生物药物细菌内毒素检查的方法。
3. 了解生物药物细菌内毒素检查的注意事项。

● **技能目标**

能够进行生物药物的细菌内毒素检查。

● **素质目标**

学习求真务实、爱岗敬业的精神。

导学问题

请查找相关资料，回答下列问题。

1. 细菌内毒素的三大特点是什么？
2. 人白介素-2注射液有什么作用？
3. 干扰试验的主要用途是什么？
4. 什么是鲎试剂？主要用途是什么？

工作计划

根据任务小组讨论的结果获取相应的信息，完成表5-20、表5-21。

表 5-20　人白介素-2 注射液的相关信息

序号	人白介素-2 注射液	描述
1	外观	
2	细菌内毒素测定合格标准	
3	保存、运输	
4	有效期	
5	预防或治疗	

表 5-21　实验设计相关信息

序号	内容	名称或描述
1	供试品	
2	操作步骤第一部分	
3	操作步骤第二部分	
4	操作步骤第三部分	

知识准备

一、人白介素-2 注射液的药典标准

人白介素-2 工程菌株系由带有人白介素-2 基因的重组质粒转化的大肠埃希菌菌株。

《中国药典》规定，依法检查，每 1 支/瓶应小于 10EU。如制品中含有 SDS，应将 SDS 浓度至少稀释至 0.0025%再进行测定。

二、细菌内毒素检查法

本法系利用鲎试剂来检测或量化由革兰阴性菌产生的细菌内毒素，以判断供试品中细菌内毒素的限量是否符合规定的一种方法。细菌内毒素检查可采用凝胶检测技术和光度检测技术，共包括以下六种方法：凝胶限度法（方法 1）、凝胶定量法（方法 2）、动态浊度法（方法 3）、终点浊度法（方法 4）、动态显色法（方法 5）、终点显色法（方法 6）。供试品检测时，可使用其中任何一种方法进行试验。当测定结果有争议时，除另有规定外，以凝胶限度法结果为准。本试验操作过程应防止内毒素的污染。细菌内毒素的量用内毒素单位（EU）表示，1EU 与 1 个内毒素国际单位（IU）相当。

细菌内毒素国家标准品系自大肠埃希菌提取精制，并以细菌内毒素国际标准品标定其效价。用于标定、复核、仲裁鲎试剂灵敏度，标定细菌内毒素工作标准品的效价，干扰试验及检查法中编号 B 和 C 溶液的制备、凝胶法中鲎试剂灵敏度复核试验、光度测定法中标准曲线可靠性试验。

细菌内毒素工作标准品系以细菌内毒素国家标准品为基准标定其效价，用于干扰试验及检查法中编号 B 和 C 溶液的制备、凝胶法中鲎试剂灵敏度复核试验、光度测定法中标准曲线可靠性试验。

细菌内毒素检查用水应符合灭菌注射用水标准，其内毒素含量小于 0.015EU/mL（用于凝胶检测技术）或小于 0.005EU/mL（用于光度检测技术），且对内毒素检查试验无干扰作用。

鲎试剂是从鲎的血液变形细胞中提取制备的冻干试剂，可以与细菌内毒素发生凝集反应。除了内毒素，鲎试剂还与某些 β-葡聚糖反应，产生假阳性结果。如遇含有 β-葡聚糖的样品，可使用去 G 因子鲎试剂或 G 因子反应抑制剂来排除鲎试剂与 β-葡聚糖的反应。

试验所用的器皿需经处理，以去除可能存在的外源性内毒素。耐热器皿常用干热灭菌法（250℃、至少 30 分钟）去除，也可采用其他确证不干扰细菌内毒素检查的适宜方法。若使用塑料器具，如微孔板和与微量加样器配套的吸头等，应选用标明无内毒素并且对试验无干扰的器具。

（1）供试品溶液的制备　供试品一般采用溶解和/或稀释等适宜方法制成供试品溶液。必要时，可调节被测溶液（或其稀释液）的 pH 值，一般供试品溶液和鲎试剂混合后溶液的 pH 值在 6.0～8.0 的范围内为宜，可使用适宜的酸、碱溶液或缓冲液调节 pH 值。酸或碱溶液须用细菌内毒素检查用水在已去除内毒素的容器中配制。所用溶剂、酸碱溶液及缓冲液应未检测出内毒素并且不含干扰因子。

（2）内毒素限值的确定　药品细菌内毒素限值（L）一般按以下公式确定：

$$L=K/M$$

式中，L 为供试品的细菌内毒素限值，一般以 EU/mL、EU/mg 或 EU/U（活性单位）表示；K 为人每千克体重或每平方米体表面积每小时最大可接受的内毒素剂量，以 EU/（kg·h）表示，注射剂 K=5EU/（kg·h），放射性药品注射剂 K=2.5EU/（kg·h），鞘内用注射剂 K=0.2EU/（kg·h），按体表面积给药时 K=100EU/（m²·h）；M 为人用每千克体重或每平方米体表面积每小时的最大供试品剂量，以 mL/（kg·h）、mg/（kg·h）或 U/（kg·h）表示，人均体重按 60kg 计算。注射时间若不足 1 小时，按 1 小时计算。

按人用剂量计算限值时，如遇特殊情况，可根据生产和临床用药实际情况做必要调整，但需说明理由。

（3）确定最大有效稀释倍数（MVD）　最大有效稀释倍数是指在试验中供试品溶液被允许达到稀释的最大倍数，在不超过此稀释倍数的浓度下进行内毒素限值的检测。用以下公式来确定 MVD：

$$MVD = cL / \lambda$$

式中，L 为供试品的细菌内毒素限值；c 为供试品溶液的浓度，当 L 以 EU/mg 或 EU/U 表示时，c 的单位需为 mg/mL 或 U/mL，当 L 以 EU/mL 表示时，则 c 等于 1.0mL/mL。如需计算在 MVD 时的供试品浓度，即最小有效稀释浓度，可使用公式：$c = \lambda / L$；λ 为在凝胶检测技术中鲎试剂的标示灵敏度（EU/mL），或是在光度检测技术中所使用的标准曲线上最低的内毒素浓度。

1. 凝胶检测技术

凝胶检测技术系通过鲎试剂与内毒素产生凝集反应的原理进行限度检测或定量检测内毒素的方法。

（1）鲎试剂灵敏度复核试验　在本检查法规定的条件下，使鲎试剂产生凝集的内毒素的最低浓度即为鲎试剂的标示灵敏度，用 EU/mL 表示。当使用新批号的鲎试剂或试验条件发生了任何可能影响检验结果的改变时，应进行鲎试剂灵敏度复核试验。

根据鲎试剂灵敏度的标示值（λ），将细菌内毒素国家标准品或细菌内毒素工作标准品用细菌内毒素检查用水溶解，在旋涡混合器上混匀15分钟或参照标准品说明书中要求的混匀时间进行操作，然后制成至少包含2λ、λ、0.5λ和0.25λ 4个浓度的内毒素标准溶液，每稀释一步均应在旋涡混合器上混匀30秒或参照标准品说明书中要求的混匀时间进行操作。取不同浓度的内毒素标准溶液，分别与等体积（如0.1mL）的鲎试剂溶液混合，每一个内毒素浓度平行做4管；另外取2管加入等体积的细菌内毒素检查用水作为阴性对照。将试管中溶液轻轻混匀后，封闭管口，垂直放入37℃±1℃的恒温器中，保温60分钟±2分钟。

将试管从恒温器中轻轻取出，缓缓倒转180°，若管内形成凝胶，并且凝胶不变形、不从管壁滑脱者为阳性；未形成凝胶或形成的凝胶不坚实、变形并从管壁滑脱者为阴性。保温和拿取试管过程应避免受到振动，造成假阴性结果。

当最低浓度管均为阴性，阴性对照管为阴性，试验方为有效。按下式计算反应终点浓度的几何平均值，即为鲎试剂灵敏度的测定值（λc）。

$$\lambda_c = \text{antilg}\left(\sum X / n\right)$$

式中，X为反应终点浓度的对数值（lg）。反应终点浓度是指系列递减的内毒素浓度中最后一个呈阳性结果的浓度；n为每个浓度的平行管数。

当λc在0.5λ～2λ（包括0.5λ和2λ）时，方可用于细菌内毒素检查，并以标示灵敏度λ为该批鲎试剂的灵敏度。

（2）干扰试验　按表5-22制备溶液A、B、C和D，使用的供试品溶液应为未检验出内毒素且不超过最大有效稀释倍数（MVD）的溶液，按鲎试剂灵敏度复核试验项下操作，并计算溶液C和溶液B的反应终点浓度的几何平均值。

表5-22　凝胶检测技术干扰试验溶液的制备

编号	内毒素浓度/被加入内毒素的溶液	稀释用液	稀释倍数	所含内毒素的浓度	平行管数
A	无/供试品溶液	—	—	—	2
B	2λ/供试品溶液	供试品溶液	1 2 4 8	2λ 1λ 0.5λ 0.25λ	4 4 4 4
C	2λ/检查用水	检查用水	1 2 4 8	2λ 1λ 0.5λ 0.25λ	2 2 2 2
D	无/检查用水	—	—	—	2

注：A为供试品溶液；B为干扰试验系列；C为鲎试剂标示灵敏度的对照系列；D为阴性对照。

只有当溶液A和阴性对照溶液D的所有平行管都为阴性，并且系列溶液C的结果符合鲎试剂灵敏度复核试验要求时，试验方为有效。当系列溶液B的结果在0.5λ～2λ之间（包括

0.5λ 和 2λ）时，认为供试品在该浓度下无干扰作用。其他情况则认为供试品在该浓度下存在干扰作用。若供试品溶液在小于 MVD 的稀释倍数下对试验有干扰，应将供试品溶液进行不超过 MVD 的进一步稀释，再重复干扰试验。

可通过对供试品进行更大倍数的稀释或通过其他适宜的方法（如过滤、中和、透析或加热处理等）排除干扰。为确保所选择的处理方法能有效地排除干扰且不会使内毒素失去活性，要使用预先添加了标准内毒素再经过处理的供试品溶液进行干扰试验。当进行新药的内毒素检查试验前，或无内毒素检查项的品种建立内毒素检查法时，须进行干扰试验。当鲎试剂、供试品的处方、生产工艺改变或试验环境中发生了任何有可能影响试验结果的变化时，须重新进行干扰试验。

（3）检查法

① 凝胶限度试验　按表 5-23 制备溶液 A、B、C 和 D。使用稀释倍数不超过 MVD 并且已经排除干扰的供试品溶液来制备溶液 A 和 B。按鲎试剂灵敏度复核试验项下操作。

表 5-23　凝胶限度试验溶液的制备

编号	内毒素浓度/配制内毒素的溶液	平行管数
A	无/供试品溶液	2
B	2λ/供试品溶液	2
C	2λ/检查用水	2
D	无/检查用水	2

注：A 为供试品溶液；B 为供试品阳性对照；C 为阳性对照；D 为阴性对照。

结果判断：保温 60 分钟±2 分钟后观察结果。若阴性对照溶液 D 的平行管均为阴性，供试品阳性对照溶液 B 的平行管均为阳性，阳性对照溶液 C 的平行管均为阳性，试验有效。

若溶液 A 的两个平行管均为阴性，判定供试品符合规定。若溶液 A 的两个平行管均为阳性，判定供试品不符合规定。若溶液 A 的两个平行管中的一管为阳性，另一管为阴性，需进行复试。复试时溶液 A 需做 4 支平行管，若所有平行管均为阴性，判定供试品符合规定，否则判定供试品不符合规定。

若供试品的稀释倍数小于 MVD 而溶液 A 结果出现不符合规定时，可将供试品稀释至 MVD 重新实验，再对结果进行判断。

② 凝胶定量试验　本方法系通过确定反应终点浓度来量化供试品中内毒素的含量。按表 5-24 制备溶液 A、B、C 和 D。按鲎试剂灵敏度复核试验项下操作。

表 5-24　凝胶定量试验溶液的制备

编号	内毒素浓度/被加入内毒素的溶液	稀释用液	稀释倍数	所含内毒素的浓度	平行管数
A	无/供试品溶液	检查用水	1	—	2
			2	—	2
			4	—	2
			8	—	2
B	2λ/供试品溶液		1	2λ	2

编号	内毒素浓度/被加入内毒素的溶液	稀释用液	稀释倍数	所含内毒素的浓度	平行管数
C	2λ/检查用水	检查用水	1 2 4 8	2λ 1λ 0.5λ 0.25λ	2 2 2 2
D	无/检查用水	—	—	—	2

注：A 为不超过 MVD 并且通过干扰试验的供试品溶液。从通过干扰试验的稀释倍数开始用检查用水稀释如 1 倍、2 倍、4 倍和 8 倍，最后的稀释倍数不得超过 MVD。B 为含 2λ 浓度标准内毒素的溶液 A（供试品阳性对照）。C 为鲎试剂标示灵敏度的对照系列。D 为阴性对照。

结果判断：若阴性对照溶液 D 的平行管均为阴性，供试品阳性对照溶液 B 的平行管均为阳性，系列溶液 C 的反应终点浓度的几何平均值在 0.5λ～2λ，试验有效。

系列溶液 A 中每一系列平行管的终点稀释倍数乘以 λ，为每个系列的反应终点浓度。如果检验的是经稀释的供试品，则将终点浓度乘以供试品进行半定量试验的初始稀释倍数，即得到每一系列内毒素浓度 c。若每一系列内毒素浓度均小于规定的限值，判定供试品符合规定。每一系列内毒素浓度的几何平均值即为供试品溶液的内毒素浓度 [按公式 $c_E = \text{antilg}\left(\sum \lg c / 2\right)$]。若试验中供试品溶液的所有平行管均为阴性，应记为内毒素浓度小于 λ（如果检验的是稀释过的供试品，则记为小于 λ 乘以供试品进行定量试验的初始稀释倍数）。

若任何系列内毒素浓度不小于规定的限值时，则判定供试品不符合规定。当供试品溶液的所有平行管均为阳性，可记为内毒素的浓度大于或等于最大的稀释倍数乘以 λ。

2. 光度检测技术

光度检测技术分为浊度法和显色基质法。

浊度检测法系利用检测鲎试剂与内毒素反应过程中的浊度变化而测定内毒素含量的方法。根据检测原理，可分为终点浊度法和动态浊度法。终点浊度法是依据反应混合物中的内毒素浓度和其在孵育终止时的浊度（吸光度或透光率）之间存在的量化关系来测定内毒素含量的方法。动态浊度法是检测反应混合物的浊度到达某一预先设定的吸光度或透光率所需要的反应时间，或是检测浊度增加速度的方法。

显色检测法系利用检测鲎试剂与内毒素反应过程中产生的凝固酶使特定底物释放出呈色团的多少而测定内毒素含量的方法。根据检测原理，分为终点显色法和动态显色法。终点显色法是依据反应混合物中内毒素浓度和其在孵育终止时释放出的呈色团的量之间存在的量化关系来测定内毒素含量的方法。动态显色法是检测反应混合物的特定波长吸光度或透光率达到某一预先设定的检测值所需要的反应时间，或检测色度增长速度的方法。

光度检测技术需在特定的仪器中进行，温度一般为 37℃±1℃。供试品和鲎试剂的加样量、供试品和鲎试剂的比例以及保温时间等，参照所用仪器和试剂的有关说明进行。为保证浊度和显色检测法的准确性和有效性，应预先进行标准曲线的可靠性试验以及供试品的干扰试验。

（1）标准曲线的可靠性试验 当使用新批号的鲎试剂或试验条件有任何可能会影响检验结果的改变时，需进行标准曲线的可靠性试验。用标准内毒素制成溶液，制成至少 3 个浓度的稀释液（相邻浓度间稀释倍数不得大于 10），最低浓度不得低于所用鲎试剂的标示检测限。每一稀释步骤的混匀时间同凝胶法，每一浓度至少做 3 支平行管。同时要求做 2 支阴性对照，当阴性对照的吸光度小于或透光率大于标准曲线最低点的检测值或反应时间大于标准曲线最低点的反应时间，将全部数据进行线性回归分析。根据线性回归分析，标准曲线的相关系数（r）的绝对值应大于或等于 0.980，试验方为有效。否则须重新试验。

（2）干扰试验 选择标准曲线中点或一个靠近中点的内毒素浓度（设为 λ_m），作为供试品干扰试验中添加的内毒素浓度。按表 5-25 制备溶液 A、B、C 和 D。

按所得线性回归方程分别计算出供试品溶液和含标准内毒素的供试品溶液的内毒素含量 c_t 和 c_s，再按下式计算该试验条件下的回收率（R）。

$$R = (c_s - c_t) / \lambda_m \times 100\%$$

当内毒素的回收率在 50%～200%，则认为在此试验条件下供试品溶液不存在干扰作用。

当内毒素的回收率不在指定的范围内，须按"凝胶法干扰试验"中的方法去除干扰因素，并重复干扰试验来验证处理的有效性。

表 5-25 光度检测技术干扰试验溶液的制备

编号	内毒素浓度	被加入内毒素的溶液	平行管数
A	无	供试品溶液	至少 2
B	标准曲线的中点（或附近点）的浓度（设为 λ_m）	供试品溶液	至少 2
C	至少 3 个浓度（最低一点设定为 λ）	检查用水	每一浓度至少 2
D	无	检查用水	至少 2

注：A 为稀释倍数不超过 MVD 的供试品溶液。B 为加入了标准曲线中点或靠近中点的一个已知内毒素浓度的，且与溶液 A 有相同稀释倍数的供试品溶液。C 为如"标准曲线的可靠性试验"项下描述的，用于制备标准曲线的标准内毒素溶液。D 为阴性对照。

当鲎试剂、供试品的处方、生产工艺改变或试验环境等发生了任何有可能影响试验结果的变化时，须重新进行干扰试验。

（3）检查法 按光度检测技术中"干扰试验"项下的操作步骤进行检测。使用系列溶液 C 生成的标准曲线来计算溶液 A 的每一个平行管的内毒素浓度。试验必须符合以下三个条件方为有效：

① 系列溶液 C 的结果要符合"标准曲线的可靠性试验"中的要求；

② 用溶液 B 中的内毒素浓度减去溶液 A 中的内毒素浓度后，计算出的内毒素的回收率要在 50%～200% 的范围内；

③ 阴性对照吸光度小于或透光率大于标准曲线最低点的检测值或反应时间大于标准曲线最低点的反应时间。

结果判断：若供试品溶液所有平行管的平均内毒素浓度乘以稀释倍数后，小于规定的内毒素限值，判定供试品符合规定。若大于或等于规定的内毒素限值，判定供试品不符合规定。

注：本检查法中，"管"的意思包括其他任何反应容器，如微孔板中的孔。

1. 仪器与用具

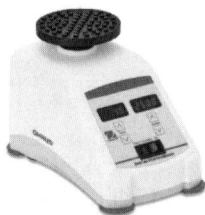

奥豪斯OHAUS涡旋振荡器　　Multi-TubeVortexerVX-Ⅱ　　SCILOGEX赛洛捷克 MX-S
　　　　　　　　　　　　　型涡旋振荡器　　　　　涡旋振荡器漩涡混匀仪

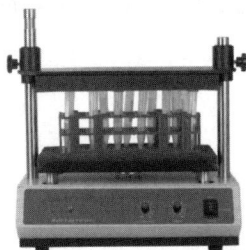

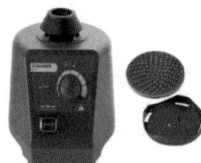

除上述主要仪器外，请整理人白介素-2 注射液的细菌内毒素检查测定所需仪器，填写表 5-26。

表 5-26　人白介素-2 注射液的细菌内毒素检查所需仪器

序号	仪器	型号
1		
2		
3		
4		
5		
6		

2. 试药与试液

请整理人白介素-2 注射液的细菌内毒素检查所需试剂，填写表 5-27。

表 5-27　人白介素-2 注射液的细菌内毒素检查所需试剂

序号	试剂	用量
1		
2		
3		
4		
5		

任务名称：人白介素-2 注射液的细菌内毒素检查

方法：《中国药典》、药品标准、法规在线查询，搜索"人白介素-2 注射液"，查阅其质量标准，整理人白介素-2注射液的细菌内毒素检查方法。

原理：凝胶法系通过鲎试剂与内毒素产生凝集反应的原理进行限度检测或半定量检测内毒素的方法。在适宜条件下（温度、pH值及无干扰物质），细菌内毒素能激活鲎试剂中的凝固酶原，使鲎试剂产生凝集反应形成凝胶。凝胶法鲎试剂是根据凝集反应所形成凝胶的坚实程度来限量检测细菌内毒素。

操作步骤

1. 内毒素工作标准品复核

第一步　标准品稀释

（1）内毒素国家标准品稀释　将细菌内毒素国家标准品用 1mL 细菌内毒素检查用水溶解，在涡旋混合仪上震荡混匀 15 分钟，然后用细菌内毒素检查用水梯度稀释至 2λ、λ、0.5λ、0.25λ。

（2）内毒素工作标准品稀释　将细菌内毒素工作标准品用 1mL 细菌内毒素检查用水溶解，在涡旋混合仪上震荡混匀 15 分钟，然后按照标示含量用细菌内毒素检查用水梯度稀释至 2λ、λ、0.5λ、0.25λ。

第二步　加样

（1）取规格为 0.1mL/支的鲎试剂 34 支，轻弹瓶壁，使粉末落入瓶底，按照颈部划痕轻轻掰断安瓿管，防止玻璃屑落入瓶内。每支加入 0.1mL 溶解。

（2）准备好的鲎试剂取 16 支放在试管架上，排成 4 列，每列 4 支，每列 4 支管中分别加入 0.1mL 的 2λ、λ、0.5λ、0.25λ 的细菌内毒素国家标准品。具体操作见表 5-28。

表 5-28　试管加样具体操作

标准品浓度/（EU/mL）	2λ	λ	0.5λ	0.25λ
平行管 1/mL	0.1	0.1	0.1	0.1
平行管 2/mL	0.1	0.1	0.1	0.1
平行管 3/mL	0.1	0.1	0.1	0.1
平行管 4/mL	0.1	0.1	0.1	0.1

（3）准备好的鲎试剂取 16 支放在试管架上，排成 4 列，每列 4 支，每列 4 支管中分别加入 0.1mL 的 2λ、λ、0.5λ、0.25λ 的细菌内毒素工作标准品。具体操作与表 5-28 一致。

（4）准备好的鲎试剂取 2 支放在试管架上，每支管中加入 0.1mL 细菌内毒素检查用水。

孵育结束后，将反应管封口并将鲎试剂管轻轻振动摇匀，避免产生气泡，放入恒温器中，37℃±1℃保温 60 分钟±2 分钟。

第三步　观察结果与计算

（1）将试管架从孵育条件中取出，避免振动，将每管拿出缓缓倒转 180°观察，管内形成凝胶并且凝胶不变形，不从管壁滑脱为阳性，记录为"＋"；未形成凝胶或凝胶不能保持完整并从管壁滑脱记为阴性，记为"－"。

（2）计算：$P_t = \lg^{-1}\left(\sum \lambda_c / 4\right) \times \lg^{-1}\left(\sum D / 4\right)$

式中，P_t 为工作标准品标定值（报告结果取整数）；λ_c 为细菌内毒素国家标准品反应终点对应浓度的对数值；D 为细菌内毒素工作标准品反应终点对应浓度对应稀释倍数的对数值。

（3）注意保温或拿取反应管时应避免振动引起假阴性结果。

（4）使用工作标准品时，按照标定结果使用。

2. 鲎试剂灵敏度复核

（1）在本检查法规定的条件下，使鲎试剂产生凝集的内毒素的最低浓度即为鲎试剂的标示灵敏度，用 EU/mL 表示。当使用新批号的鲎试剂或试验条件发生了任何可能影响检验结果的改变时，应进行鲎试剂灵敏度复核试验。

（2）取经过内毒素工作标准品复核的批次的内毒素标准品（冻干品）一支，开启，加入检查用水溶解，在旋涡震荡器上混匀 15 分钟，然后根据鲎试剂灵敏度的标示值（λ），制成 2λ、λ、$1/2\lambda$ 和 $1/4\lambda$ 四个浓度的内毒素标准溶液，分别记作 $E_{2\lambda}$、E_{λ}、$E_{1/2\lambda}$、$E_{1/4\lambda}$，注意每稀释一步均应在旋涡震荡器上混匀 30 秒以上。

（3）取鲎试剂 18 支，分别加入 0.1mL 内毒素检查用水溶解。

（4）取 2 支再加入 0.1mL 内毒素检查用水作为阴性对照。

（5）将准备好的鲎试剂取 16 支放在试管架上，排成 4 列，每列 4 支，每列 4 支管中分别加入 0.1mL 的 2λ、λ、0.5λ、0.25λ 的细菌内毒素工作标准品。

（6）将试管轻轻混合后，封闭管口，垂直放入（37±1）℃的恒温器中，保温（60±2）分钟。取出观察结果。反应管在孵育期间避免任何的振动。

（7）观察：将试管架从孵育条件中取出，避免振动，将每管拿出缓缓倒转 180°观察，管内形成凝胶并且凝胶不变形，不从管壁滑脱为阳性，记录为"+"；未形成凝胶或凝胶不能保持完整并从管壁滑脱记为阴性，记录为"−"。当最大浓度 2λ 管均为阳性，0.25λ 管均为阴性，阴性管为阴性时，试验方才有效。

（8）计算：灵敏度测定值 $\lambda_c = \mathrm{antilg}\left(\sum X/n\right)$

式中，X 为反应终点浓度的对数值（反应终点为系列递减的内毒素浓度中最后一个阳性结果的浓度）。

（9）灵敏度测定值在标示值的 0.5～2.0 倍之间，均认为符合要求，使用时按照标示灵敏度使用。

3. 样品检测

（1）标准品稀释　取经过内毒素工作标准品复核的批次的内毒素标准品（冻干品）一支，开启，加入检查用水溶解，在旋涡震荡器上混匀 15 分钟，然后根据鲎试剂灵敏度的标示值（λ），制成 4λ、2λ 两个浓度的内毒素标准溶液，分别记作 $E_{4\lambda}$、$E_{2\lambda}$，注意每稀释一步均应在旋涡震荡器上混匀 30 秒以上。

（2）供试品稀释

① 最大有效稀释倍数计算公式如下：$MVD = cL/\lambda$

式中，MVD 为供试品的最大有效稀释倍数；L 为供试品需控制的内毒素限值，EU/mL；c 为供试品溶液的浓度；λ 为凝胶法鲎试剂的标示灵敏度，EU/mL。

② 供试品稀释后用 S_n 表示。

③ 供试品阳性对照稀释：取 $E_{4\lambda}$ 标准品与供试品稀释液混合，获得含 2λ 的供试品相应稀释倍数样品的阳性对照稀释液。

（3）检查操作

① 取鲎试剂，轻轻振动，使鲎试剂粉末落入瓶底，折断安瓿瓶，放置于反应管架上；

② A 组：加入 100μL 检查用水，100μL S_n，做 2 个平行；

③ B 组：加入 100μL 检查用水，100μL 供试品阳性，做 2 个平行；

④ C 组：加入 100μL 检查用水，100μL $E_{2\lambda}$，做 2 个平行；

⑤ D 组：加入 200μL 检查用水，做 2 个平行；

⑥ 封口膜封闭管口，轻轻摇匀，垂直放入 37℃ 恒温器中孵育 60±2 分钟，取出观察结果。反应管在孵育期间避免任何的振动。

（4）结果判定

① 将反应管从恒温器中轻轻取出，缓慢倒转 180° 时，若管内形成凝胶，并且凝胶不变形，不从管壁滑脱为阳性，记录为"+"；未形成凝胶或形成凝胶不坚实、变形并从管壁滑脱者为阴性，记录为"−"。

② C 组中 $E_{2\lambda}$ 内毒素标准品必须是阳性；D 组阴性对照管必须是阴性；B 组供试品阳性对照管必须是阳性，否则实验结果无效。

③ 供试品管若为阳性，说明供试品内毒素已超过限值；若供试品管为阴性，表明该供试品的内毒素低于限值。

注意事项：细菌内毒素检查时，应严格按标准操作规程进行操作，并注意下列事项。

（1）在使用洗耳球、移液管取样时，应注意不要将洗耳球中的气体吹入溶液中，以防止气体中的内毒素进入供试液。

（2）由于凝集反应是不可逆的，所以在反应过程中及观察结果时应注意不要使试管受到振动，以免使凝胶破碎产生假阴性结果。

（3）进行干扰实验时，标准对照系列和含内毒素的供试品溶液系列应同时进行，并使用同一支细菌内毒素标准品。

（4）实验所需器具、检查用水必须保证无热原。

（5）开启鲎试剂时，应防止玻璃屑落入瓶内，开启安瓿瓶后应马上使用。

（6）检测开始前应把恒温器升温至 37℃，备用。

（7）鲎试剂不可进行涡旋混匀。

涡旋混匀仪通用操作指南

请填写工作任务单（表 5-29）。

表 5-29　工作任务单

工作任务				
班级组号			组长	
工作任务描述				
小组分工	姓名	工作任务		
任务实施过程记录（步骤）				
标准品稀释：				
供试品稀释：				
检查操作：				
结果判定标准：				
上级验收评定			验收人签名	

请填写结果记录单（表 5-30）。

表 5-30　结果记录单

样品名称				批号		
规格				有效期		
包装				生产单位或产地		
检验依据				检验日期		
检验项目	实验方法		标准要求	检验结果/结论		检验人
无菌检查						

实验过程记录

【细菌内毒素检查】

试剂名称	厂家	灵敏度	批号	规格	有效期至
鲎试剂		EU/mL		0.1mL	年　月
细菌内毒素工作标准品		—		EU/支	年　月
细菌内毒素检查用水（BET 水）		—		mL	年　月

标准品稀释方法	
样品稀释方法	样品要求检测限度： 计算 MVD= 稀释方法：

结果的判定：

结论：本品按_____标准检验，结果_____。

请填写任务评价表（表 5-31）。

表 5-31　任务评价表

评价指标	序号	评价内容	分值	自评	组评	师评
职业素养	1	准时出勤，遵守纪律	10			
	2	团队协作，解决难题	5			
	3	任务操作规范，按时完成任务	10			
	4	反复提升作业质量，不断思考和进步	5			
知识目标	1	掌握细菌内毒素检查的方法	10			
	2	能正确完成课上任务测试	20			
技能目标	1	能正确完成细菌内毒素检查的任务	15			
	2	能正确解释和整理任务结果	15			
	3	掌握生物药物专业检测注意事项	10			
总分			100			

一、单选题

1. 细菌内毒素检查中，阳性对照溶液的作用是（　　）。

A. 验证实验操作的准确性　　　　B. 确定样品的最大有效稀释倍数

C. 考察鲎试剂的灵敏度　　　　　D. 以上都是

2. 细菌内毒素检查中，用于干扰试验的供试品溶液浓度一般为（　　）。

A. MVD　　　　B. 1/2 MVD　　　　C. 1/4 MVD　　　　D. 1/8 MVD

3. 进行细菌内毒素检查时，每批鲎试剂在使用前应进行（　　）。

A. 灵敏度复核　　　　　　　　　B. 特异性验证

C. 稳定性测试　　　　　　　　　D. 以上都是

4. 当供试品溶液的内毒素限值为 1 EU/mL 时，若使用灵敏度为 0.125 EU/mL 的鲎试剂，最大有效稀释倍数为（　　）。

A. 2 倍　　　　　　B. 4 倍　　　　　　C. 8 倍　　　　　　D. 16 倍

5. 以下情况可能导致细菌内毒素检查结果出现假阳性的是（　　）。

A. 供试品中存在内毒素　　　　　B. 鲎试剂灵敏度下降

C. 实验操作过程中的污染　　　　D. 供试品对鲎试剂有抑制作用

二、多选题

1. 进行细菌内毒素检查时，需要准备的试剂有（　　）。

A. 鲎试剂　　　　　　　　　　　B. 细菌内毒素工作标准品

C. 无内毒素水　　　　　　　　　D. 显色剂

2. 以下方法可以降低供试品对细菌内毒素检查的干扰的是（　　）。

A. 稀释供试品　　　　　　　　　B. 调整供试品的 pH 值

C. 对供试品进行加热处理　　　　D. 采用特殊的提取方法

3. 细菌内毒素检查的方法包括（　　）。

A. 凝胶法　　　　　　　　　　　B. 光度测定法

C. 免疫法　　　　　　　　　　　D. 培养法

4. 在细菌内毒素检查的实验过程中，以下操作正确的有（　　）。

A. 使用无热原的器材　　　　　　B. 实验过程保持无菌操作

C. 严格控制实验环境的温度和湿度　D. 对实验结果进行重复验证

三、简答题

1. 按光度测定法进行的干扰试验中必须符合哪几种条件方有效？

2. 按使用特点鲎试剂分为哪四类？

任务 6
生物药物的生物测定

📖 知识框架

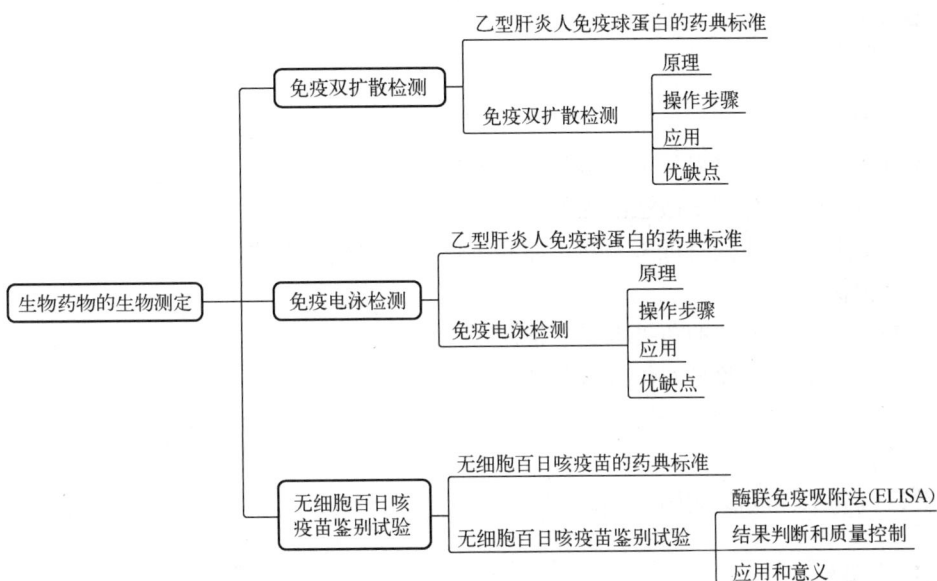

📖 课前阅读

  疟疾曾严重危害人类健康，屠呦呦临危受命，投身抗疟药物研发。她翻阅大量古代医学典籍，四处走访老中医，收集众多抗疟药方。在无数次实验与失败后，她锁定青蒿提取物。为确定最佳提取方法，她不顾自身安危亲自试药。

  经过不懈努力，屠呦呦成功发现青蒿素。青蒿素的问世，为全球疟疾防治做出卓越贡献。它拯救了无数生命，尤其是在贫困地区，让众多疟疾患者重获新生。

  屠呦呦的事迹激励着无数科研工作者。她展现出坚韧不拔的毅力，面对困难不放弃，勇于在未知领域探索。她富有创新精神，敢于突破传统思维，从古老的中医药中发掘宝藏。同时，她无私奉献，一心只为人类健康，用行动诠释了对科学的执着追求和高度的责任感。屠呦呦成为中国乃至全球科学界的楷模，她的成就将永载史册。

子任务6.1　免疫双扩散检测

学习情境

　　免疫双扩散检测是基于抗原抗体特异性结合，在琼脂凝胶中双向扩散形成沉淀线，用于分析生物药物中抗原抗体成分、纯度及相互关系的经典血清学检测方法。药物免疫双扩散检测操作不合格可能导致误诊，如未检测出药物过敏，患者使用后会危及生命，还会干扰医疗决策，医生可能选错药或剂量，延误病情。现有一批乙型肝炎人免疫球蛋白，如何进行免疫双扩散检测？

学习目标

- **知识目标**
1. 熟悉生物药物免疫双扩散检测的基本原理。
2. 掌握生物药物免疫扩散法的操作方法。
3. 了解根据沉淀线的特征来判断抗原和抗体之间关系的方法。
- **技能目标**
1. 能够进行生物药物的免疫双扩散检测。
2. 准确计算和记录免疫双扩散检测结果。
3. 对测定结果进行合理分析和评估。
- **素质目标**
培养以诚为本、以信为用的意识。

导学问题

　　请查找相关资料，回答下列问题。
1. 在免疫双扩散检测中，假设凝胶中抗原、抗体是特异性的，如何进行结果判定？
2. 琼脂糖凝胶板在免疫双扩散检测中的作用是什么？
3. 如果琼脂糖凝胶板制备得不均匀会对免疫双扩散检测产生什么影响？
4. 抗原抗体反应的特点是什么？
5. 双抗体夹心法的原理是什么？
6. 如何判断琼脂糖凝胶板是否适合进行免疫双扩散检测？
7. 在免疫双扩散检测中，琼脂糖凝胶板可以重复使用吗？为什么？

工作计划

　　根据任务小组讨论的结果获取相应的信息，完成表6-1、表6-2。

表 6-1　测试乙型肝炎人免疫球蛋白的相关信息

序号	乙型肝炎人免疫球蛋白	描述
1	外观	
2	免疫电泳测定合格标准	
3	保存、运输	
4	有效期	
5	预防或治疗	

表 6-2　实验设计相关信息

序号	内容	名称或描述
1	试剂 1	
2	试剂 2	
3	供试品溶液	
4	凝胶板	

知识准备

一、乙型肝炎人免疫球蛋白的药典标准

本品系由含高效价乙型肝炎表面抗体的健康人血浆，经低温乙醇蛋白分离法或经批准的其他分离法分离纯化，并经病毒去除和灭活处理制成。含适宜稳定剂，不含抑菌剂和抗生素。

《中国药典》规定，免疫双扩散法依法测定，仅与抗人血清或血浆产生沉淀线，与抗马、抗牛、抗猪、抗羊血清或血浆不产生沉淀线。

二、免疫双扩散检测

1. 原理

本法系在琼脂糖凝胶板上按一定距离打数个小孔，在相邻的两孔内分别加入抗原与抗体，若抗原、抗体互相对应，浓度、比例适当，则一定时间后，在抗原与抗体孔之间形成免疫复合物的沉淀线，这种沉淀线的形成是特异性的，只有当抗原与抗体具有对应关系时才会出现。通过观察沉淀线的出现与否、位置和形状等特征，可以判断供试品中是否存在特定的抗原或抗体，以及它们的特异性和相对浓度。

2. 操作步骤

首先，准备琼脂糖凝胶板，将琼脂糖溶解在适当缓冲液中，加热使其完全溶解后倒入平板待其凝固。接着，在凝固的凝胶板上按图 6-1 打孔。然后，用微量移液器或毛细吸管在相邻的两孔内分别准确加入抗原与抗体，注意加样量的控制和避免交叉污染。之后，将加样后的凝胶板放置在湿润密闭容器中，在合适温度下进行扩散，扩散

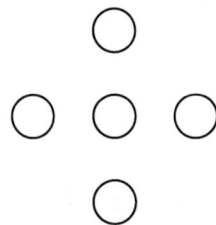

图 6-1　方阵型

时间根据抗原和抗体的性质及实验要求而定。一定时间后，取出凝胶板观察抗原与抗体孔之间是否形成免疫复合物的沉淀线，若有沉淀线出现则表明抗原与抗体发生了特异性结合，可据此对供试品的特异性进行判断。若未出现沉淀线，则需考虑抗原与抗体不对应、浓度比例不当或其他影响因素。

3. 应用

（1）检测抗原或抗体的存在　免疫双扩散检测可以用于检测供试品中是否存在特定的抗原或抗体。例如，在临床诊断中，可以通过检测患者血清中的抗体来诊断某些传染病或自身免疫性疾病；在科研中，可以检测细胞提取物或组织匀浆中的特定抗原，以研究其生物学功能。

（2）分析抗原与抗体的特异性　通过比较不同抗原与抗体组合形成的沉淀线，可以分析它们之间的特异性关系。如果两种抗原与同一种抗体形成的沉淀线完全重合，说明它们具有相同的抗原决定簇，即具有相同的特异性；如果沉淀线部分重合或不重合，则说明它们的特异性不同。

（3）测定抗原或抗体的相对浓度　沉淀线的强度可以反映抗原或抗体的相对浓度。一般来说，浓度越高，沉淀线越明显。通过比较不同浓度的抗原或抗体形成的沉淀线，可以大致测定它们的相对浓度。此外，还可以通过系列稀释法来准确测定抗原或抗体的浓度。

（4）研究免疫复合物的形成机制　免疫双扩散检测可以观察免疫复合物的形成过程和沉淀线的动态变化，从而为研究免疫复合物的形成机制提供重要线索。例如，可以通过改变实验条件，如温度、离子强度等，观察沉淀线的变化，以了解这些因素对免疫复合物形成的影响。

4. 优缺点

免疫双扩散检测的优点是操作相对简单，不需要复杂昂贵的仪器设备，成本较低；同时具有较高的特异性，能准确反映抗原与抗体的特异性结合情况。缺点则是检测时间较长，抗原和抗体在凝胶中的扩散需要一定时间，通常要数小时甚至数天才能观察结果；此外，灵敏度相对较低，对于低浓度的抗原或抗体可能无法形成明显的沉淀线；该方法只能定性判断供试品的特异性，不能进行准确的定量分析。

总之，免疫双扩散检测是一种简单、特异性高的免疫学检测方法，在医学、生物学等领域有着广泛的应用。但在使用时需要注意其检测时间较长、灵敏度较低等缺点。

任务准备

1. 仪器与用具

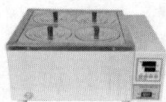
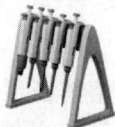
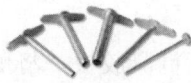

水浴锅　　　　　　移液枪　　　　　　　打孔器

除上述主要仪器外，请整理乙型肝炎人免疫球蛋白的免疫双扩散检测所需仪器，填写表6-3。

表 6-3　免疫双扩散检测所需仪器

序号	仪器	型号
1		
2		
3		
4		
5		

2. 试药与试液

请整理乙型肝炎人免疫球蛋白的免疫双扩散检测的所需试剂，填写表 6-4。

表 6-4　免疫双扩散检测所需试剂

序号	试剂	用量
1		
2		
3		
4		
5		
6		
7		

溶液配制：

（1）0.5%氨基黑染色剂　称取氨基黑 10B 0.5g，加甲醇 50mL、冰醋酸 10mL 与水 40mL 的混合液，溶解，即得。

（2）脱色液　量取乙醇 45mL、冰醋酸 5mL 与水 50mL 混合均匀，即得。

（3）0.85%～0.90%氯化钠溶液　0.85%氯化钠溶液，4.25g 氯化钠溶于 500mL 水中。

（4）1.5%琼脂糖溶液　3g 琼脂粉溶于 200mL 0.85%氯化钠溶液中。

任务实施

任务名称：乙型肝炎人免疫球蛋白的免疫双扩散检测

方法：《中国药典》、药品标准、法规在线查询，搜索"乙型肝炎人免疫球蛋白"，查阅其质量标准，整理乙型肝炎人免疫球蛋白的免疫双扩散检测的方法并进行测定。

原理：在琼脂糖凝胶板上按一定距离打数个小孔，在相邻的两孔内分别加入抗原与抗体，若抗原、抗体互相对应，浓度、比例适当，则一定时间后，在抗原与抗体孔之间形成免疫复合物的沉淀线，以此对供试品的特异性进行检查。

操作步骤：

（1）制板　将载玻片置于水平桌面上，倾注完全溶胀的 1.5% 琼脂糖溶液，每平方厘米加 0.19mL 琼脂糖。

（2）打孔　凝固后，将打孔模板置于琼脂板下，然后用打孔器打孔，根据不同需要可制成三角型、方阵型或梅花型。本次实验采用方阵型（图 6-1），直径 3mm，孔距 3mm。根据需要确定方阵型图数量。

（3）加样　中央孔加入抗血清，周边孔加入供试品溶液，并留 1 孔加入相应阳性对照血清。每孔加样 20μL。注意每加一样品均需更换加样器塑料吸头，以防止交叉现象影响实验结果。

（4）扩散　置水平湿盒中，37℃水平扩散 24 小时。

（5）除蛋白　用 0.9%氯化钠溶液充分浸泡琼脂糖凝胶板，以除去未结合蛋白质。

（6）染色　将浸泡好的琼脂糖凝胶板放入 0.5%氨基黑溶液中染色。

（7）脱色　用脱色液脱色至背景无色，沉淀线呈清晰蓝色为止。用适当方法保存或复制图谱。

结果判定：各阳性对照出现相应的沉淀线则试验成立，供试品与人血清（血浆）抗体之间应出现相应沉淀线，表示两者具有同源性。

注意事项：免疫双扩散检测检查时，应严格按仪器的使用说明书操作，并注意下列事项。

（1）浇制琼脂板时要均匀、无气泡。

（2）孔要打得圆整光滑，边缘不要裂开。

（3）加样时应尽量避开气泡或加到孔外，以保证结果的准确性。

（4）加样时不要将琼脂划破，以免影响沉淀线的形成，打孔后酒精灯上微烤一下使凝胶融化贴紧载玻片。

（5）反应时间要适宜，时间过长，沉淀线可解离而导致假阴性、不出现或不清楚。

（6）加样时不同浓度抗体和抗原不要混淆，影响试验结果。

（7）沉淀线不明显可用考马斯亮蓝染色 30min，脱色液脱色 2h，灯下观察胶片。

请填写工作任务单（表6-5）。

表6-5 工作任务单

工作任务				
班级组号		组长		
工作任务描述				

小组分工	姓名	工作任务

任务实施过程记录（步骤）

溶液配制：

制板打孔：

加样：

扩散：

除蛋白：

染色脱色：

上级验收评定		验收人签名	

请填写结果记录单（表 6-6）。

表 6-6 结果记录单

样品名称				批号	
规格				有效期	
包装				生产单位或产地	
检验依据				检验日期	
检验项目	实验方法	标准要求	检验结果/结论		检验人
相对密度					
实验过程记录					

【免疫双扩散检测】

采用方法：_____　　　仪器型号：_____　　　温度：_____℃

样品	沉淀线
阳性对照	
供试品	

结论：本品按_____标准检验，结果_____。

请填写任务评价表（表6-7）。

表6-7　任务评价表

评价指标	序号	评价内容	分值	自评	组评	师评
职业素养	1	准时出勤，遵守纪律	10			
	2	团队协作，解决难题	5			
	3	任务操作规范，按时完成任务	10			
	4	反复提升作业质量，不断思考和进步	5			
知识目标	1	掌握免疫双扩散检测的方法	10			
	2	能正确完成课上任务测试	20			
技能目标	1	能正确完成免疫双扩散检测任务	15			
	2	能正确解释和整理任务结果	15			
	3	掌握生物药物专业检测注意事项	10			
总分			100			

一、单选题

1. 琼脂玻板制成的厚度为（　　　）。

A. 2～3mm　　　　B. 3～4mm　　　　C. 4～5mm　　　　D. 6～8mm

2. 用免疫双扩散法检测人血白蛋白试验，人血白蛋白仅与抗（　　　）血清或血浆产生沉淀线。

A. 鼠　　　　　　B. 牛　　　　　　C. 人　　　　　　D. 猪

3. 可用双抗体夹心法检测抗原的试验是（　　　）。

A. ELISA 试验　　　　　　　　B. 中和试验

C. 血凝抑制试验　　　　　　　D. 免疫扩散试验　　　　E. 红细胞凝集试验

4. 用活体或细胞检测血清保护性抗体的方法是（　　　）。

A. ELISA 试验　　　　　　　　B. 中和试验

C. 血凝抑制试验　　　　　　　D. 红细胞凝集试验

5. 双向扩散试验平板法中若沉淀线靠近抗体孔则说明（　　　）。

A. 抗体含量大　　　　　　　　B. 抗原含量大

C. 抗原缺乏　　　　　　　　　D. 抗体不是单一成分

E. 抗原不是单一成分

二、多选题

1. 沉淀线的特征与位置与（　　　）有关。

A. 抗原、抗体的特异性　　　　B. 抗原、抗体的浓度

C. 抗原、抗体分子的大小　　　D. 扩散率

2. 双向琼脂扩散试验中，若抗原抗体含量相同，但抗原的分子量比抗体（　　　），则沉淀线应为居于抗原孔和抗体孔（　　　），且弧线弯向抗原侧。

A. 大　　　　　　　　　　　　B. 小

C. 中间　　　　　　　　　　　D. 两侧

3. 双向扩散试验中，抗体浓度（　　　）抗原时，沉淀线靠近（　　　）一侧。

A. 高于，抗原　　　　　　　　B. 低于，抗体

C. 低于，抗原　　　　　　　　D. 高于，抗体

三、简答题

1. 乙肝免疫球蛋白的作用是什么？如何正确保存乙型肝炎人免疫球蛋白？

2. 免疫双扩散检测为什么用琼脂糖检测？

四、课后拓展

撰写一篇关于"如何在未来工作中深化诚信意识"的短文。（300 字）

子任务6.2 免疫电泳检测

学习情境

免疫电泳检测法是将琼脂电泳与双向免疫扩散结合的方法，生物药物样本经电泳分离后，与抗体双向扩散形成沉淀弧，用于分析样本成分、纯度及鉴定抗原抗体特性。药物免疫电泳检测结果不合格可能造成误诊，比如错判药物反应，误导治疗，还会干扰医生用药决策，影响疗效。现有一批乙型肝炎人免疫球蛋白，如何对其进行免疫电泳检测？

学习目标

- **知识目标**

1. 掌握免疫电泳检测的原理。
2. 熟悉生物药物免疫电泳检测的方法。
3. 了解生物药物免疫电泳检测的注意事项。

- **技能目标**

1. 能够进行生物药物的免疫电泳检测。
2. 准确计算和记录免疫电泳检测结果。
3. 对测定结果进行合理分析和评估。

- **素质目标**

学习求真务实与精益求精的工作方式，从小事做起，不断成长进步。

导学问题

请查找相关资料，回答下列问题。
1. 免疫电泳检测的原理是什么？
2. 免疫电泳检测的优点是什么？
3. 简述具体有哪些免疫电泳技术。
4. 如何解读免疫电泳检测的结果？
5. 免疫电泳检测中影响结果的因素有哪些？

工作计划

根据任务小组讨论的结果获取相应的信息，完成表6-8、表6-9。

表 6-8　乙型肝炎人免疫球蛋白的相关信息

序号	乙型肝炎人免疫球蛋白	描述
1	外观	
2	免疫电泳测定合格标准	
3	保存、运输	
4	有效期	
5	预防或治疗	

表 6-9　实验设计相关信息

序号	内容	名称或描述
1	缓冲溶液	
2	试剂 1	
3	试剂 2	
4	试剂 3	
5	指示剂	
6	供试品溶液	

知识准备

一、乙型肝炎人免疫球蛋白的药典标准

本品系由含高效价乙型肝炎表面抗体的健康人血浆，经低温乙醇蛋白分离法或经批准的其他分离法分离纯化，并经病毒去除和灭活处理制成。含适宜稳定剂，不含抑菌剂和抗生素。

《中国药典》规定，免疫电泳法依法测定，与正常人血清或血浆比较，主要沉淀线应为免疫球蛋白 G（IgG）。

二、免疫电泳检测

1. 原理

免疫电泳检测的原理基于电泳和免疫双相扩散的结合。首先，通过电泳将供试品中的不同抗原分离成区带。在电场的作用下，抗原根据其分子量、电荷等特性在凝胶中迁移，形成不同的区带。然后，将分离后的抗原与相应的抗体进行双相免疫扩散。当抗原和抗体的比例合适时，它们会发生特异性结合，形成免疫复合物。由于免疫复合物的分子量较大，扩散速度较慢，因此会在抗原和抗体之间形成可见的沉淀弧。通过比较沉淀弧与已知标准抗原、抗体生成的沉淀弧的位置和形状，可以分析供试品中的成分及其性质。例如，如果沉淀弧的位置和形状与已知标准抗原的沉淀弧相似，那么可以推断供试品中含有该抗原。此外，还可以根据沉淀弧的大小和清晰度来判断抗原的相对含量。

2. 操作步骤

首先准备凝胶板，将琼脂糖溶解在适当缓冲液中加热后倒入平板待其凝固。接着在凝胶板上加入供试品，两端加上电极进行电泳，使供试品中的抗原分离成区带。电泳完成后取出凝胶板，在其表面加入相应抗体，然后放置在湿润密闭容器中进行双相免疫扩散。经过一定

时间，当抗原与抗体比例合适时会形成可见沉淀弧。最后，将生成的沉淀弧与已知标准抗原、抗体生成的沉淀弧的位置和形状进行比较，从而分析供试品中的成分及其性质。在操作过程中要注意控制好各项条件，如电泳时间、电压以及双相免疫扩散的温度和时间等，以确保实验结果的准确性和可靠性。

3. 应用

（1）分析蛋白质混合物　免疫电泳检测可以用于分析蛋白质混合物中的不同成分。通过电泳分离和双相免疫扩散，可以确定蛋白质混合物中各种蛋白质的分子量、电荷等特性，以及它们与已知标准蛋白质的相似性。这对于研究蛋白质的结构和功能、诊断疾病等方面都具有重要意义。

（2）检测抗原和抗体　免疫电泳检测可以用于检测供试品中的抗原和抗体。通过比较沉淀弧与已知标准抗原、抗体生成的沉淀弧，可以确定供试品中是否含有特定的抗原或抗体，以及它们的相对含量。这对于临床诊断、疾病监测等方面都具有重要意义。

（3）研究免疫反应　免疫电泳检测可以用于研究免疫反应的机制和过程。通过观察沉淀弧的形成和变化，可以了解抗原和抗体之间的特异性结合、免疫复合物的形成和沉淀等过程，以及这些过程受到的各种因素的影响。这对于深入理解免疫反应的本质、开发新的免疫诊断方法和治疗手段等方面都具有重要意义。

4. 优缺点

免疫电泳检测的优点有：它结合了电泳和免疫扩散技术，能够较为准确地分析供试品中的成分及其性质；可同时检测多种抗原，具有较高的特异性；操作相对较为简便，不需要特别复杂的仪器设备。然而，免疫电泳检测也存在一些缺点：检测过程较为耗时，从电泳到免疫扩散需要一定时间等待结果；对操作人员的技术要求较高，操作不当可能影响结果准确性；此外，灵敏度相对有限，对于低浓度的抗原可能无法形成明显的沉淀弧，影响成分分析的准确性。

综上所述，免疫电泳检测是一种结合了电泳技术和免疫双相扩散的检测方法，能够分析供试品中的成分及其性质。在生物医学领域，免疫电泳检测被广泛应用于蛋白质分析、抗原和抗体检测、免疫反应研究等方面，为疾病诊断、治疗和预防提供了重要的技术支持。

任务准备

1. 仪器与用具

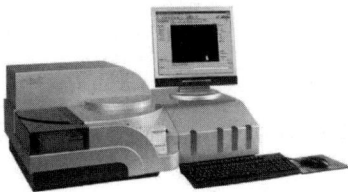

InterlabG26全自动电泳仪　　　　　　　　电泳槽

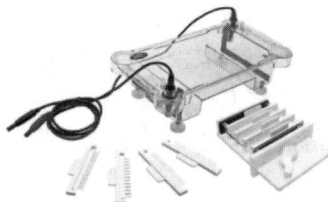

除上述主要仪器外，请整理乙型肝炎人免疫球蛋白的免疫电泳检测所需仪器，填写表6-10。

表 6-10 免疫电泳检测所需仪器

序号	仪器	型号
1		
2		
3		
4		

2. 试药与试液

请整理乙型肝炎人免疫球蛋白的免疫电泳检测所需试剂，填写表 6-11。

表 6-11 免疫电泳检测所需试剂

序号	试剂	用量
1		
2		
3		
4		
5		
6		
7		
8		
9		
10		
11		

溶液配制：

（1）磷酸盐缓冲液（pH 8.6）　甲液：取磷酸氢二钠 35.8g，加水溶解，并稀释至 1000mL；乙液：取磷酸二氢钠 1.38g，加水溶解，并稀释至 100mL。取上述甲液 1000mL 与乙液 15mL，混匀，调节 pH 值至 8.6。

（2）0.5%氨基黑染色剂　取氨基黑 10B 0.5g，加甲醇 50mL、冰醋酸 10mL 与水 40mL 使溶解，摇匀。

（3）1.5%琼脂糖溶液　取琼脂糖 1.5g，加水 50mL 与磷酸盐缓冲液（pH 8.6）50mL，加热使完全溶胀。

（4）脱色液　取乙醇 45mL、冰醋酸 5mL 与水 50mL，混匀。

（5）溴酚蓝指示液　取溴酚蓝 50mg，加水 100mL 使溶解。

（6）对照品　正常人血清或其他适宜的对照品。

（7）供试品溶液的制备　取供试适量，加 0.9%氯化钠溶液稀释制成蛋白质浓度约为 0.5% 的溶液。

任务实施

任务名称：乙型肝炎人免疫球蛋白的免疫电泳检测

方法：《中国药典》、药品标准、法规在线查询，搜索"乙型肝炎人免疫球蛋白"，查阅其质量标准，整理乙型肝炎人免疫球蛋白的免疫电泳检测的方法并进行测定。

原理：本法系将供试品通过电泳分离成区带的各抗原，然后与相应的抗体进行双相免疫扩散，当两者比例合适时形成可见的沉淀弧。将沉淀弧与已知标准抗原、抗体生成的沉淀弧的位置和形状进行比较，即可分析供试品中的成分及其性质。

本任务所用方法为免疫电泳法，即与正常人血清或血浆比较，主要沉淀线应为 IgG，以判定结果。

操作步骤：

（1）将 1.5%琼脂糖溶液倾倒于大小适宜的水平玻板上，厚度约 3mm，静置，待凝胶凝固成无气泡的均匀薄层后，于琼脂糖凝胶板负极 1/3 处的上下各打 1 孔，孔径 3mm，孔距 10～15mm。

（2）测定孔加供试品溶液 10μL 和溴酚蓝指示液 1 滴，对照孔加正常人血清或人血浆 10μL 和溴酚蓝指示液 1 滴。用 3 层滤纸搭桥和磷酸盐缓冲液（pH 8.6）接触，80～100V 恒压电泳，当溴酚蓝指示液迁移至琼脂糖凝胶板前沿时，关闭电源。

（3）电泳结束后，在两孔之间距离两端 3～5mm 处挖宽 3mm 槽，向槽中加入血清抗体或人血浆抗体，槽满但不溢出。放湿盒中 37℃扩散 24 小时。

（4）扩散完毕后，用 0.9%氯化钠溶液充分浸泡琼脂糖凝胶板，以除去未结合蛋白质。

（5）将浸泡好的琼脂糖凝胶板放入 0.5%氨基黑溶液染色，再用脱色液脱色至背景基本无色。用适当方法保存或复制图谱。与对照品比较，供试品的主要沉淀线应为待测蛋白质。

记录：根据沉淀线的位置及形状，参照免疫球蛋白迁移范围示意图，识别主要 IgG，比较结果。

结果与判定：与正常人血清或血浆比较，主要沉淀线应为 IgG。

注意事项：免疫电泳检测时，应严格按仪器的使用说明书操作，并注意下列事项。

（1）电泳时应有冷却系统，否则琼脂糖凝胶会出现干裂。

（2）用 0.9%氯化钠溶液浸泡应充分，否则背景不清晰。

（3）抗原与抗体浓度比例应适当，否则会使某些成分不出现沉淀线。当蛋白质抗原浓度高于 20g/L，应用缓冲液稀释后再进行电泳和扩散。

（4）所用抗血清最好用两只或两只以上免疫动物的混合血清，增加抗血清的抗体谱。

（5）浇板时要求厚度均匀，无气泡。打孔挖槽时要求外壁整齐，防止琼脂破裂。

（6）扩散过程中需要在不同时间进行结果观察，做好记录。

（7）如采用凝胶电泳扫描仪，可不进行染色脱色，直接扫描保存图谱。

全自动电泳仪 QIACel 操作指南

请填写工作任务单（表6-12）。

表6-12　工作任务单

工作任务				
班级组号			组长	
工作任务描述				
小组分工	姓名	工作任务		
任务实施过程记录（步骤）				

溶液配制：

加样操作：

电泳：

扩散：

染色和脱色：

保存或复制图谱：

结果分析：

上级验收评定			验收人签名	

请填写结果记录单（表6-13）。

表6-13　结果记录单

样品名称				批号	
规格				有效期	
包装				生产单位或产地	
检验依据				检验日期	
检验项目	实验方法	标准要求	检验结果/结论		检验人
相对密度					
实验过程记录					

【免疫电泳检测】
采用方法：_____　　　仪器型号：_____　　　温度：_____℃
图谱：

免疫球蛋白迁移范围示意图：

供试品溶液的主要沉淀线：

正常人血清或人血浆（对照）的主要沉淀线：

结论：本品按_____标准检验，结果_____。

请填写任务评价表（表6-14）。

表6-14　任务评价表

评价指标	序号	评价内容	分值	自评	组评	师评
职业素养	1	准时出勤，遵守纪律	10			
	2	团队协作，解决难题	5			
	3	任务操作规范，按时完成任务	10			
	4	反复提升作业质量，不断思考和进步	5			
知识目标	1	掌握免疫电泳检测的方法	10			
	2	能正确完成课上任务测试	20			
技能目标	1	能正确完成免疫电泳检测任务	15			
	2	能正确解释和整理任务结果	15			
	3	掌握生物药物专业检测注意事项	10			
总分			100			

一、单选题

1. 免疫电泳常用于（   ）。

A. IgG 定量测定   B. M 蛋白鉴定

C. IgG 类别鉴定   D. 抗原分子量测定

E. 抗体效价测定

2. 免疫电泳不能用于（   ）。

A. 抗原或抗体的成分分析   B. 无丙种球蛋白血症患者体液中蛋白质分析

C. 多发性骨髓瘤患者体液中蛋白质分析   D. 抗原蛋白定量

E. 多发性骨髓瘤血清 M 蛋白检测和鉴定

3. 免疫电泳的实质是（   ）。

A. 单向免疫扩散与电泳相结合的定向免疫扩散技术

B. 区带电泳与单向免疫扩散相结合的免疫检测技术

C. 双向扩散与电泳相结合的定向免疫扩散技术

D. 区带电泳与双相免疫扩散相结合的免疫检测技术

E. 抗原抗体反应与电泳相结合的定向免疫扩散技术的统称

4. 免疫电泳最常用的载体是（   ）。

A. 醋酸纤维薄膜   B. 琼脂糖凝胶

C. 淀粉凝胶   D. 果胶   E. 葡聚糖

二、多选题

1. 免疫电泳技术包括（   ）。

A. 对流免疫电泳   B. 火箭免疫电泳

C. 单向免疫扩散   D. 免疫电泳   E. 免疫固定电泳

2. 在临床上，免疫固定电泳检测的重链包括（   ）。

A. IgA   B. IgG   C. IgM   D. IgE

3. 免疫电泳不属于（   ）。

A. 凝集反应   B. 溶血反应   C. 沉淀反应   D. 中和反应

三、简答题

1. 免疫电泳试验的注意事项有哪些？

2. 免疫电泳可以用来研究什么？

四、课后拓展

撰写一篇关于"精益求精的工作作风对药物质量检验的重要性"的短文。（300 字以内）

子任务6.3　无细胞百日咳疫苗鉴别试验

采用酶联免疫吸附法测定无细胞百日咳疫苗有效组分百日咳毒素（PT）和丝状血凝素（FHA）。酶联免疫吸附试验（ELISA）是一种利用抗原抗体之间专一性键结之特性进行检测的免疫学分析方法。它具有灵敏、特异、简单、快速、稳定及易于自动化操作等特点，广泛应用于多个领域。如果无细胞百日咳疫苗鉴别试验不符合药典标准，疫苗可能无法有效激发免疫应答，导致免疫失败，增加患病风险；还可能引发疾病流行，消耗公共卫生资源；对个体而言，可能出现严重病症。现有一批无细胞百日咳疫苗，如何对其进行鉴别试验？

无细胞百日咳疫苗鉴别试验

学习目标

- **知识目标**

1. 掌握生物药酶联免疫吸附法测定的原理。
2. 熟悉无细胞百日咳疫苗的鉴别方法。
3. 了解无细胞百日咳疫苗鉴别试验的注意事项。

- **技能目标**

1. 能够进行无细胞百日咳疫苗鉴别试验。
2. 准确计算和记录无细胞百日咳疫苗鉴别试验结果。
3. 对测定结果进行合理分析和评估。

- **素质目标**

学习求真的科学精神和深厚的家国情怀。

导学问题

请查找相关资料，回答下列问题。

1. 无细胞百日咳疫苗检测的主要内容是什么？
2. 如何通过实验室检测方法鉴别无细胞百日咳疫苗的真伪？
3. 酶联免疫吸附法测定无细胞百日咳疫苗中百日咳毒素（PT）和丝状血凝素（FHA）的原理是什么？
4. 酶联免疫吸附法测定中影响结果准确性的因素有哪些？

工作计划

根据任务小组讨论的结果获取相应的信息，完成表6-15、表6-16。

表 6-15　无细胞百日咳疫苗的相关信息

序号	无细胞百日咳疫苗	描述
1	外观	
2	鉴别合格标准	
3	保存、运输	
4	有效期	
5	预防或治疗	

表 6-16　实验设计相关信息

序号	内容	名称或描述
1	试剂 1	
2	试剂 2	
3	试剂 3	
4	试剂 4	
5	试剂 5	
6	试剂 6	
7	试剂 7	
8	试剂 8	
9	对照试剂	
10	供试品溶液	

知识准备

一、无细胞百日咳疫苗的药典标准

无细胞百日咳疫苗由百日咳杆菌培养物中提取的百日咳毒素（PT）、丝状血凝素（FHA），经脱毒氢氧化铝吸附后制成，为白色浑浊悬液，含防腐剂，放置后佐剂下沉，摇匀后即为均匀悬液。

《中国药典》规定，应符合规定。

二、无细胞百日咳疫苗鉴别试验

百日咳是一种由百日咳杆菌引起的急性呼吸道传染病，主要影响婴幼儿。无细胞百日咳疫苗的出现，大大降低了百日咳的发病率和死亡率。该疫苗通过去除百日咳杆菌中的有害成分，保留有效免疫原性成分，如 PT 和 FHA，从而在提供免疫保护的同时减少了不良反应的发生。

无细胞百日咳疫苗在预防百日咳疾病中发挥着重要作用。为了确保疫苗的质量和有效性，需要对其有效组分进行准确的鉴别和测定。其中，采用酶联免疫吸附法（ELISA）测定无细胞百日咳疫苗有效组分 PT 和 FHA 是一种常用的方法。

1. 酶联免疫吸附法的原理

酶联免疫吸附法是一种基于抗原-抗体特异性结合的检测方法。其基本原理是将已知的抗原或抗体固定在固相载体上，如微孔板，然后加入待检测的样品。如果样品中含有相应的抗体或抗原，就会与固相载体上的抗原或抗体发生特异性结合。接着，加入酶标记的第二抗体或抗原，形成抗原-抗体-酶标记抗体复合物。最后，通过加入底物，酶催化底物发生化学反应，产生可检测的信号，如颜色变化或荧光强度。根据信号的强弱，可以定量或定性地分析样品中目标物质的含量。

在无细胞百日咳疫苗鉴别试验中，利用酶联免疫吸附法分别测定 PT 和 FHA 的含量。首先，将针对 PT 和 FHA 的特异性抗体分别固定在微孔板上。然后，将无细胞百日咳疫苗样品加入微孔板中，使其中的 PT 和 FHA 与相应的抗体结合。经过洗涤去除未结合的物质后，加入酶标记的第二抗体，形成复合物。最后，加入底物，通过检测底物的化学反应产生的信号，确定 PT 和 FHA 的含量。

2. 结果判断和质量控制

（1）结果判断　根据样品中 PT 和 FHA 的含量，判断无细胞百日咳疫苗的质量是否符合标准。一般来说，无细胞百日咳疫苗中 PT 和 FHA 的含量应在一定的范围内，具体范围可根据相关标准或产品说明书确定。

（2）质量控制　在试验过程中，应设置阳性对照、阴性对照和空白对照，以确保试验结果的准确性和可靠性。阳性对照应使用已知含有 PT 和 FHA 的标准品，阴性对照应使用不含 PT 和 FHA 的样品，空白对照应使用不加入样品或标准品的微孔板。

此外，须对试验结果进行重复性和稳定性测试，以确保试验方法的可靠性。

3. 应用

（1）质量控制

① 该方法可以准确地测定无细胞百日咳疫苗中 PT 和 FHA 的含量，为疫苗的质量控制提供了重要的手段。

② 通过对疫苗中有效组分的检测，可以确保疫苗的质量稳定，提高疫苗的安全性和有效性。

（2）研究和开发

① 方法可用于无细胞百日咳疫苗的研究和开发，帮助研究人员了解疫苗的免疫原性和作用机制。

② 通过对不同批次疫苗中 PT 和 FHA 含量的比较，可以评估疫苗生产工艺的稳定性和一致性。

（3）临床应用

① 方法可用于临床检测，帮助医生了解患者对无细胞百日咳疫苗的免疫反应情况。

② 通过检测患者血清中 PT 和 FHA 的抗体水平，可以评估疫苗的免疫效果，为疾病的预防和治疗提供参考。

总之，采用酶联免疫吸附法测定无细胞百日咳疫苗中的 PT 和 FHA 是一种准确、可靠的方法，对于确保疫苗的质量和有效性具有重要的意义。

1. 仪器与用具

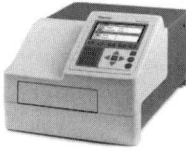

ThermoMultiskan FC
全自动酶标仪

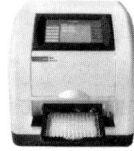

BioTek Synergy LX
多功能酶标仪

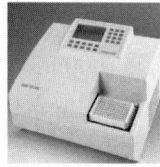

KHB ST-360
型科华生物酶标仪

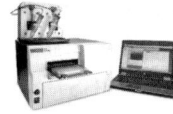

Synergy HTX
多功能酶标仪

除上述主要仪器外，请整理无细胞百日咳疫苗鉴别所需仪器，填写表 6-17。

表 6-17　无细胞百日咳疫苗鉴别所需仪器

序号	仪器	型号
1		
2		
3		
4		
5		

2. 试药与试液

请整理无细胞百日咳疫苗鉴别所需试剂，填写表 6-18。

表 6-18　无细胞百日咳疫苗鉴别的所需试剂

序号	试剂	用量
1		
2		
3		
4		
5		
6		
7		
8		
9		
10		
11		
12		
13		
14		
15		
16		
17		

溶液配制：

（1）试剂

① 包被液（pH9.6碳酸盐缓冲液）　称取碳酸钠1.59g，碳酸氢钠2.93g，加水溶解，定容至1000mL。

② 磷酸盐缓冲液（pH7.4）　称取氯化钠8.0g、氯化钾0.20g、磷酸氢二钠1.44g、磷酸二氢钾0.24g，加水溶解并稀释至1000mL，121℃灭菌15分钟。

③ 洗涤液（PBS-Tween20）　量取聚山梨酯20（Tween 20）0.5mL，加磷酸盐缓冲液稀释至1000mL。

④ 封闭液　称取牛血清白蛋白1.0g，加洗涤液溶解并稀释至100mL。

⑤ 稀释液　称取牛血清白蛋白0.5g，加洗涤液溶解并稀释至100mL。

⑥ 底物缓冲液（0.005mol/L醋酸钠-枸橼酸缓冲液）　称取醋酸钠0.68g、枸橼酸（$C_6H_8O_7 \cdot H_2O$）1.05g，加水溶解并稀释至1000mL，调pH值至3.6。

⑦ 底物液A　称取3，3′，5，5′-四甲基联苯胺（TMB）0.08g，加二甲基亚砜40mL溶解，加甲醇60mL，混匀，加底物缓冲液100mL，避光搅拌2小时至完全溶解，室温静置4小时后使用。

⑧ 底物液B　量取1.5%过氧化氢溶液3.2mL，加底物缓冲液稀释至1000 mL。

⑨ 底物液　取底物液A和底物液B等体积混匀，临用前配制。

⑩ 终止液　2mol/L硫酸溶液。

（2）阳性对照的制备　用纯化的PT或FHA参考品作阳性对照（2～8μg/mL）。

（3）阴性对照的制备　用PBS或其他适宜的对照品作阴性对照。

（4）供试品溶液的制备　取疫苗供试品适量，加枸橼酸钠或其他适宜的试剂进行疫苗解吸附处理。

任务实施

任务名称：无细胞百日咳疫苗鉴别试验

方法：《中国药典》、药品标准、法规在线查询，搜索"无细胞百日咳疫苗"，查阅其质量标准，整理无细胞百日咳疫苗鉴别试验的方法并进行测定。

原理：采用酶联免疫吸附法测定无细胞百日咳疫苗有效组分百日咳毒素（PT）和丝状血凝素（FHA）。酶联免疫吸附法原理是将抗原或抗体吸附于固相载体表面，加入待测样本后，其相应的抗体或抗原与之特异性结合，再加入酶标抗体或抗原，通过酶催化底物显色，颜色深浅与待测物含量成正比，经仪器检测得出结果。

实验步骤：

（1）分别取PT抗体或FHA抗体（2～5μg/mL）适量，以100μL/孔加至酶标板内，用封口膜封好，2～8℃放置16～20小时。

（2）用洗涤液洗板3次，以200μL/孔加封闭液至酶标板内，用封口膜封好，37℃放置1小时。

（3）将封闭好的酶标板用洗涤液洗板3次，以100μL/孔加入PT或FHA阳性对照和供试品溶液，37℃放置1小时。

（4）用洗涤液洗板 6 次，稀释辣根过氧化物酶标记的 PT 抗体或 FHA 抗体至适当浓度，以 100μL/孔加至酶标板内，用封口膜封好，37℃放置 1 小时。

（5）用洗涤液洗板 6 次，以 100μL/孔加入底物液，室温避光放置 5～15 分钟；以 50μL/孔加入终止液终止反应。用酶标仪在适宜波长处测定吸光度。

结果判定：Cutoff 值为阴性对照吸光度的 2.1 倍。阳性对照的吸光度应大于 Cutoff 值。供试品溶液的吸光度大于 Cutoff 值者为阳性。

注意事项：无细胞百日咳疫苗鉴别试验时，应严格按仪器的使用说明书操作，并注意下列事项。

（1）因供试品是吸附制剂，放置后出现沉淀，使用时必须充分摇匀。

（2）操作前应对试验的物理参数有充分的了解，如环境温度（保持在 18℃～25℃）、反应孵育温度和孵育时间、洗涤的次数等，要先查看水育箱温度，是否符合要求。

（3）正确使用加样器，加样器应垂直加入标本或试剂，避免刮擦包被板底部。加样过程中避免液体外溅，血清残留在反应孔壁上，加样器吸头要清洗干净，避免污染，加样次序要与说明书一致，否则可导致结果错误，试验重复性差。

（4）手工洗板加洗液时冲击力不要太大，洗涤次数不要超过说明书推荐的洗涤次数，洗液在反应孔内滞留的时间不宜太长。不要使洗液在孔间窜流，造成孔间污染，导致假阴性或假阳性。

（5）要保证加液量一致。

（6）显色液量不可过多　加样的工作环境不能处于阳光直射的环境下，加显色系统后要避光反应，显色液量不能过多，以免显色过强。

PHOMO 酶标仪操作指南

请填写工作任务单（表6-19）。

表 6-19　工作任务单

工作任务			
班级组号		组长	
工作任务描述			
小组分工	姓名	工作任务	
任务实施过程记录（步骤）			
溶液配制：			
样品测定：			
结果处理：			
上级验收评定		验收人签名	

请填写结果记录单（表6-20）。

表 6-20　结果记录单

样品名称				批号	
规格				有效期	
包装				生产单位或产地	
检验依据				检验日期	
检验项目	实验方法	标准要求	检验结果/结论		检验人
相对密度					

实验过程记录

【无细胞百日咳疫苗鉴别试验】
采用方法：_____　　仪器型号：_____　　温度：_____℃

吸光度测定：

试液和临界值	吸光度		
	1	2	3
PT 或 FHA 阳性对照			
供试品溶液			
阴性对照			
Cutoff 值			

结果判定：

结论：本品按_____标准检验，结果_____。

请填写任务评价表（表 6-21）。

表 6-21　任务评价表

评价指标	序号	评价内容	分值	自评	组评	师评
职业素养	1	准时出勤，遵守纪律	10			
	2	团队协作，解决难题	5			
	3	任务操作规范，按时完成任务	10			
	4	反复提升作业质量，不断思考和进步	5			
知识目标	1	掌握疫苗鉴别的方法	10			
	2	能正确完成课上任务测试	20			
技能目标	1	能正确完成疫苗鉴别任务	15			
	2	能正确解释和整理任务结果	15			
	3	掌握生物药物专业检测注意事项	10			
总分			100			

一、单选题

1. 酶联免疫吸附法（ELISA）中常用的酶是（　　）。

A. 过氧化氢酶
B. 葡萄糖氧化酶
C. 辣根过氧化物酶
D. 碱性磷酸酶

2. 在酶联免疫吸附法检测中，洗涤步骤的主要目的是（　　）。

A. 增加反应灵敏度
B. 去除未结合的物质
C. 加速反应进程
D. 提高酶的活性

3. 酶联免疫吸附法的基本类型不包括（　　）。

A. 间接法
B. 直接法
C. 沉淀法
D. 双抗体夹心法

4. 以下不是酶联免疫吸附法常用的固相载体的是（　　）。

A. 聚苯乙烯微量反应板
B. 硝酸纤维素膜
C. 磁珠
D. 玻璃片

5. 酶联免疫吸附法试验中，终止反应通常使用（　　）。

A. 盐酸
B. 氢氧化钠
C. 硫酸
D. 磷酸

二、多选题

1. 酶联免疫吸附法（ELISA）的特点包括（　　）。

A. 特异性强
B. 灵敏度高
C. 操作简便
D. 成本低
E. 适用于大批量样本检测

2. 以下是酶联免疫吸附法中常用的显色剂的是（　　）。

A. 邻苯二胺（OPD）
B. 四甲基联苯胺（TMB）
C. 5-氨基水杨酸（5-ASA）
D. 3,3′,5,5′-四甲基联苯胺硫酸盐（TMB-2HCl）
E. 2,2′-联氮-双（3-乙基苯并噻唑啉-6-磺酸）二铵盐（ABTS）

3. 影响酶联免疫吸附法检测结果的因素有（　　）。

A. 抗体质量
B. 样品处理
C. 温育条件
D. 洗涤效果
E. 显色时间

4. 酶联免疫吸附法中常用的酶标记物有（　　）。

A. 辣根过氧化物酶标记抗体
B. 碱性磷酸酶标记抗体
C. 荧光素标记抗体
D. 生物素标记抗体
E. 胶体金标记抗体

5. 酶联免疫吸附法的应用领域包括（　　）。

A. 医学诊断
B. 食品安全检测
C. 环境监测
D. 药物研发
E. 农业生产

三、课后拓展

撰写一篇关于"生物药质量检测中标准意识的重要性"短文。（300 字）

任务 7
生物药物的生物活性/效价测定

知识框架

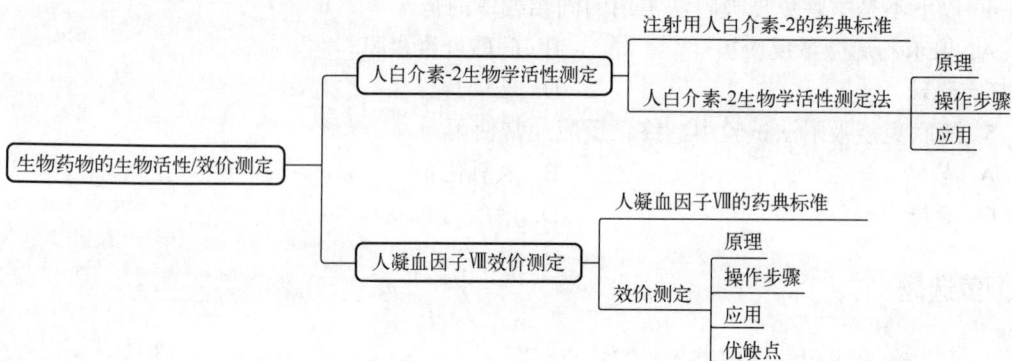

生物药物的生物活性/效价测定
- 人白介素-2生物学活性测定
  - 注射用人白介素-2的药典标准
  - 人白介素-2生物学活性测定法
    - 原理
    - 操作步骤
    - 应用
- 人凝血因子Ⅷ效价测定
  - 人凝血因子Ⅷ的药典标准
  - 效价测定
    - 原理
    - 操作步骤
    - 应用
    - 优缺点

课前阅读

在一家知名的生物制药企业中，研发团队正在进行一项新型生物药物的研发工作。在生物活性/效价测定阶段，面临着时间紧、任务重的巨大压力。一些员工提出为了赶进度，可以适当放宽测定标准，先将产品推向市场，后续再进行完善。然而，企业的领导和研发负责人坚决反对这种做法。他们召集全体员工开会，强调生物药物关乎患者的生命健康，每一个数据都必须精准可靠，每一个步骤都必须严格遵循标准。他们带领团队加班加点，通过不断优化测定方法和技术，在确保测定结果准确无误的前提下，最终按时完成了生物活性/效价测定工作。这款药物上市后，因其可靠的质量和显著的疗效赢得了市场的认可和患者的信赖。

子任务7.1 人白介素-2生物学活性测定

人白介素-2 生物学活性测定

学习情境

依据在不同白介素-2（IL-2）的浓度下，其细胞依赖株 CTLL-2 细胞存活率不同，以此检测 IL-2 的生物学活性。如果人白介素-2 生物学活性测定结果不符合药典标准，可能无法有效发挥作用，致病情控制不佳；还会增加不良反应，如发热、过敏等。现有一批人白介素-2，如何对其进行生物学活性测定？

学习目标

● **知识目标**
1. 掌握人白介素-2 生物学活性测定原理。
2. 熟悉人白介素-2 生物学活性测定方法。
3. 了解人白介素-2 生物学活性测定的注意事项。
● **技能目标**
能够进行人白介素-2 生物学活性的测定。
● **素质目标**
具备良好的质量意识、服务意识。

导学问题

请查找相关资料，回答下列问题。
1. 简述人白介素-2 生物学活性测定的基本原理。
2. 简述实验中选择的细胞株的特点和要求。
3. 简述测定实验的操作流程。
4. 影响人白介素-2 生物学活性的因素有哪些？
5. 酶标仪在测定过程中的主要作用是什么？

工作计划

根据任务小组讨论的结果获取相应的信息，完成表 7-1、表 7-2。

表 7-1　注射用人白介素-2 的相关信息

序号	注射用人白介素-2	描述
1	外观	
2	生物学活性合格标准	
3	保存、运输	
4	有效期	
5	预防和治疗	

表 7-2　实验设计相关信息

序号	内容	名称或描述
1	供试品	
2	供试品溶液	
3	如何整理数据	
4		
5		

知识准备

一、注射用人白介素–2 的药典标准

本品系由高效表达人白细胞介素-2（简称人白介素-2）基因的大肠埃希菌，经发酵、分离和高度纯化后获得的人白介素-2 冻干制成。含适宜稳定剂，不含抑菌剂和抗生素。

《中国药典》规定，生物学活性应为标示量的 80%～150%。

二、人白介素–2 生物学活性测定法

人白介素-2（interleukin-2，IL-2）是一种重要的细胞因子，在免疫系统中发挥着关键作用。为了准确测定 IL-2 的生物学活性，科学家们开发了基于细胞依赖株 CTLL-2 细胞存活率的测定方法。本法系依据在不同白介素-2（IL-2）的浓度下，其细胞依赖株 CTLL-2 细胞存活率不同，以此检测 IL-2 的生物学活性。

1. 原理

人白介素-2 生物学活性测定法的核心原理是利用不同浓度的 IL-2 对其细胞依赖株 CTLL-2 细胞存活率的影响。CTLL-2 细胞是一种对 IL-2 高度敏感的 T 细胞系，在 IL-2 的作用下能够存活、增殖。当 IL-2 的浓度较高时，CTLL-2 细胞的存活率也会相应提高；反之，当 IL-2 的浓度较低时，CTLL-2 细胞的存活率则会下降。

具体来说，在测定过程中，将不同浓度的 IL-2 标准品和待测样品分别加入含有 CTLL-2 细胞的培养体系中。经过一定时间的培养后，通过检测细胞的存活率来确定 IL-2 的生物学活性。细胞存活率可以通过多种方法进行检测，如 MTT 法、CCK-8 法等。这些方法都是基于细胞代谢活性的检测，即活细胞能够将特定的底物转化为有色产物或产生荧光信号，而死

细胞则不能。通过测量有色产物的吸光度或荧光信号的强度，可以间接反映细胞的存活率。

2. 操作步骤

首先进行细胞培养，复苏 CTLL-2 细胞并在适宜培养基中培养，保持良好生长状态。接着制备标准品和待测样品，准备不同浓度的 IL-2 标准品，对待测样品进行适当处理。然后将处于对数生长期的 CTLL-2 细胞以适当密度接种到培养容器中，向其中加入不同浓度的 IL-2 标准品和待测样品以及设置对照。之后放入培养箱中培养一定时间，培养结束后采用合适方法检测细胞存活率，如 MTT 法加入 MTT 溶液后溶解甲臜结晶测量吸光度值，或 CCK-8 法直接加入 CCK-8 溶液后测量吸光度值。最后根据标准品浓度和吸光度值绘制标准曲线，将待测样品吸光度值代入计算出 IL-2 浓度及生物学活性。

3. 应用

（1）药物研发　在 IL-2 相关药物的研发过程中，该测定法可以用于评估药物的生物学活性和质量控制。通过测定药物中 IL-2 的生物学活性，可以确定药物的有效成分含量，为药物的剂量确定和疗效评价提供依据。

（2）临床诊断　在临床诊断中，IL-2 的生物学活性测定可以用于监测患者的免疫状态。例如，在某些免疫性疾病、肿瘤等疾病的诊断和治疗过程中，检测患者血清中 IL-2 的水平可以反映患者的免疫功能状态，为疾病的诊断和治疗提供参考。

（3）基础研究　在免疫学、细胞生物学等基础研究领域，该测定法可以用于研究 IL-2 的生物学功能和作用机制。通过测定不同条件下 IL-2 的生物学活性，可以深入了解 IL-2 在免疫调节、细胞增殖、分化等过程中的作用，为进一步揭示免疫系统的奥秘提供重要线索。

总之，人白介素-2 生物学活性测定法是一种基于 CTLL-2 细胞存活率的有效测定方法，具有操作简单、准确性高、重复性好等优点。该方法在药物研发、临床诊断和基础研究等领域都有着广泛的应用前景，为深入研究 IL-2 的生物学功能和应用提供了重要的技术支持。

任务准备

1. 仪器与用具

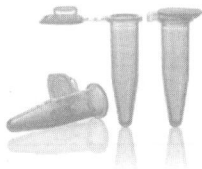

离心管

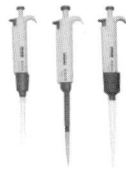

移液枪

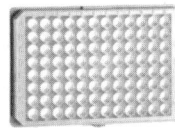

96孔板

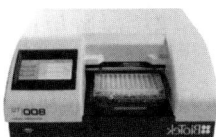

800ts吸收光酶标仪

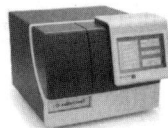

spectramax id3多功能酶标仪

Thermo 3111二氧化碳培养箱

除上述主要仪器外，请整理注射用人白介素-2 生物学活性测定所需仪器，填写表 7-3。

表 7-3　生物学活性测定所需仪器

序号	仪器	型号
1		
2		
3		
4		
5		
6		
7		
8		

2. 试药与试液

请整理注射用人白介素-2 生物学活性测定法所需试剂，填写表 7-4。

表 7-4　生物学活性测定所需试剂

序号	试剂	用量
1		
2		
3		
4		
5		
6		
7		
8		
9		
10		
11		
12		
13		

溶液配制：

（1）RPMI 1640 培养液　取 RPMI 1640 培养基粉末 1 袋（规格为 1L），加水溶解并稀释至 1000mL，加青霉素 10^5IU 和链霉素 10^5IU，再加碳酸氢钠 2.1g，溶解后，混匀，除菌过滤，4℃保存。

（2）基础培养液　量取新生牛血清（FBS）10mL，加 RPMI 1640 培养液 90mL。4℃保存。

（3）完全培养液　量取基础培养液 100mL，加入白介素-2 至终浓度为每 1mL 含 400～800IU。4℃保存。

（4）PBS　称取氯化钠 8.0g、氯化钾 0.20g、磷酸氢二钠 1.44g、磷酸二氢钾 0.24g，加水溶解并稀释至 1000mL，经 121℃、15 分钟灭菌。

（5）噻唑蓝（MTT）溶液　称取 MTT 0.1g，加 PBS 溶解并稀释至 20mL，经 0.22μm 滤膜过滤除菌。4℃避光保存。

（6）裂解液　15%十二烷基硫酸钠溶液，使用期限不得超过 12 个月。

（7）CTLL-2 细胞　应为偏酸性、略微浑浊液体，传代后 48～60 小时用于人白介素-2 生物学活性测定。

（8）标准品溶液的制备　在无菌条件下，取人白介素-2 生物学活性测定的国家标准品，按使用说明书复溶后，用基础培养液稀释至每 1mL 含 200IU。在 96 孔细胞培养板中，做 2 倍系列稀释，共 8 个稀释度，每个稀释度做 2 孔。每孔分别留 50μL 标准品溶液，弃去孔中多余溶液。

（9）供试品溶液的制备　在无菌条件下，将供试品按标示量复溶后，用基础培养液稀释成每 1mL 约含 200IU。在 96 孔细胞培养板中，做 2 倍系列稀释，共 8 个稀释度，每个稀释度做 2 孔。每孔分别留 50μL 供试品溶液，弃去孔中多余溶液。

任务实施

任务名称：注射用人白介素-2 生物学活性测定

方法：《中国药典》、药品标准、法规在线查询，搜索"注射用人白介素-2"，查阅其质量标准，整理人白介素-2 生物学活性测定的方法并进行测定。

原理：本法系依据在不同白介素-2（IL-2）的浓度下，其细胞依赖株 CTLL-2 细胞存活率不同，以此检测 IL-2 的生物学活性。

操作步骤：

（1）CTLL-2 细胞用完全培养液于 37℃、5%二氧化碳条件下培养至足够量，离心收集 CTLL-2 细胞，用 RPMI 1640 培养液洗涤 3 次，然后重悬于基础培养液中配制成每 1mL 含 6.0×10^5 个细胞的细胞悬液，于 37℃、5%二氧化碳条件下备用。

（2）在加有标准品溶液和供试品溶液的 96 孔细胞培养板中，每孔加入细胞悬液 50μL，于 37℃、5%二氧化碳条件下培养 18～24 小时。

（3）然后每孔加入 MTT 溶液 20μL，于 37℃、5%二氧化碳条件下培养 4～6 小时。

（4）每孔加入裂解液 150μL，于 37℃、5%二氧化碳条件下保温 18～24 小时。

（5）以上操作均在无菌条件下进行。混匀细胞板中的液体，放入酶标仪，以 630nm 为参比波长，在波长 570nm 处测定吸光度，记录测定结果。

结果计算：试验数据采用计算机程序或四参数回归计算法进行处理，并按下式计算结果。

$$供试品生物学活性（IU/mL）= P_r \times \frac{D_s \times E_s}{D_r \times E_r}$$

式中，P_r 为标准品生物学活性，IU/mL；D_s 为供试品预稀释倍数；D_r 为标准品预稀释倍数；E_s 为供试品相当于标准品半效量的稀释倍数；E_r 为标准品半效量的稀释倍数。

注意事项：人白介素-2 生物学活性测定时，应严格按仪器的使用说明书操作，并注意下列事项。

（1）测定前，按各品种项下的规定，选择三种或两种合适的标准品对仪器进行校正，使供试品溶液的浓度处于它们的浓度范围之间。

（2）每次更换标准品或供试品溶液前，应用相应的缓冲液充分洗涤仪器的检测部件，再用所换的标准品或供试品溶液洗涤，或者用缓冲液充分洗涤后将液体吸尽。

（3）在测定高浓度的供试品和标准品时，应注意仪器的检测上限和饱和问题，必要时对样品进行适当稀释后测定。

（4）如果供试品溶液的浓度超出上述标准品的浓度范围，选择浓度接近供试品的三种或两种标准品进行校正。

（5）对活性不稳定或易受干扰的供试品测定，除另有规定外，先进行预实验确定仪器的最佳检测条件后再测定供试品溶液，并重取供试品溶液再测，直至活性测定值在规定时间内的波动不超过预设范围为止；然后更换不同批次的标准品再次校正仪器，再如上法测定；两次测定结果的相对偏差应在规定范围内，取平均值作为最终结果。

（6）配制标准品与供试液所用的试剂，应是质量可靠且符合要求的产品，并应按照规定的条件保存和使用，以免影响测定结果。

（7）标准品一般可保存一定时间，但发现有变质、失活或其他异常现象时，不能继续使用。

（8）使用时，仪器的关键部件应小心操作，防止损坏。

（9）在只需获得大致活性值的情况下，也可采用相对简便但精度稍低的测定方法，但需确保结果能满足基本需求。

请填写工作任务单（表7-5）。

表7-5　工作任务单

工作任务				
班级组号			组长	
工作任务描述				
小组分工	姓名	工作任务		
任务实施过程记录（步骤）				
溶液配制： 操作步骤： 结果计算： 				
上级验收评定			验收人签名	

请填写结果记录单（表 7-6）。

表 7-6 结果记录单

样品名称			批号	
规格			有效期	
包装			生产单位或产地	
检验依据			检验日期	
检验项目	实验方法	标准要求	检验结果/结论	检验人
生物学活性测定				
实验过程记录				

【生物学活性测定】

采用方法：_____ 仪器型号：_____ 温度：_____℃

浓度 /（IU/mL）	吸光度							
	200	100	50	25	12.5	6.25	3.125	1.561
供试品溶液								
标准品溶液								

标准品溶液和供试品溶液分别作曲线：

计算供试品中的生物学活性：

结论：本品按_____标准检验，结果_____。

任务评价

请填写任务评价表（表7-7）。

表 7-7　任务评价表

评价指标	序号	评价内容	分值	自评	组评	师评
职业素养	1	准时出勤，遵守纪律	10			
	2	团队协作，解决难题	5			
	3	任务操作规范，按时完成任务	10			
	4	反复提升作业质量，不断思考和进步	5			
知识目标	1	掌握生物学活性测定的方法	10			
	2	能正确完成课上任务测试	20			
技能目标	1	能正确完成生物学活性测定任务	15			
	2	能正确解释和整理任务结果	15			
	3	掌握生物药物专业检测注意事项	10			
总分			100			

一、单选题

1. 人白介素-2 生物学活性测定常用的方法是（　　）。

A. MTT 法　　　　　　　　　　　　B. ELISA 法

C. 流式细胞术　　　　　　　　　　D. 免疫印迹法

2. 以下不是影响人白介素-2 生物学活性测定的因素是（　　）。

A. 细胞密度　　　　　　　　　　　B. 培养时间

C. 培养基成分　　　　　　　　　　D. 实验室温度

3. 在人白介素-2 生物学活性测定实验中，阳性对照的作用是（　　）。

A. 验证实验系统的有效性　　　　　B. 校准实验仪器

C. 确定实验的灵敏度　　　　　　　D. 以上都是

4. 进行人白介素-2 生物学活性测定时，通常需要设置（　　）浓度梯度。

A. 3～5 个　　　　　B. 5～7 个　　　　　C. 7～9 个　　　　　D. 9～11 个

5. 人白介素-2 主要作用于（　　）。

A. 巨噬细胞　　　B. T 细胞　　　　C. B 细胞　　　　D. 红细胞

6. 以下细胞株可用于人白介素-2 生物学活性测定的是（　　）。

A. CTLL-2 细胞　　　　　　　　　B. Jurkat 细胞

C. MCF-7 细胞　　　　　　　　　　D. K562 细胞

二、多选题

1. 以下属于进行人白介素-2 生物学活性测定实验前的准备工作的是（　　）。

A. 细胞培养　　　　　　　　　　　B. 试剂配制

C. 仪器校准　　　　　　　　　　　D. 实验动物准备

2. 人白介素-2 生物学活性测定实验中可能用到的仪器有（　　）。

A. 酶标仪　　　　　　　　　　　　B. 显微镜

C. 离心机　　　　　　　　　　　　D. 培养箱

3. 影响人白介素-2 生物学活性测定结果的实验操作因素包括（　　）。

A. 细胞接种量　　　　　　　　　　B. 加样准确性

C. 孵育时间　　　　　　　　　　　D. 洗涤次数

4. 人白介素-2 生物学活性测定实验中的质量控制措施包括（　　）。

A. 设立阳性对照和阴性对照　　　　B. 定期校准仪器

C. 同一实验人员操作　　　　　　　D. 重复实验

三、简答题

1. 简述人白介素-2 生物学活性测定的基本步骤。

2. 讨论人白介素-2 生物学活性测定在临床和科研中的应用价值。

子任务7.2　人凝血因子Ⅷ效价测定

用人凝血因子Ⅷ缺乏血浆为基质血浆，采用一期法测定供试品人凝血因子Ⅷ效价。人凝血因子效价测定不符合规定会导致凝血因子无法发挥应有作用，止血效果差，加重患者出血，延误病情；还可能引起免疫反应，增加医疗风险和成本，给患者生命健康带来严重威胁。现有一批人凝血因子Ⅷ，如何对其进行效价测定？

学习目标

- **知识目标**

1. 了解人凝血因子Ⅷ效价测定的原理。
2. 掌握人凝血因子Ⅷ效价测定的方法。
3. 熟悉人凝血因子Ⅷ效价测定的注意事项。

- **技能目标**

能够对人凝血因子Ⅷ进行效价测定。

- **素质目标**

培养对医药行业的耐心、细致和创新精神。

导学问题

请查找相关资料，回答下列问题。

1. 简述人凝血因子Ⅷ效价测定的基本原理。
2. 解释为什么人凝血因子Ⅷ效价测定需要严格控制实验条件。
3. 谈谈人凝血因子Ⅷ效价测定对保障血液制品质量的重要性。
4. 实验中的关键操作步骤有哪些？
5. 人凝血因子Ⅷ效价测定的一期法有什么优点？

工作计划

根据任务小组讨论的结果获取相应的信息，完成表 7-8、表 7-9。

表 7-8　人凝血因子Ⅷ的相关信息

序号	人凝血因子Ⅷ	描述
1	外观	
2	效价测定合格标准	
3	保存、运输	
4	有效期	
5	预防或治疗	

表 7-9　实验设计相关信息

序号	内容	名称或描述
1	供试品溶液	
2	凝血反应的启动剂	
3	缓冲液	
4	凝血仪	
5	移液枪	
6	如何整理数据	

知识准备

一、人凝血因子Ⅷ的药典标准

本品系由健康人血浆，经分离、提纯，并经病毒去除和灭活处理、冻干制成。含适宜稳定剂，不含抑菌剂和抗生素。

《中国药典》规定，效价依法测定（通则 3521 第一法），根据每 1mL 人凝血因子Ⅷ效价及标示装量计算每瓶人凝血因子Ⅷ效价，应为标示量的 80%～140%。

二、效价测定

人凝血因子Ⅷ在人体凝血过程中起着至关重要的作用，其效价的准确测定对于确保相关药品的质量和安全性至关重要。本法系用人凝血因子Ⅷ缺乏血浆为基质血浆，采用一期法测定供试品人凝血因子Ⅷ效价。

1. 原理

一期法测定人凝血因子Ⅷ效价的原理基于凝血级联反应。在凝血过程中，凝血因子Ⅷ作为一种重要的辅助因子，参与内源性凝血途径。当人凝血因子Ⅷ缺乏时，凝血时间会延长。通过向人凝血因子Ⅷ缺乏血浆中加入不同浓度的供试品人凝血因子Ⅷ，可以观察到凝血时间的变化。在一定范围内，凝血时间与供试品中凝血因子Ⅷ的效价成反比关系。即效价越高，凝血时间越短。通过与标准品进行比较，可以确定供试品人凝血因子Ⅷ的效价。

2. 操作步骤

首先准备人凝血因子Ⅷ缺乏血浆作为基质血浆，以及标准品和供试品，还有凝血酶原时间测定试剂、氯化钙溶液等。接着取不同浓度的标准品用基质血浆稀释得到标准溶液，在试管中加入标准溶液和凝血酶原时间测定试剂，置于37℃水浴预温，加入氯化钙溶液启动凝血反应同时计时，记录凝血时间，以此绘制标准曲线。然后将供试品用基质血浆适当稀释，同样在试管中加入供试品溶液、凝血酶原时间测定试剂和氯化钙溶液，记录凝血时间。最后根据标准曲线，据供试品的凝血时间计算出供试品人凝血因子Ⅷ的效价。在整个过程中要严格控制温度、时间和操作规范，确保实验结果的准确性。

3. 应用

人凝血因子Ⅷ效价测定的一期法在以下领域有着重要应用。

（1）临床诊断与治疗

① 血友病诊断与监测　血友病 A 主要是由于凝血因子Ⅷ缺乏引起的出血性疾病。通过测定患者血浆中的凝血因子Ⅷ效价，可以辅助诊断疾病的严重程度，为制定个性化的治疗方案提供依据。在治疗过程中，定期监测凝血因子Ⅷ效价，有助于调整药物剂量，确保治疗效果，预防出血事件的发生。

② 手术前评估　对于需要进行手术的患者，尤其是血友病患者或有凝血功能障碍风险的患者，测定凝血因子Ⅷ效价可以评估手术出血风险，提前做好相应的预防和治疗措施，如补充凝血因子Ⅷ等。

（2）药物研发与质量控制

① 新药研发　在人凝血因子Ⅷ相关药物的研发过程中，效价测定是关键环节之一。通过准确测定药物中凝血因子Ⅷ的效价，可以评估药物的有效性和安全性，为药物的研发和优化提供数据支持。

② 药品生产质量控制　对于生产人凝血因子Ⅷ的制药企业来说，采用一期法测定效价可以确保产品质量符合标准。在生产过程中的不同阶段进行效价测定，可以及时发现问题，调整生产工艺，保证药品的稳定性和一致性。

（3）科研领域

① 凝血机制研究　通过测定凝血因子Ⅷ效价，可以深入研究凝血因子Ⅷ在凝血过程中的作用机制，以及与其他凝血因子和蛋白质的相互关系。这有助于揭示凝血系统的复杂性，为开发新的治疗方法和药物提供理论基础。

② 疾病病理研究　在一些与凝血功能异常相关的疾病研究中，如血栓性疾病、肝脏疾病等，测定凝血因子Ⅷ效价可以帮助研究人员了解疾病对凝血系统的影响，探索疾病的发病机制和治疗策略。

4. 优缺点

该方法的优点在于利用人凝血因子Ⅷ缺乏血浆作为基质血浆，针对性强，能准确测定供试品中凝血因子Ⅷ的效价；一期法相对操作较为简便，成本较低。然而，也存在一些缺点：对基质血浆的质量要求高，若基质血浆制备不当可能影响结果准确性；测定过程易受温度、时间等因素影响，需严格控制实验条件；同时，该方法可能存在一定的误差范围，对于低浓度的凝血因子Ⅷ测定可能不够灵敏，且每次测定需要进行标准曲线绘制，较为耗时。

1. 仪器与用具

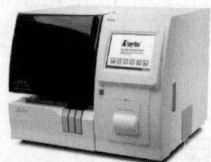

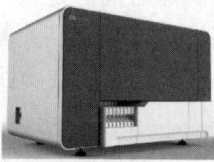

RAC-050全自动凝血分析仪　　EC6800全自动凝血分析仪　　SF-8000赛科希德血凝仪

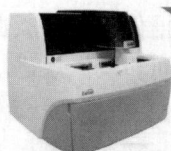

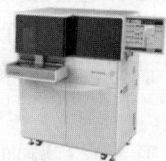

GW-6000全自动凝血分析仪　　CP3000日本SEKISUI积水　　UP5500太阳全自动凝血分析仪
　　　　　　　　　　　　　　全自动凝血分析仪

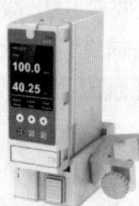

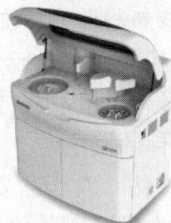

除上述主要仪器外，请整理人凝血因子Ⅷ的效价测定所需仪器，填写表7-10。

表7-10　效价测定所需仪器

序号	仪器	型号
1		
2		
3		

2. 试药与试液

请整理人凝血因子Ⅷ的效价测定所需试剂，填写表7-11。

表7-11　效价测定所需试剂

序号	试剂	用量
1		
2		
3		
4		
5		
6		
7		

溶液配制：

（1）枸橼酸钠溶液　取枸橼酸钠10.83g，加水使溶解并稀释至250mL。

（2）咪唑缓冲液　称取咪唑 0.68g 和氯化钠 1.17g，加水使溶解成 100mL，加 0.1mol/L 盐酸溶液 42.2mL，用水稀释至 200mL（pH7.3）。

（3）稀释液　取 1 体积的 3.8%枸橼酸钠加入 5 体积咪唑缓冲液混合，加适量 20%人血白蛋白至终浓度为 1%。

（4）激活的部分凝血活酶（APTT）试剂。

（5）人凝血因子Ⅷ缺乏血浆　人凝血因子Ⅷ含量低于 1%的人血浆或人工基质血浆。

（6）氯化钙溶液　取氯化钙（$CaCl_2 \cdot 2H_2O$）147g，加水使溶解并稀释至 1000mL。临用前用水稀释 20 倍，制成 0.05mol/L 氯化钙溶液。

（7）标准品溶液　临用新制。取人凝血因子Ⅷ标准品 1 支，照说明书复溶，用人凝血因子Ⅷ缺乏血浆或 0.9%氯化钠溶液稀释制成每 1mL 含 1IU 人凝血因子Ⅷ的溶液，作为标准品贮备液。按生物检定统计法中的量反应平行线测定法（3.3）法进行试验，取标准品贮备液，用稀释液稀释制成 3 个不同浓度的标准品溶液，相邻两浓度之比值（r）应相等（如制成每 1mL 中含 0.1IU、0.05IU 和 0.025IU 的溶液），置冰浴待用。

（8）供试品溶液　临用新制。取供试品 1 瓶，照说明书复溶，用人凝血因子Ⅷ缺乏血浆或 0.9%氯化钠溶液稀释制成每 1mL 约含 1IU 人凝血因子Ⅷ的溶液，作为供试品贮备液。按生物检定统计法中的量反应平行线测定法（3.3）法进行试验，取供试品贮备液，用稀释液稀释制成 3 个不同浓度的供试品溶液，相邻两浓度之比值（r）应与标准品溶液比值相等（如制成每 1mL 中含 0.1IU、0.05IU 和 0.025IU 的溶液），置冰浴待用。

任务实施

任务名称：人凝血因子Ⅷ的效价测定

方法：《中国药典》、药品标准、法规在线查询，搜索"人凝血因子Ⅷ"，查阅其质量标准，整理人凝血因子Ⅷ效价测定方法并进行测定。

原理：本法系用人凝血因子Ⅷ缺乏血浆为基质血浆，采用一期法测定供试品人凝血因子Ⅷ效价。

操作步骤：

（1）取 APTT 试剂 0.1mL，置 37℃保温一定时间（一般 4 分钟），加凝血因子Ⅷ缺乏血浆 0.1mL 和标准品溶液 0.1mL，混匀，37℃保温一定时间（一般 5 分钟），加入已预热至 37℃的 0.05mol/L 氯化钙溶液 0.1mL，记录凝固时间。

（2）用不同浓度的供试品溶液 0.1mL 替代标准品溶液，同法操作。

（3）以系列标准品溶液（或系列供试品溶液）效价（IU/mL）的对数对其相应的凝固时间（秒）的对数作线性回归，照生物检定统计法中的量反应平行线测定法（3.3）法计算供试品效价及 95%置信区间，其 95%置信区间应在测得效价的 80%～120%。供试品溶液和标准品溶液的剂量反应曲线回归项应非常显著（$P<0.01$），偏离平行和偏离线性均应不显著（$P \geq 0.01$）。

注意事项：人凝血因子Ⅷ效价测定时，需要注意以下几点。

（1）自"用人凝血因子Ⅷ缺乏血浆或 0.9%氯化钠溶液稀释制成每 1mL 含 1IU 人凝血因子Ⅷ的溶液"起，依法操作，独立制备 2 份系列标准品溶液和供试品溶液，平行测定。同一浓度的两份溶液凝固时间的相对偏差不得过 10%，否则应重测。

（2）直接与标准品、供试品和血浆接触的器皿应为塑料制品或硅化玻璃制品。

（3）如采用全自动凝血仪操作，按仪器使用说明书进行。

（4）偏离线性项变异的差方和与自由度（f）计算公式如下。

$$差方和_{(偏离线性)}=差方和_{(二次曲线)}+差方和_{(反向二次曲线)}$$

$$f_{(偏离线性)}=f_{(二次曲线)}+f_{(反向二次曲线)}$$

CS2000i 全自动凝血仪操作指南

请填写工作任务单（表 7-12）。

表 7-12　工作任务单

工作任务				
班级组号			组长	
工作任务描述				
小组分工	姓名	工作任务		
任务实施过程记录（步骤）				

标准品溶液的制备：

供试液的制备：

标准曲线制作：

供试液效价计算：

上级验收评定			验收人签名	

请填写结果记录单（表 7-13）。

表 7-13　结果记录单

样品名称				批号	
规格				有效期	
包装				生产单位或产地	
检验依据				检验日期	
检验项目	实验方法	标准要求	检验结果/结论		检验人
效价测定					
实验过程记录					

【效价测定】
采用方法：＿＿＿＿＿＿　　　仪器型号：＿＿＿＿＿＿＿　　　温度：＿＿＿＿＿＿　℃
凝固时间测定结果：

重复	标准品溶液 1 倍稀释	标准品溶液 10 倍稀释	标准品溶液 20 倍稀释	标准品溶液 40 倍稀释	标准品溶液 80 倍稀释
凝固时间 1/s					
凝固时间 2/s					
凝固时间 3/s					

标准曲线：

供试品溶液的效价：

测定次数	凝固时间/s			效价/（IU/mL）
	10 倍稀释	20 倍稀释	40 倍稀释	
平行 1				
平行 2				
平行 3				
平均值	—			

结论：本品按＿＿＿＿＿＿＿＿＿＿＿＿＿＿标准检验，结果＿＿＿＿＿＿＿。

请填写任务评价表（表7-14）。

表7-14 任务评价表

评价指标	序号	评价内容	分值	自评	组评	师评
职业素养	1	准时出勤，遵守纪律	10			
	2	团队协作，解决难题	5			
	3	任务操作规范，按时完成任务	10			
	4	反复提升作业质量，不断思考和进步	5			
知识目标	1	掌握效价测定的方法	10			
	2	能正确完成课上任务测试	20			
技能目标	1	能正确完成效价测定任务	15			
	2	能正确解释和整理任务结果	15			
	3	掌握生物药物专业检测注意事项	10			
总分			100			

一、单选题

1. 人凝血因子Ⅷ效价测定通常采用的方法是（　　　）。
   A. 免疫比浊法　　　　　　　　B. 一期法
   C. 酶联免疫吸附法　　　　　　D. 放射免疫法

2. 进行人凝血因子Ⅷ效价测定时，标准品的稀释应（　　　）。
   A. 从高浓度到低浓度　　　　　B. 从低浓度到高浓度
   C. 随意稀释　　　　　　　　　D. 先稀释中间浓度

3. 以下不是影响人凝血因子Ⅷ效价测定结果的因素是（　　　）。
   A. 实验温度　　　　　　　　　B. 样品保存条件
   C. 操作人员的性别　　　　　　D. 试剂质量

4. 人凝血因子Ⅷ效价测定结果的单位通常是（　　　）。
   A. mg/L　　　　　　　　　　　B. IU/mL
   C. g/L　　　　　　　　　　　　D. %

5. 以下情况可能导致人凝血因子Ⅷ效价测定结果偏高的是（　　　）。
   A. 样品稀释过度　　　　　　　B. 反应时间不足
   C. 标准品浓度错误　　　　　　D. 仪器未校准

二、多选题

1. 以下关于人凝血因子Ⅷ效价测定的说法，正确的有（　　　）。
   A. 测定结果可用于评估患者的凝血功能
   B. 是诊断血友病的重要指标之一
   C. 不同实验室的测定结果可能存在差异
   D. 需严格按照操作规程进行

2. 人凝血因子Ⅷ效价测定的样品保存条件包括（　　　）。
   A. 低温　　　　　　　　　　　B. 避光
   C. 避免反复冻融　　　　　　　D. 加入防腐剂

3. 提高人凝血因子Ⅷ效价测定重复性的方法有（　　　）。
   A. 优化实验流程　　　　　　　B. 使用同一批次的试剂
   C. 固定实验人员　　　　　　　D. 定期维护仪器

三、计算题

在人凝血因子Ⅷ效价测定中，已知标准品的浓度为 100 IU/mL，将其进行 1∶2、1∶4、1∶8、1∶16 稀释后，测得的凝固时间分别为 15s、22s、35s、60s。样品的凝固时间为 25s，稀释倍数为 20，求样品的效价。

任务 8
生物药物的含量测定

知识框架

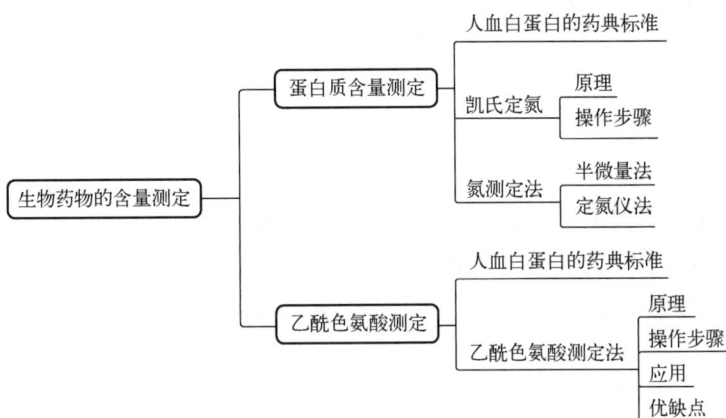

课前阅读

　　鱼腥草注射剂事件在医药领域影响深远，即含鱼腥草或新鱼腥草素钠的七类注射剂出现严重不良反应：过敏性休克、全身过敏反应、胸闷、呼吸困难、重症药疹甚至死亡等，且过敏性休克病例无集中性，显示过敏是共性问题。事件发展呈阶段性，2003 年 8 月，国家药品不良反应监测中心通报其不良反应，提醒医务人员严格规范用药，加强监护，避免给特定人群使用，规范操作。2006 年 6 月，因严重不良后果，国家食品药品监督管理局暂停其使用和相关注册申请。解禁后，鱼腥草注射液仅能肌内注射，说明书上加注警示语，明确过敏者、孕妇、儿童禁用。此事件既为公众用药安全敲响警钟，也推动了医药行业重视药品不良反应监测和质量管控，提升了整体用药安全性，保障了公众健康，促使相关部门和企业不断完善监管机制，以确保药品的安全可靠。

子任务 8.1 蛋白质含量测定

学习情境

凯氏定氮法是测定化合物或混合物中总氮量的经典方法，常用于蛋白质含量测定（因蛋白质含氮量相对恒定）。该法操作分消化、蒸馏、滴定三步，准确性高、适用范围广，但流程较长，无法区分蛋白氮与非蛋白氮。药物中蛋白质含量达不到要求，会降低治疗效果，如免疫调节药无法有效发挥作用；还会增加安全性风险，易引发过敏等不良反应；且导致药物质量不可控，批次疗效不一；甚至影响药物稳定性和保质期，使药效受损。现有一批人血白蛋白，如何对其进行蛋白质含量测定？

学习目标

- **知识目标**
1. 熟悉生物药物中凯氏定氮法测定蛋白质含量的原理。
2. 掌握生物药物中凯氏定氮法测定蛋白质含量的方法。
3. 了解生物药物中凯氏定氮法测定蛋白质含量的注意事项。
- **技能目标**
能够利用凯氏定氮法对生物药物进行蛋白质含量测定。
- **素质目标**
具备尊崇劳动的意识。

导学问题

请查找相关资料，回答下列问题。
1. 凯氏定氮法测定蛋白质含量的核心原理是什么？
2. 供试品溶液制备中，总氮供试品溶液和非蛋白氮供试品溶液的主要区别是什么？
3. 氮测定法中半微量法的操作流程可分为哪几个关键步骤？
4. 非蛋白氮供试品溶液制备的常用方法有哪些？各自的关键要求是什么？
5. 定氮仪法与半微量法相比，主要优势体现在哪里？

工作计划

根据任务小组讨论的结果获取相应的信息，完成表 8-1、表 8-2。

表 8-1　人血白蛋白的相关信息

序号	人血白蛋白	描述
1	外观	
2	蛋白质含量合格标准	
3	保存、运输	
4	有效期	
5	预防和治疗	

表 8-2　实验设计相关信息

序号	内容	名称或描述
1	供试品溶液的制备	
2	蒸馏装置	
3	滴定装置	
4	如何整理数据	

知识准备

一、人血白蛋白的药典标准

本品系由健康人血浆，经低温乙醇蛋白分离法或经批准的其他分离法分离纯化，并经 60℃ 10 小时加温灭活病毒后制成。含适宜稳定剂，不含抑菌剂和抗生素。

《中国药典》规定，蛋白质含量可采用凯氏定氮法测定，应为标示量的95.0%～110.0%。

二、凯氏定氮法

组成蛋白质的基本单位是氨基酸，氨基酸通过脱水缩合形成肽链，蛋白质是一条或多条多肽链组成的生物大分子。蛋白质作为生命活动的重要物质基础，其含量的准确测定对于众多领域都具有至关重要的意义。不同药物应针对自身蛋白质特性选择适宜的测定方法并做相应方法学验证，同时应尽可能选用与待测定品种蛋白质结构相同或相近的蛋白质作对照品。在蛋白质含量测定法中，凯氏定氮法是一种较为常用的方法。

1. 原理

本法系依据蛋白质为含氮的有机化合物，当与硫酸和硫酸铜、硫酸钾一同加热消化时使蛋白质分解，分解的氨与硫酸结合生成硫酸铵。然后碱化蒸馏使氨游离，用硼酸液吸收后以硫酸滴定液滴定，根据酸的消耗量算出含氮量，再将含氮量乘以换算系数，即为蛋白质的含量。本法灵敏度较低，适用于 0.2～2.0mg 氮的测定。氮转化成蛋白质的换算系数因蛋白质中所含氨基酸的结构差异会稍有区别。

2. 操作步骤

（1）供试品溶液的制备

① 照各品种项下规定的方法制备，生物制品按如下方法操作。

精密量取供试品（如供试品为冻干制剂或固体粉末时，应复溶后量取）适量，用 0.9% 氯化钠溶液定量稀释，制成每 1mL 中含氮量约 1mg 的溶液，精密量取 1mL，作为总氮供试品溶液进行测定。非蛋白氮供试品溶液的制备，除另有规定外，照附注项下钨酸沉淀法操作，即得。

② 非蛋白氮供试品溶液制备常用方法

a. 钨酸沉淀法　精密量取供试品（如供试品为冻干制剂或固体粉末时，应复溶后量取）适量（蛋白质含量不高于 0.2g），置 20mL 量瓶中，加水 10mL，加 10%钨酸钠溶液 2.0mL，0.33mol/L 硫酸溶液 2mL，加水至刻度。或精密量取上述供试品 2mL，加水 14.0mL、10%钨酸钠溶液 2.0mL、0.33mol/L 硫酸溶液 2.0mL，摇匀，静置 30 分钟，滤过，弃去初滤液，取续滤液，即得（可依据蛋白质浓度适当调整 10%钨酸钠溶液及 0.33mol/L 硫酸溶液用量，使钨酸终浓度保持 1%）。

b. 三氯醋酸沉淀法　精密量取供试品（如供试品为冻干制剂或固体粉末时，应复溶后量取）适量（蛋白质含量 6～12mg），加等体积的 10%三氯醋酸溶液，混匀，静置 30 分钟，滤过，弃去初滤液，取续滤液，即得（可依据蛋白质浓度适当调整 10%三氯醋酸溶液用量，使三氯醋酸终浓度保持 5%）。

（2）测定法　除另有规定外，按测定法①操作，生物制品按测定法②操作。

① 本测定法适用于不含无机含氮物质及有机非蛋白质含氮物质的供试品。精密量取各品种项下规定的供试品溶液适量，置凯氏定氮瓶中，照氮测定法（半微量法或定氮仪法）测定供试品溶液的含氮量。除另有规定外，氮转换为蛋白质的换算系数为 6.25。

② 本测定法适用于添加无机含氮物质及有机非蛋白质含氮物质的供试品。除另有规定外，精密量取各品种项下规定的总氮及非蛋白氮供试品溶液适量，分别置凯氏定氮瓶中，照氮测定法（半微量法或定氮仪法）测定，以总氮量减去非蛋白氮量即为供试品溶液的含氮量。除另有规定外，氮转换为蛋白质的换算系数为 6.25。

三、氮测定法

依据含氮有机物经硫酸消化后，生成的硫酸铵被氢氧化钠分解释放出氨，后者借水蒸气被蒸馏入硼酸液中生成硼酸铵，最后用强酸滴定，依据强酸消耗量可计算出供试品的氮含量。

1. 半微量法

蒸馏装置见图 8-1。

第一步：连接蒸馏装置，A 瓶中加水适量与甲基红指示液数滴，加稀硫酸使成酸性，加玻璃珠或沸石数粒，从 D 漏斗加水约 50mL，关闭 G 夹，开放冷凝水，煮沸 A 瓶中的水，当蒸汽从冷凝管尖端冷凝而出时，移去火源，关 H 夹，使 C 瓶中的水反抽到 B 瓶，开 G 夹，放出 B 瓶中的水，关 B 瓶及 G 夹，将冷凝管尖端插入约 50mL 水中，使水自冷凝管尖端反抽至 C 瓶，再抽至 B 瓶，如上法操作。将仪器内部洗涤 2～3 次。

第二步：取供试品适量（相当于含氮量 1.0～2.0mg），精密称定，置干燥的 30～50mL 凯氏烧瓶中，加硫酸钾（或无水硫酸钠）0.3g 与 30%硫酸铜溶液 5 滴，再沿瓶壁滴加硫酸 2.0mL；在凯氏烧瓶口放一小漏斗，并使烧瓶成 45°斜置，用小火缓缓加热使溶液的温度保持在沸点以下，等泡沸停止，逐步加大火力，沸腾至溶液呈澄明的绿色后，除另有规定外，继续加热 10 分钟，放冷，加水 2mL。

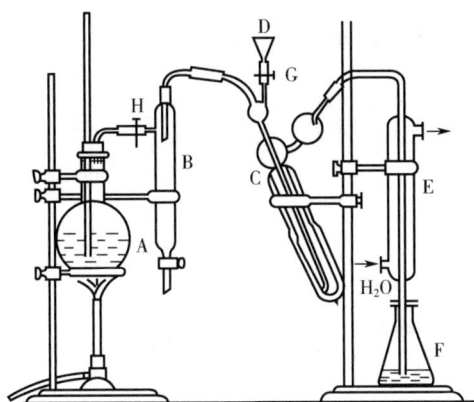

图 8-1　蒸馏装置

A — 1000mL 圆底烧瓶；B—安全瓶；C—连有氮气球的蒸馏器；D—漏斗；E—直形冷凝管；

F—100mL 锥形瓶；G，H—橡皮管夹

第三步：取 2%硼酸溶液 10mL，置 100mL 锥形瓶中，加甲基红-溴甲酚绿混合指示液 5 滴，将冷凝管尖端插入液面下。然后，将凯氏烧瓶中内容物经由 D 漏斗转入 C 蒸馏瓶中，用水少量淋洗凯氏烧瓶及漏斗数次，再加入 40%氢氧化钠溶液 10mL，用少量水再洗漏斗数次，关 G 夹，加热 A 瓶进行蒸气蒸馏，至硼酸液开始由酒红色变为蓝绿色时起，继续蒸馏约 10 分钟后，将冷凝管尖端提出液面，使蒸气继续冲洗约 1 分钟，用水淋洗尖端后停止蒸馏。

第四步：馏出液用硫酸滴定液（0.005mol/L）滴定至溶液由蓝绿色变为灰紫色，并将滴定的结果用空白（空白和供试品所得馏出液的体积应基本相同，70～75mL）试验校正。每 1mL 硫酸滴定液（0.005mol/L）相当于 0.1401mg 的 N。

取用的供试品量在 0.1g 以上时，应适当增加硫酸的用量，使消解作用完全，并相应地增加 40%氢氧化钠溶液的用量。

【附注】

（1）蒸馏前应蒸洗蒸馏器 15 分钟以上。

（2）硫酸滴定液（0.005mol/L）的配制：精密量取硫酸滴定液（0.05mol/L）100mL，置于 1000mL 量瓶中，加水稀释至刻度，摇匀。

2. 定氮仪法

适用于常量及半微量法测定含氮化合物中氮的含量。

半自动定氮仪由消化仪和自动蒸馏仪组成；全自动定氮仪由消化仪、自动蒸馏仪和滴定仪组成。

根据供试品的含氮量参考半微量法称取样品置消化管中，依次加入适量硫酸钾、硫酸铜和硫酸，将消化管放入消化仪中，按照仪器说明书的方法开始消解[通常为 150℃，5 分钟（去除水分）；350℃，5 分钟（接近硫酸沸点）；400℃，60～80 分钟]至溶液呈澄明的绿色，再继续消化 10 分钟，取出，冷却。

将配制好的碱液、吸收液和适宜的滴定液分别置自动蒸馏仪相应的瓶中，按照仪器说明书的要求将已冷却的消化管装入正确位置，关上安全门，连接水源，设定好加入试剂的量、时间、清洗条件及其他仪器参数等，如为全自动定氮仪，即开始自动蒸馏和滴定。如为半自

动定氮仪，则取馏出液照半微量法滴定，测定氮的含量。

任务准备

1. 仪器与用具

请整理人血白蛋白的蛋白质含量测定所需仪器，填写表 8-3。

表 8-3　蛋白质含量测定所需仪器

序号	仪器	型号
1		
2		
3		
4		
5		

2. 试药与试液

请整理人血白蛋白的蛋白质含量测定所需试剂，填写表 8-4。

表 8-4　蛋白质含量测定所需试剂

序号	试剂	用量
1		
2		
3		
4		
5		
6		
7		
8		

溶液配制：

（1）30%硫酸铜溶液　取硫酸铜 30g，用水稀释至 100mL，混匀，即得。

（2）2%硼酸溶液　取硫酸铜 2g，用水稀释至 100mL，混匀，即得。

（3）40%氢氧化钠溶液　取氢氧化钠 40g，用水稀释至 100mL，混匀，即得。

（4）硫酸滴定液

① 0.5mol/L 硫酸滴定液　取硫酸 30mL，缓缓注入适量水中，冷却至室温，加水稀释至 1000mL，摇匀。

② 0.5mol/L 硫酸滴定液　取在 270～300℃干燥至恒重的基准无水碳酸钠约 0.8g，精密称定，加水 50mL 使溶解，加甲基红-溴甲酚绿混合指示液 10 滴，用本液滴定至溶液由绿色转变为紫红色时，煮沸 2 分钟，冷却至室温，继续滴定至溶液由绿色变为暗紫色。每 1mL

硫酸滴定液（0.5mol/L）相当于26.50mg的无水碳酸钠。根据本液的消耗量与无水碳酸钠的取用量，算出本液的浓度，即得。

如需用0.005mol/L硫酸滴定液时，可取0.5mol/L硫酸滴定液加水稀释制成，必要时标定浓度。

（5）供试品溶液的制备　见211页"操作步骤（1）"。

任务实施

任务名称：人血白蛋白的蛋白质含量测定

方法：《中国药典》、药品标准、法规在线查询，搜索"人血白蛋白"，查阅其质量标准，整理人血白蛋白的蛋白质含量测定方法（通则0731第一法）并进行测定。

原理：依据蛋白质为含氮的有机化合物，当与硫酸和硫酸铜、硫酸钾一同加热消化时使蛋白质分解，分解的氨与硫酸结合生成硫酸铵。然后碱化蒸馏使氨游离，用硼酸液吸收后以硫酸滴定液滴定，根据酸的消耗量算出含氮量，再将含氮量乘以换算系数，即为蛋白质的含量。

操作步骤：

（1）按照图8-1连接蒸馏装置，A瓶中加水适量与甲基红指示液数滴，加稀硫酸使成酸性，加玻璃珠或沸石数粒，从D漏斗加水约50mL，关闭G夹，开放冷凝水，煮沸A瓶中的水，当蒸汽从冷凝管尖端冷凝而出时，移去火源，关H夹，使C瓶中的水反抽到B瓶，开G夹，放出B瓶中的水，关B瓶及G夹，将冷凝管尖端插入约50mL水中，使水自冷凝管尖端反抽至C瓶，再抽至B瓶，如上法操作。将仪器内部洗涤2~3次。

（2）取供试品适量（相当于含氮量1.0~2.0mg），精密称定，置干燥的30~50mL凯氏烧瓶中，加硫酸钾（或无水硫酸钠）0.3g与30%硫酸铜溶液5滴，再沿瓶壁滴加硫酸2.0mL；在凯氏烧瓶口放一小漏斗，并使烧瓶成45°斜置，用小火缓缓加热使溶液的温度保持在沸点以下，等泡沸停止，逐步加大火力，沸腾至溶液呈澄明的绿色后，除另有规定外，继续加热10分钟，放冷，加水2mL。

（3）取2%硼酸溶液10mL，置100mL锥形瓶中，加甲基红-溴甲酚绿混合指示液5滴，将冷凝管尖端插入液面下。然后，将凯氏烧瓶中内容物经由D漏斗转入C蒸馏瓶中，用水少量淋洗凯氏烧瓶及漏斗数次，再加入40%氢氧化钠溶液10mL，用少量水再洗漏斗数次，关G夹，加热A瓶进行蒸气蒸馏，至硼酸液开始由酒红色变为蓝绿色时起，继续蒸馏约10分钟后，将冷凝管尖端提出液面，使蒸气继续冲洗约1分钟，用水淋洗尖端后停止蒸馏。

（4）馏出液用硫酸滴定液（0.005mol/L）滴定至溶液由蓝绿色变为灰紫色，并将滴定的结果用空白（空白和供试品所得馏出液的体积应基本相同，70~75mL）试验校正。

结果计算：每1mL硫酸滴定液（0.005mol/L）相当于0.1401mg的N。

注意事项：测定蛋白质含量时，应严格按仪器的使用说明书操作，并注意下列事项。

（1）样品处理

① 样品需充分粉碎或匀浆，确保均匀一致，避免因取样不均导致误差。

② 若样品含油脂、糖分较高，需提前处理（如用乙醚脱脂），防止消化时发泡或碳化不完全。

（2）消化过程

① 催化剂选择：常用硫酸铜（作催化剂）与硫酸钾（提高沸点），比例需合适（如 $CuSO_4$：K_2SO_4=1：10），避免硫酸钾过多导致温度过高，使氮元素损失。

② 加热控制：初期小火加热，待样品焦化、泡沫减少后，再加大火力至溶液呈透明蓝绿色，确保完全消化（否则蛋白质分解不完全，结果偏低）。

③ 防止暴沸：消化时可在凯氏烧瓶中放几粒玻璃珠，避免溶液暴沸溅出。

（3）蒸馏与吸收

① 蒸馏装置需密封良好，防止氨气泄漏（可先用水蒸气检查气密性）。

② 冷凝管下端需浸入吸收液（如2%硼酸溶液）液面以下，确保氨气被充分吸收。

③ 蒸馏时间要足够（一般蒸馏至吸收液体积达原体积1.5～2倍），保证氨气完全蒸出。

（4）滴定与计算

① 滴定用的标准酸（如0.1mol/L盐酸）需准确标定，且滴定终点判断要一致（硼酸-指示剂体系终点为粉红色，需严格控制）。

② 空白实验不可少：用等量蒸馏水代替样品，同步操作，消除试剂本底氮的影响。

③ 蛋白质换算系数：生物药物中常用6.25（因蛋白质平均含氮量约16%），但部分特殊样品（如乳制品）需用特定系数，需根据实际情况调整。

（5）安全注意

① 消化时产生有毒气体，需在通风橱内进行，且避免明火直接加热凯氏烧瓶底部。

② 蒸馏时若发生倒吸，需立即关闭热源，防止溶液进入冷凝系统。

蛋白质含量测定——紫外可见分光光度法

请填写工作任务单（表 8-5）。

表 8-5 工作任务单

工作任务			
班级组号		组长	
工作任务描述			
小组分工	姓名	工作任务	
任务实施过程记录（步骤）			

溶液配制：

称量：

消化：

蒸馏：

滴定：

上级验收评定		验收人签名	

请填写结果记录单（表 8-6）。

表 8-6　结果记录单

样品名称			批号	
规格			有效期	
包装			生产单位或产地	
检验依据			检验日期	
检验项目	实验方法	标准要求	检验结果/结论	检验人
蛋白质含量测定				
实验过程记录				

【蛋白质含量测定】

采用方法：＿＿＿＿＿＿　　　仪器型号：＿＿＿＿＿＿＿　　　温度：＿＿＿＿＿＿ ℃

硫酸滴定液的体积：

滴定	0.0	0.2	0.4
供试品溶液消耗的硫酸滴定液体积/mL	0.0	2	4
空白消耗的硫酸滴定液体积/mL			

每 1mL 硫酸滴定液（0.005mol/L）相当于 0.1401mg 的 N，计算供试品溶液中的含氮量，并换算成蛋白质含量：

结论：本品按＿＿＿＿＿＿＿＿＿＿＿＿＿＿标准检验，结果＿＿＿＿＿＿。

请填写任务评价表（表8-7）。

表 8-7 任务评价表

评价指标	序号	评价内容	分值	自评	组评	师评
职业素养	1	准时出勤，遵守纪律	10			
	2	团队协作，解决难题	5			
	3	任务操作规范，按时完成任务	10			
	4	反复提升作业质量，不断思考和进步	5			
知识目标	1	掌握蛋白质含量测定的方法	10			
	2	能正确完成课上任务测试	20			
技能目标	1	能正确完成蛋白质含量测定任务	15			
	2	能正确解释和整理任务结果	15			
	3	掌握生物药物专业检测注意事项	10			
总分			100			

一、单选题

1. 凯氏定氮法中，氮转换为蛋白质的常用换算系数是（　　　）。

A. 5.25　　　　　　　　　　　B. 6.25

C. 7.25　　　　　　　　　　　D. 8.25

2. 凯氏定氮法消化过程中，溶液达到完全消化的标志是（　　　）。

A. 无色透明　　　　　　　　　B. 澄明绿色

C. 蓝色　　　　　　　　　　　D. 紫红色

3. 测定蛋白质含量时，所用硫酸滴定液的浓度通常为（　　　）。

A. 0.5mol/L　　　　　　　　　B. 0.05mol/L

C. 0.005mol/L　　　　　　　　D. 0.01mol/L

4. 《中国药典》规定，人血白蛋白的蛋白质含量应为标示量的（　　　）。

A. 90.0%～120.0%　　　　　　B. 95.0%～110.0%

C. 85.0%～115.0%　　　　　　D. 98.0%～102.0%

5. 钨酸沉淀法制备非蛋白氮供试品溶液时，钨酸的终浓度需保持在（　　　）。

A. 0.5%　　　　　　　　　　　B. 1%

C. 5%　　　　　　　　　　　　D. 10%

6. 凯氏定氮法半微量法中，蒸馏时吸收氨气所用的溶液是（　　　）。

A. 2%硼酸溶液　　　　　　　　B. 40%氢氧化钠溶液

C. 硫酸溶液　　　　　　　　　D. 甲基红指示液

二、多选题

1. 凯氏定氮法测定蛋白质含量的操作步骤包括（　　　）。

A. 消化　　　　　　　　　　　B. 蒸馏

C. 滴定　　　　　　　　　　　D. 萃取

E. 过滤

2. 凯氏定氮法消化过程中常用的催化剂组合包括（　　　）。

A. 硫酸铜　　　　　　　　　　B. 硫酸钾

C. 氯化钠　　　　　　　　　　D. 硝酸钾

E. 硫酸

3. 半微量法蒸馏装置的组成部分有（　　　）。

A. 圆底烧瓶　　　　　　　　　B. 安全瓶

C. 蒸馏器　　　　　　　　　　D. 冷凝管

E. 锥形瓶

4. 凯氏定氮法消化过程中需要注意的事项有（　　　）。

A. 初期小火加热

B. 加入玻璃珠防止暴沸

C. 溶液呈澄明绿色后继续加热 10 分钟

D. 直接大火加热

E. 无需控制温度

5. 非蛋白氮供试品溶液制备的常用方法有（　　）。

A. 钨酸沉淀法 　　　　　　　　B. 三氯醋酸沉淀法

C. 乙醇沉淀法 　　　　　　　　D. 乙醚沉淀法

E. 丙酮沉淀法

6. 与定氮仪法相比半微量法的优势包括（　　）。

A. 整合消化、蒸馏、滴定过程 　　B. 减少人工干预

C. 效率更高 　　　　　　　　　　D. 操作更规范

E. 仅适用于微量测定

三、简答题

1. 凯氏定氮法测定蛋白质含量时，空白实验的目的是什么？

2. 简述人血白蛋白蛋白质含量的合格标准及该标准的意义。

3. 凯氏定氮法蒸馏过程中，为何要将冷凝管尖端插入硼酸吸收液液面以下？

子任务8.2　乙酰色氨酸测定

乙酰色氨酸测定

学习情境

用紫外-可见分光光度法测定人血白蛋白供试品中的 *N*-乙酰-DL-色氨酸含量。药物中乙酰色氨酸不符合药典标准，会使药效减弱，比如在助眠类药物中，无法有效改善睡眠。还可能增大副作用风险，如引起过敏、肠胃不适等。这是药品质量问题，影响治疗效果和患者安全，如抗抑郁药，可能加重病情。现有一批人血白蛋白，如何对其进行乙酰色氨酸测定？

学习目标

知识目标

1. 熟悉生物药物乙酰色氨酸测定的原理。
2. 掌握生物药物乙酰色氨酸测定的方法。
3. 了解生物药物乙酰色氨酸测定的注意事项。

技能目标

能够对生物药物进行乙酰色氨酸测定。

素质目标

具备劳动与环保、共建绿色家园的意识。

导学问题

请查找相关资料，回答下列问题。

1. 什么是乙酰色氨酸？
2. 乙酰色氨酸在人血白蛋白中的含量如何测定？
3. 乙酰色氨酸的缺乏会对人体产生什么影响？
4. 紫外分光光度法测定乙酰色氨酸的波长通常是多少？

工作计划

根据任务小组讨论的结果获取相应的信息，完成表 8-8、表 8-9。

表 8-8　人血白蛋白的相关信息

序号	人血白蛋白	描述
1	外观	
2	乙酰色氨酸合格标准	
3	保存、运输	
4	有效期	
5	预防和治疗	

表 8-9　实验设计相关信息

序号	内容	名称或描述
1	反应所需溶液 1	
2	反应所需溶液 2	
3	紫外-可见分光光度计	
4	如何整理数据	

知识准备

一、人血白蛋白的药典标准

本品系由健康人血浆，经低温乙醇蛋白分离法或经批准的其他分离法分离纯化，并经 60℃10 小时加温灭活病毒后制成。含适宜稳定剂，不含抑菌剂和抗生素。

《中国药典》规定，乙酰色氨酸含量如与辛酸钠混合使用，则每 1g 蛋白质中应为 0.064～0.096mmol。

二、乙酰色氨酸测定法

本法系用紫外-可见分光光度法（通则 0401 吸收系数法）测定人血白蛋白供试品中的 N-乙酰-DL-色氨酸含量。N-乙酰-DL-色氨酸作为人血白蛋白中的一种重要成分，其含量的准确测定对于确保人血白蛋白的质量和安全性具有重要意义。紫外-可见分光光度法中的吸收系数法由于其操作简便、准确性高、成本低等优点，被广泛应用于乙酰色氨酸的测定。

1. 原理

利用 N-乙酰-DL-色氨酸在特定条件下的吸光特性，结合其毫摩尔吸收系数及供试品蛋白质含量等参数，计算供试品中 N-乙酰-DL-色氨酸的含量。

2. 操作步骤

先将供试品蛋白质用特定浓度氯化钠溶液稀释至 5% 制成供试品溶液。然后量取供试品溶液与氯化钠溶液、高氯酸溶液混合，同时设置空白对照。室温放置使反应充分，离心取上清液，在波长 280nm 处测定吸光度并以空白溶液调零，按公式计算供试品中的 N-乙酰-DL-色氨酸含量。

3. 应用

在生物药物领域，乙酰色氨酸测定法具有广泛的应用。

（1）生物药物研发　在生物药物的研发过程中，准确测定药物中的成分含量至关重要。对于含有 N-乙酰-DL-色氨酸的生物药物，乙酰色氨酸测定法可以帮助研究人员确定药物中该成分的准确含量，从而评估药物的质量和疗效。例如，在开发新型蛋白质类药物时，通过测定 N-乙酰-DL-色氨酸的含量，可以了解药物的纯度和稳定性，为药物的优化和改进提供依据。

（2）生物药物生产质量控制

① 原料检测：在生物药物的生产中，对原料的质量控制是关键环节。乙酰色氨酸测定法可以用于检测原料中的 N-乙酰-DL-色氨酸含量，确保原料符合质量标准。如果原料中该成分的含量过高或过低，可能会影响最终产品的质量和安全性。

② 中间产品监测：在生产过程中，对中间产品进行实时监测可以及时发现问题并采取措施。通过乙酰色氨酸测定法，可以检测中间产品中的 N-乙酰-DL-色氨酸含量，确保生产

过程的稳定性和一致性。

③ 成品检验：生物药物的成品必须经过严格的质量检验才能投放市场。乙酰色氨酸测定法可以准确测定成品中的 *N*-乙酰-DL-色氨酸含量，确保产品符合质量标准和法规要求。

（3）生物药物稳定性研究　通过定期检测生物药物在不同储存条件下的 *N*-乙酰-DL-色氨酸含量变化，可以评估药物的稳定性。这有助于确定药物的有效期和储存条件，保证药物在使用过程中的质量和疗效。

（4）生物药物质量标准制定　通过对不同批次的生物药物进行测定，可以确定 *N*-乙酰-DL-色氨酸的含量范围，从而制定合理的质量标准。这有助于保证生物药物的质量和安全性，提高产品的竞争力。

4. 优缺点

乙酰色氨酸测定法的优点是操作步骤相对清晰，所用试剂较为常见，成本较低，一般实验室容易配备和实施。同时，通过特定反应和波长测定，具有一定的特异性，可重复性也较高，利于生物药物的质量控制。然而，它也存在一些不足。整个测定过程较为耗时，从溶液配制到离心等步骤需花费一定时间。且对实验条件要求严格，稍有偏差可能影响结果。此外，灵敏度有限，对微量成分检测困难，还存在一定干扰因素。

任务准备

1. 仪器与用具

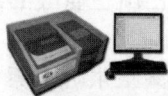

UV72N紫外分光光度计　　756PC紫外-可见分光光度计　　离心机　　旋涡混合器

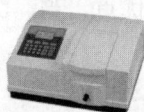

除上述主要仪器外，请整理人血白蛋白的乙酰色氨酸测定所需仪器，填写表 8-10。

表 8-10　乙酰色氨酸测定所需仪器

序号	仪器	型号
1		
2		
3		
4		
5		

2. 试药与试液

请整理人血白蛋白的乙酰色氨酸测定所需试剂，填写表 8-11。

表 8-11　乙酰色氨酸测定所需试剂

序号	试剂	用量
1		
2		
3		

序号	试剂	用量
4		
5		

溶液配制：

（1）0.3mol/L 高氯酸溶液　量取高氯酸（70%～72%）2.55mL，用水定容至 100mL 即得。

（2）0.9%氯化钠溶液　称取氯化钠 0.9g，加水溶解，定容至 100mL。

（3）供试品溶液的制备　用 0.9%氯化钠溶液将供试品蛋白质稀释至 5%。

任务实施

任务名称：人血白蛋白的乙酰色氨酸测定

方法：《中国药典》在线查询，搜索"人血白蛋白"，查阅其质量标准，整理人血白蛋白的乙酰色氨酸测定方法并进行测定。

原理：本法系用紫外-可见分光光度法（通则 0401 吸收系数法）测定人血白蛋白供试品中的 N-乙酰-DL-色氨酸含量。

操作步骤：

（1）量取供试品溶液 0.1mL，分别加入 0.9%氯化钠溶液 0.3mL 和 0.3mol/L 高氯酸溶液 3.6mL，混匀。室温放置 10 分钟，以每分钟 3500 转离心 20 分钟。

（2）另取 0.9%氯化钠溶液 0.4mL，加 0.3mol/L 高氯酸溶液 3.6mL，混匀，作为空白对照。室温放置 10 分钟，以每分钟 3500 转离心 20 分钟。

（3）取（1）和（2）的上清液在波长 280nm 处测定吸光度，用空白溶液调零点。

结果计算：按下式计算供试品中的 N-乙酰-DL-色氨酸含量：

$$供试品N\text{-}乙酰\text{-}DL\text{-}色氨酸含量（mmol/g）= \frac{(A_{280} \times n)/5.25}{P}$$

式中，n 为供试品的稀释系数；5.25 为 N-乙酰-DL-色氨酸的毫摩尔吸收系数；P 为供试品的蛋白质含量，g/L。

注意事项：在测定乙酰色氨酸时，应严格按仪器的使用说明书操作，并注意下列事项。

（1）样品的准备　确保样品充分溶解且溶液均匀。如果样品有浑浊，应预先过滤，并弃去初滤液。

（2）空白对照的选择　应使用与配制乙酰色氨酸溶液同瓶溶剂作为空白对照，这样可以消除溶剂本身对测定的影响。

（3）比色皿的选择和使用　选择适当的比色皿，通常是石英比色皿。在使用时，注意不要沾污或磨损比色皿的透光面，手持比色皿的毛面。比色皿在使用前应用所盛装样品冲洗两次，并在测量结束后用蒸馏水清洗干净后倒置晾干。

（4）仪器的校准　在开始测定前，需要对紫外-可见分光光度计进行校准，确保光源和接收器的灵敏度合适，并进行零点校准。

（5）及时测量　待测液制备好后应尽快测量，避免有色物质分解，影响测量结果。

（6）避免污染　不要在仪器上方倾倒测试样品，以免样品污染仪器表面，损坏仪器。

TU-1901 双光束紫外-可见
分光光度计操作指南

请填写工作任务单（表8-12）。

表 8-12　工作任务单

工作任务			
班级组号		组长	
工作任务描述			
小组分工	姓名	工作任务	
任务实施过程记录（步骤）			
溶液配制：			
操作步骤：			
供试液测定：			
上级验收评定		验收人签名	

请填写结果记录单（表 8-13）。

表 8-13　结果记录单

样品名称			批号	
规格			有效期	
包装			生产单位或产地	
检验依据			检验日期	
检验项目	实验方法	标准要求	检验结果/结论	检验人
乙酰色氨酸测定				
实验过程记录				

【乙酰色氨酸测定】
采用方法：_____　　仪器型号：_____　　温度：_____℃

溶液	吸光度		
	1	2	平均值
供试品溶液			

计算供试品中的 *N*-乙酰-DL-色氨酸含量：

结论：本品按_____标准检验，结果_____。

请填写任务评价表（表8-14）。

表 8-14　任务评价表

评价指标	序号	评价内容	分值	自评	组评	师评
职业素养	1	准时出勤，遵守纪律	10			
	2	团队协作，解决难题	5			
	3	任务操作规范，按时完成任务	10			
	4	反复提升作业质量，不断思考和进步	5			
知识目标	1	掌握乙酰色氨酸测定的方法	10			
	2	能正确完成课上任务测试	20			
技能目标	1	能正确完成乙酰色氨酸测定的任务	15			
	2	能正确解释和整理任务结果	15			
	3	掌握生物药物专业检测注意事项	10			
总分			100			

一、单选题

1. 以下物质与乙酰色氨酸具有相似的化学结构的是（   ）。
A. 苯丙氨酸　　　　　　　　　　B. 酪氨酸
C. 色氨酸　　　　　　　　　　　　D. 苯乙胺　　　　E. 苯甲酰胺

2. 以下方法不太适用于乙酰色氨酸的定量测定的是（   ）。
A. 高效液相色谱法　　　　　　　　B. 液质联用法（LC-MS）
C. 酸碱滴定法　　　　　　　　　　D. 紫外-可见分光光度法

3. 采用高效液相色谱法测定乙酰色氨酸时，常用的色谱柱填充剂是（   ）。
A. 硅胶　　　　　　　　　　　　　B. 十八烷基硅烷键合硅胶
C. 离子交换树脂　　　　　　　　　D. 葡聚糖凝胶

4. 在乙酰色氨酸测定时，为了提高测定的准确性，需要对样品进行预处理，以下操作不正确的是（   ）。
A. 去除蛋白质等大分子杂质　　　　B. 进行适当的稀释
C. 加入大量有机溶剂萃取　　　　　D. 调节溶液的 pH 值

二、多选题

1. 人血白蛋白的乙酰色氨酸测定中，可能用到的仪器有（   ）。
A. 高效液相色谱仪　　　　　　　　B. 分光光度计
C. 离心机　　　　　　　　　　　　D. 电子天平

2. 以下因素可能影响人血白蛋白的乙酰色氨酸测定结果的是（   ）。
A. 样品的保存条件　　　　　　　　B. 测定时的温度
C. 所用试剂的纯度　　　　　　　　D. 操作人员的熟练程度

3. 进行人血白蛋白的乙酰色氨酸测定时，样品前处理步骤可能包括（   ）。
A. 蛋白沉淀　　　　B. 过滤　　　　C. 稀释　　　　D. 提取与净化

三、简答题

1. 药物中乙酰色氨酸测定的基本原理是什么？
2. 药物中乙酰色氨酸测定有哪些应用领域？
3. 简述乙酰色氨酸测定的实验步骤。

模块 3
检验生物药物质量的多项指标

模块介绍

　　本模块为对某一生物药物进行多项指标的质量检测，根据《中国药典》对生物药物的全检项目，略去模块 2 中已介绍过的单项指标，对药物进行多项指标检测。本模块以疫苗类药物冻干人用狂犬病疫苗（人二倍体细胞）的质量检测和293 无血清培养基的质量检测为例，学习生物药物的常用检测项目和方法。即根据《中国药典》，对生物药物的多项指标进行检测。

任务 9
疫苗类药物的检测

知识框架

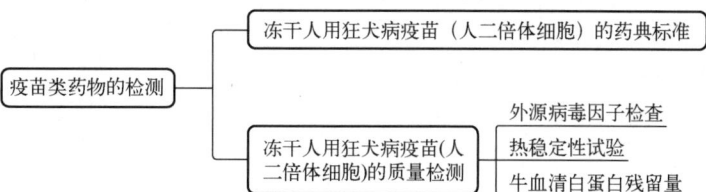

疫苗类药物的检测
- 冻干人用狂犬病疫苗（人二倍体细胞）的药典标准
- 冻干人用狂犬病疫苗(人二倍体细胞)的质量检测
  - 外源病毒因子检查
  - 热稳定性试验
  - 牛血清白蛋白残留量

课前阅读

在某大型药品检测机构，一支专业的检测团队负责对冻干人用狂犬病疫苗（人二倍体细胞）进行全面检测。团队中的年轻博士小李，凭借扎实的专业知识和创新精神，不断探索新的检测方法和技术。他发现传统的检测方法在某些方面存在局限性，于是带领团队开展科研攻关，经过无数次的实验和改进，成功开发出一种更加快速、准确的检测方法。这种方法不仅提高了检测效率，还大大降低了检测成本。小李说："科学精神就是要不断追求真理，勇于创新。我们要用最先进的技术为疫苗质量保驾护航。"

子任务　冻干人用狂犬病疫苗（人二倍体细胞）的质量检测

学习情境

冻干人用狂犬病疫苗（人二倍体细胞）系用狂犬病病毒固定毒接种于人二倍体细胞，经培养、收获、浓缩、纯化、灭活病毒后，加入适宜稳定剂冻干制成。用于预防狂犬病。如果质量检测不合格，其治疗不能激发人体产生足够的免疫反应，更为严重的可能会导致严重的过敏休克，危及生命。现有一批冻干人用狂犬病疫苗（人二倍体细胞），如何对其进行全面的质量检测？

学习目标

- **知识目标**
1. 熟悉冻干人用狂犬病疫苗（人二倍体细胞）质量标准的各项指标和要求。
2. 掌握常见的冻干人用狂犬病疫苗（人二倍体细胞）质量检测方法及其操作要点。
3. 了解在生产、检测到监管等环节中，各方应承担的责任和义务。
- **技能目标**
能够对冻干人用狂犬病疫苗（人二倍体细胞），进行全面的质量检测。
- **素质目标**
培养形成关注人类健康与团队合作精神。

导学问题

请查找相关资料，回答下列问题。
1. 简述药物进行热稳定性试验的目的是什么。
2. 外源病毒因子检查有哪些方法？
3. 简述药物进行支原体检查的必要性。
4. 牛血清白蛋白残留量检查采用什么方法？操作要点有哪些？
5. 在药物热稳定性试验中，需要考虑哪些因素？
6. 药物外源病毒因子检查中，如果细胞培养法出现假阳性结果，可能的原因有哪些？
7. 简述外源病毒因子检查的动物试验法中，小鼠试验法的主要步骤。

工作计划

根据任务小组讨论的结果获取相应的信息，完成表9-1～表9-6。

表 9-1　冻干人用狂犬病疫苗（人二倍体细胞）的相关信息

序号	冻干人用狂犬病疫苗（人二倍体细胞）	描述
1	明确药物种类	
2	外观	
3	保存、运输	
4	有效期	
5	预防或治疗	

表 9-2　实验设计相关信息——原液检定

内容	名称或描述
无菌检查	
蛋白质含量	
抗原含量	

表 9-3　实验设计相关信息——半成品检定

内容	名称或描述
无菌检查	

表 9-4　实验设计相关信息——成品检定（鉴别试验）

内容	名称或描述
鉴别试验	
外观	
渗透压摩尔浓度	

表 9-5　实验设计相关信息——成品检定（化学检定）

内容	名称或描述
pH 值	
水分	

表 9-6　实验设计相关信息——成品检定（其他检定）

内容	名称或描述
效价测定	
热稳定性试验	
牛血清白蛋白残留量	
抗生素残留量	

内容	名称或描述
无菌检查	
异常毒性检查	
细菌内毒素检查	

知识准备

冻干人用狂犬病疫苗（人二倍体细胞）的药典标准

本品系用狂犬病病毒固定毒接种于人二倍体细胞，经培养、收获、浓缩、纯化、灭活病毒后，加入适宜稳定剂冻干制成。用于预防狂犬病。

1. 基本要求

生产和检定用设施、原料及辅料、水、器具、动物等应符合《中国药典》"凡例"的有关要求。

2. 制造

（1）生产用细胞　生产用细胞为人二倍体细胞。

① 细胞管理及检定　应符合生物制品生产用动物细胞基质制备及质量控制规定。

各级细胞库细胞代次应不超过批准的限定代次。

② 细胞制备　复苏一定数量的工作细胞库细胞，加入适宜的培养液，在适宜温度下培养，扩增至一定数量，用于接种病毒的细胞为一个细胞批。每批原液的生产细胞应来自复苏扩增后的同一细胞批。

（2）毒种

① 名称及来源　生产用毒种为狂犬病病毒固定毒 Pitman-Moore 株或经批准的其他人二倍体细胞适应的狂犬病病毒固定毒株。

② 种子批的建立　应符合生物制品生产检定用菌毒种管理及质量控制规定。

各种子批代次应不超过批准的限定代次。

③ 种子批毒种的检定　主种子批应进行以下全面检定，工作种子批应至少进行下列 a.～d.项检定。

a. 鉴别试验　采用小鼠脑内中和试验鉴定毒种的特异性。将毒种做 10 倍系列稀释，取适宜稀释度病毒液分别与狂犬病病毒特异性免疫血清（试验组）和阴性血清（对照组）等量混合，试验组与对照组的每个稀释度分别接种 11～13g 小鼠 6 只，每只脑内接种 0.03mL，逐日观察，3 天内死亡者不计（动物死亡数量应不得超过试验动物总数的 20%），观察 14 天。中和指数应不低于 500。

b. 病毒滴定　将毒种做 10 倍系列稀释，每个稀释度脑内接种体重为 11～13g 小鼠至少 6 只，每只脑内接种 0.03mL，逐日观察，3 天内死亡者不计（动物死亡数量应不得超过试验动物总数的 20%），观察 14 天。病毒滴度应符合批准的要求。

c. 无菌检查　依法检查，应符合规定。具体内容和方法见本教材子任务 5.1。

d. 支原体检查 依法检查，应符合规定。见本教材任务10。

e. 外源病毒因子检查 依法检查，应符合规定。

f. 免疫原性检查 用主种子批毒种制备疫苗，腹腔注射体重为12～14g小鼠，每只0.5mL，免疫2次，间隔7天，为试验组。未经免疫的同批小鼠为对照组。初免后的第14天，试验组和对照组分别用10倍系列稀释的CVS病毒脑腔攻击，每只注射0.03mL，每个稀释度注射10只小鼠，逐日观察，3天内死亡者不计（动物死亡数量应不得超过试验动物总数的20%），观察14天。保护指数应不低于100。

④ 毒种保存 毒种应于-60℃以下保存。

（3）原液

① 细胞制备 按本任务"2.制造②细胞制备"项进行。

② 培养液 采用适宜的培养液进行细胞培养。如培养液含新生牛血清，其质量应符合要求。

③ 对照细胞外源病毒因子检查 依法检查，应符合规定。具体内容和方法见本教材本任务任务实施的"外源病毒因子检查"。

④ 病毒接种和培养 细胞培养成致密单层或者细胞悬液后，将毒种接种细胞进行培养，病毒接种量及培养条件按批准的执行。

⑤ 病毒收获 经培养适宜时间，收获病毒液。根据细胞生长情况，可换病毒维持液继续培养，进行多次或连续病毒收获。检定合格的同一细胞批生产的同一次病毒收获液或同一时间段的连续收获液可合并为单次病毒收获液。

⑥ 单次病毒收获液检定 按本任务"3.检定（1）单次病毒收获液检定"项进行。

⑦ 单次病毒收获液保存 如需保存，应符合批准的要求。

⑧ 单次病毒收获液合并、浓缩 检定合格的同一细胞批生产的单次病毒收获液可进行合并。合并后的病毒液，经超滤或经批准的其他适宜方式浓缩至规定的蛋白质含量范围内。

⑨ 纯化 采用柱色谱法或其他适宜的方法对病毒浓缩液进行纯化。

⑩ 病毒灭活 于纯化后的病毒液中加入β-丙内酯灭活病毒，具体工艺参数，包括病毒液蛋白质含量和β-丙内酯浓度等按批准的执行。灭活结束后于适宜的温度放置一定的时间，以确保β-丙内酯完全水解。病毒灭活到期后，每个病毒灭活容器应立即取样，分别进行病毒灭活验证试验。也可按批准的工艺先进行病毒灭活后再进行纯化。灭活病毒液中加入适量人血白蛋白或其他适宜的稳定剂，即为原液。

⑪ 病毒灭活验证 将灭活后病毒液25mL接种于人二倍体细胞上，每3cm²单层细胞接种1mL病毒液，37℃吸附60分钟后加入细胞培养液，培养液与病毒液量比例不超过1:3，每7天传1代，培养21天后收获培养液，混合后取样，脑内接种体重为11～13g小鼠20只，每只0.03mL，3天内死亡的不计（动物死亡数量应不超过试验动物总数的20%），观察14天，应全部健存。

⑫ 原液检定 按本任务"3.检定（2）原液检定"项进行。

⑬ 原液保存 如需保存，应符合批准的要求。

（4）半成品

① 配制 将原液按照批准的配方进行配制，总蛋白质含量应不高于批准的要求，加入适宜的稳定剂即为半成品。

② 半成品检定　按本任务"3.检定（3）半成品检定"项进行。

（5）成品

① 分批　应符合生物制品分包装及贮运管理规定。

② 分装及冻干　应符合生物制品分包装及贮运管理规定。

③ 规格　按标示量复溶后每瓶 0.5mL 或 1.0mL。每 1 次人用剂量为 0.5mL 或 1.0mL，狂犬病疫苗效价应不低于 2.5IU。

④ 包装　应符合生物制品分包装及贮运管理规定。

3. 检定

（1）单次病毒收获液检定

① 病毒滴定　按本任务"2.制造 b.病毒滴定"项进行，或采用其他细胞培养方法进行滴定，病毒滴度应符合批准的要求。

② 无菌检查　依法检查，应符合规定。具体内容和方法见本教材子任务 5.1。

③ 支原体检查　依法检查，应符合规定。具体内容和方法见本教材任务十。

（2）原液检定

① 无菌检查　依法检查，应符合规定。具体内容和方法见本教材子任务 5.1。

② 蛋白质含量　取纯化后或灭活后未加入人血白蛋白的病毒液，依法测定（通则 0731 第二法），应符合批准的要求。

③ 抗原含量　可采用酶联免疫吸附法，应符合批准的要求。

（3）半成品检定　无菌检查：依法检查，应符合规定。具体内容和方法见本教材子任务 5.1。

（4）成品检定　除水分测定外，按标示量加入疫苗稀释剂，复溶后进行以下各项检定。

① 鉴别试验　采用酶联免疫吸附法进行，应证明含有狂犬病病毒抗原。

② 外观　应为白色疏松体，复溶后应为澄明液体，无异物。

③ 渗透压摩尔浓度　依法测定，应符合批准的要求。具体内容和方法见本教材任务 10。

④ 化学检定

a. pH 值　应为 7.2～8.0。具体内容和方法见本教材任务 10。

b. 水分　应不高于 3.0%。具体内容和方法见本教材子任务 4.1。

⑤ 效价测定　应不低于 2.5IU/剂。

⑥ 热稳定性试验　热稳定性试验应当由生产单位在成品入库前取样测定。于 37℃放置 28 天后，按"3.检定⑤效价测定"项进行效价测定，应不低于 2.5IU/剂。

⑦ 牛血清白蛋白残留量　应不高于 50ng/剂。

⑧ 抗生素残留量　生产过程中加入抗生素的应进行该项检查。采用酶联免疫吸附法，应不高于 50ng/剂。具体内容和方法见本教材子任务 4.5。

⑨ 无菌检查　依法检查，应符合规定。具体内容和方法见本教材子任务 5.1。

⑩ 异常毒性检查　依法检查，应符合规定。具体内容和方法见本教材子任务 5.2。

⑪ 细菌内毒素检查　应不高于 25EU/剂（凝胶限度法）。具体内容和方法见本教材子任务 5.4。

4. 疫苗稀释剂

疫苗稀释剂为灭菌注射用水或其他适宜的稀释剂，稀释剂的生产应符合批准的要求。灭菌注射用水应符合药典（二部）的相关规定。

5. 保存、运输及有效期

于 2～8℃ 避光保存和运输。自生产之日起，按批准的有效期执行。

6. 使用说明

应符合"生物制品分包装及贮运管理"规定和批准的内容。

冻干人用狂犬病疫苗（人二倍体细胞）的质量检测

《中国药典》在线查询，搜索"冻干人用狂犬病疫苗（人二倍体细胞）"，查阅其质量标准，整理冻干人用狂犬病疫苗（人二倍体细胞）质量检测的方法并进行测定。冻干人用狂犬病疫苗（人二倍体细胞）的质量检测的部分方法可见本教材模块二中相应的子任务，具体子任务编号已在上述知识准备里标明，下面所列的检测任务和方法是模块二中未涉及的。

一、外源病毒因子检查

任务准备

外源病毒因子检查

1. 仪器与用具

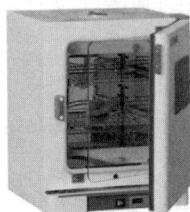 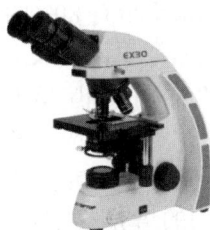 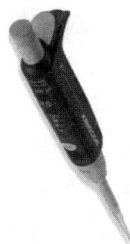

恒温培养箱   显微镜   移液器

除上述主要仪器外，请整理冻干人用狂犬病疫苗（人二倍体细胞）外源病毒因子检查所需仪器，填写表 9-7。

表 9-7　外源病毒因子检查所需仪器

序号	仪器	型号
1		
2		
3		
4		
5		
6		

2. 试药与试液

请整理冻干人用狂犬病疫苗（人二倍体细胞）外源病毒因子检查所需试剂，填写表 9-8。

表 9-8　外源病毒因子检查所需试剂

序号	试剂	用量
1		
2		
3		
4		
5		
6		

任务实施

方法：《中国药典》依法检查，应符合规定。

原理：通过细胞培养法、动物接种法等手段。将药物作用于敏感细胞或动物，若有外源病毒则会引起细胞病变或动物出现特定症状。通过观察这些反应，判断药物中是否存在外源病毒因子。通过细胞培养法、动物接种法等手段。将药物作用于敏感细胞或动物，若有外源病毒则会引起细胞病变或动物出现特定症状。通过观察这些反应，判断药物中是否存在外源病毒因子。

操作步骤：

（1）细胞直接观察　每批生产用细胞应留取 5%或不少于 500mL 细胞悬液不接种病毒，作为对照细胞。加入与疫苗生产相同的细胞维持液，置与疫苗生产相同的条件下培养至少 14 天或至病毒收获时（取时间较长者），在显微镜下观察是否有细胞病变出现。无细胞病变出现者为阴性，符合要求。在观察期末至少有 80%的对照细胞培养物存活，试验才有效。

（2）细胞培养试验　上述试验观察期末，收取上清液混合后，选择细胞并接种：取适量接种于猴源和人源的细胞培养物，如果疫苗病毒在非猴源或非人源的其他细胞系上生产，还应接种于同种不同批细胞。每种细胞至少接种 5mL 上清混合液，且接种量应不少于每瓶细胞培养液总量的 25%。置与生产相同的培养条件下至少培养 14 天。无细胞病变者为阴性，符合要求。

显微镜通用操作指南

二、热稳定性试验

任务准备

1. 仪器与用具

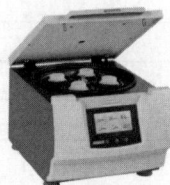

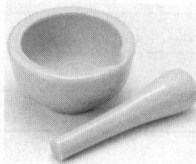

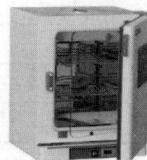

离心机　　　　　研钵　　　　　恒温培养箱

除上述主要仪器外，请整理冻干人用狂犬病疫苗（人二倍体细胞）热稳定性试验所需仪器，填写表9-9。

表 9-9　热稳定性试验所需仪器

序号	仪器	型号
1		
2		
3		
4		

2. 试药与试液

请整理冻干人用狂犬病疫苗（人二倍体细胞）热稳定性试验所需试剂，填写表9-10。

表 9-10　热稳定性试验所需试剂

序号	试剂	用量
1		
2		
3		
4		
5		

溶液配制：

（1）稀释液（PBS）制备　量取 0.9%磷酸二氢钾溶液 75mL、2.4%磷酸氢二钠（$Na_2HPO_4 \cdot 12H_2O$）溶液 425mL、8.5%氯化钠溶液 500mL，混合后加水至 5000mL，调 pH 值至 7.2～8.0。

（2）参考疫苗的稀释　参考疫苗用 PBS 稀释成 1：25、1：125 和 1：625 等稀释度。

（3）供试品溶液的制备　供试品用 PBS 做 5 倍系列稀释。

任务实施

方法：热稳定性试验应当由生产单位在成品入库前取样测定。于 37℃放置 28 天后，按"3.检定⑤效价测定"项进行效价测定，应不低于 2.5IU/剂。

原理：本法系将不同稀释度的供试品和参考疫苗分别免疫小鼠，通过比较免疫后的小鼠对致死性狂犬攻击病毒的保护剂量，确定供试品的效价。

操作步骤：

（1）攻击毒株 CVS 制备　启开毒种，稀释成 10^{-2} 悬液，接种 10～12g 小鼠，不少于 8 只，每只脑内接种 0.03mL。连续传 2～3 代，选择接种 4～5 天有典型狂犬病症状的小鼠脑组织，研磨后加入含 2%马血清或新生牛血清制成 20%悬液。经每分钟 1000 转离心 10 分钟，取上清液经病毒滴定（用 10 只 18～20g 小鼠滴定）及无菌检查符合规定后作攻击毒用。

（2）测定法　用不同稀释度的供试品及疫苗标准品分别免疫 12～14g 小鼠 16 只，每只小鼠腹腔注射 0.5mL，间隔 1 周再免疫 1 次。小鼠于第一次免疫后 14 天，用经预先测定的含 5～100LD$_{50}$ 的病毒量进行脑内攻击，每只 0.03mL。同时将攻击毒稀释成 10^0、10^{-1}、10^{-2} 和 10^{-3} 进行毒力滴定，每个稀释度均不少于 8 只小鼠。小鼠攻击后逐日观察 14 天，并记录死亡情况，统计第 5 天后死亡和呈典型狂犬病脑症状的小鼠。计算供试品和疫苗标准品 ED$_{50}$ 值。

计算相对效力：

$$P = \frac{T}{S} \times \frac{d_T}{d_S} \times D$$

式中，P 为供试品效价，IU/mL；T 为供试品 ED$_{50}$ 的倒数；S 为疫苗标准品 ED$_{50}$ 的倒数；d_T 为供试品的 1 次人用剂量，mL；d_S 为疫苗标准品的 1 次人用剂量，mL；D 为疫苗标准品的效价，IU/mL。

注意事项：

（1）动物免疫时应将疫苗保存于冰浴中。

（2）各组动物均应在同样条件下饲养。

（3）攻击毒原病毒液（10^0）注射的小鼠应 80% 以上死亡。

离心机通用操作指南

三、牛血清白蛋白残留量

任务准备

1. 仪器与用具

除上述主要仪器外，请整理冻干人用狂犬病疫苗（人二倍体细胞）牛血清白蛋白残留量测定所需仪器，填写表 9-11。

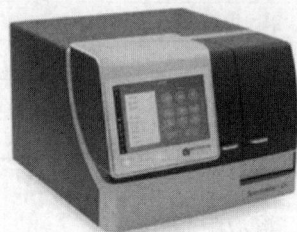

酶标仪

表 9-11　牛血清白蛋白残留量测定所需仪器

序号	仪器	型号
1		
2		
3		
4		
5		
6		

2. 试药与试液

请整理冻干人用狂犬病疫苗（人二倍体细胞）牛血清白蛋白残留量测定所需试剂，填写表 9-12。

表 9-12　牛血清白蛋白残留量测定所需试剂

序号	试剂	用量
1		
2		

序号	试剂	用量
3		
4		
5		
6		
7		

3. 溶液配制

供试品溶液的制备：供试品如为冻干剂型，检测前应按标示量复溶后混匀，室温静置30分钟，检测前应再次混匀。供试品如为液体剂型可直接用于检测。

4. 干扰试验

首次采用该法检测的供试品应进行干扰试验。

制备溶液Ⅰ（供试品倍比稀释）、溶液Ⅱ（供试品和30ng/mL的内控标准品等量混合）和溶液Ⅲ（30ng/mL的内控标准品倍比稀释）。当供试品溶液BSA含量高于试剂盒测定范围中点时，则2倍稀释后制备溶液Ⅰ和溶液Ⅱ。溶液Ⅰ、溶液Ⅱ可倍比稀释测定，溶液Ⅲ应多孔测定（至少10孔以上），并在试验间均匀添加。按测定法操作，分别测定溶液Ⅰ、溶液Ⅱ、溶液Ⅲ的BSA含量，溶液Ⅰ与溶液Ⅱ的含量之差应在溶液Ⅲ含量测定值的95%可信区间内，表明供试品不会对该检测法产生干扰作用。

任务实施

方法：应不高于50ng/剂。

原理：本法系采用酶联免疫吸附法测定供试品中残余牛血清白蛋白（BSA）含量。

操作步骤：

（1）按试剂盒说明书进行，并采用试剂盒提供的供试品稀释液稀释供试品，供试品应至少进行2个稀释度测定，每个稀释度做双孔平行测定。试剂盒标准品的吸光度、内控参考品测定值、标准品线性相关系数、双孔测定吸光度均应在试剂盒要求范围内，试验有效。

（2）以标准品溶液的浓度对其相应的吸光度作直线回归，将供试品的吸光度代入直线回归方程，再乘以稀释倍数，计算出供试品中BSA含量。

注意事项：在测定供试品中残余BSA含量时，应严格按仪器的使用说明书操作，并注意下列事项。

（1）当同一供试品的低稀释度吸光度明显低于高稀释度吸光度时，可能存在钩状效应或操作失误，需重试或调整稀释倍数进行检测。

（2）测定BSA含量的容器具应专用，防止实验室中BSA污染。

ST-360 酶标仪操作指南

请填写工作任务单（表 9-13）。

表 9-13　工作任务单

工作任务				
班级组号			组长	
工作任务描述				
小组分工	姓名		工作任务	
任务实施过程记录（步骤）				

外源病毒因子检查：

热稳定性试验：

牛血清白蛋白残留量：

上级验收评定			验收人签名	

请填写结果记录单（表 9-14）。

表 9-14　结果记录单

样品名称			批号	
规格			有效期	
包装			生产单位或产地	
检验依据			检验日期	
项目	实验方法	标准要求	检验结果/结论	检验人
外源病毒因子检查				
热稳定性试验				
牛血清白蛋白残留量				

实验过程记录

【外源病毒因子检查】

【热稳定性试验】

试验批次				
试验开始时间				
试验温度/℃				
试验时长/d				
外观				
病毒滴度/（IU/mL）				
pH 值				
蛋白质含量/（mg/mL）				

计算过程：

供试品效价：_____。

【牛血清白蛋白残留量】

疫苗批次	稀释倍数	吸光度值	计算得出的 BSA 含量/（ng/mL）	平均 BSA 含量/（ng/mL）	是否在标准范围内

计算过程：

结论：本品按_____标准检验，结果_____。

请填写任务评价表（表 9-15）。

表 9-15 任务评价表

评价指标	序号	评价内容	分值	自评	组评	师评
职业素养	1	准时出勤，遵守纪律	10			
	2	团队协作，解决难题	5			
	3	任务操作规范，按时完成任务	10			
	4	反复提升作业质量，不断思考和进步	5			
知识目标	1	掌握冻干人用狂犬病疫苗质量检测的方法	10			
	2	能正确完成课上任务测试	20			
技能目标	1	能正确完成冻干人用狂犬病疫苗质量检测的任务	15			
	2	能正确解释和整理任务结果	15			
	3	掌握生物药物专业检测注意事项	10			
总分			100			

一、单选题

1. 热稳定性试验应在成品入库前由（　　）取样测定。

A. 生产单位　　　　　　　　　　B. 检测机构

C. 药品监督管理部门　　　　　　D. 医疗机构

2. 支原体检查第一法培养法中，液体培养基的灵敏度要求肺炎支原体（ATCC 15531株）应达到（　　）。

A. 10^{-4}　　　　B. 10^{-5}　　　　C. 10^{-8}　　　　D. 10^{-9}

3. 牛血清白蛋白残留量测定采用的方法是（　　）。

A. 高效液相色谱法　　　　　　　B. 酶联免疫吸附法

C. 气相色谱法　　　　　　　　　D. 原子吸收光谱法

4. 热稳定性试验中，疫苗在 37℃放置（　　）天后进行效价测定。

A. 14　　　　B. 21　　　　C. 28　　　　D. 35

5. 支原体检查指示细胞培养法中，使用的荧光染料是（　　）。

A. 苏丹红Ⅲ　　　　　　　　　　B. 二苯甲酰胺荧光染料（Hoechst 33258）

C. 亚甲基蓝　　　　　　　　　　D. 伊红

6. 外源病毒因子检查细胞培养法中，非血吸附病毒检查培养温度是（　　）。

A. 35℃　　　B. 36℃±1℃　　　C. 37℃　　　D. 5%二氧化碳孵箱温度

7. 牛血清白蛋白残留量应不高（　　）ng/剂。

A. 20　　　　B. 30　　　　C. 40　　　　D. 50

8. 热稳定性试验第一法 NIH 法中，攻击毒株 CVS 制备时，接种小鼠后连续传代（　　）。

A. 1～2 代　　　B. 2～3 代　　　C. 3～4 代　　　D. 4～5 代

9. 支原体检查培养法中，半流体培养基在使用前应加入的成分是（　　）。

A. 青霉素　　　B. 灭能小牛血清　C. 酚红　　　　D. 葡萄糖

二、多选题

1. 热稳定性试验 NIH 法中，试剂包括（　　）。

A. 稀释液（PBS）　　　　　　　B. 攻击毒株 CVS

C. 参考疫苗　　　　　　　　　　D. 供试品

2. 外源病毒因子检查的方法有（　　）。

A. 动物试验法　　　　　　　　　B. 细胞培养法

C. 鸡胚检查法　　　　　　　　　D. 分子生物学方法

3. 支原体检查的方法有（　　）。

A. 培养法　　　　　　　　　　　B. 指示细胞培养法（DNA 染色法）

C. 分子生物学方法　　　　　　　D. 免疫学方法

4. 牛血清白蛋白残留量测定中，干扰试验需要制备的溶液有（　　）。

A. 溶液Ⅰ（供试品倍比稀释）

B. 溶液Ⅱ（供试品和 30ng/mL 的内控标准品等量混合）

C. 溶液Ⅲ（30ng/mL 的内控标准品倍比稀释）

D. 溶液Ⅳ（供试品和 50ng/mL 的内控标准品等量混合）

5. 热稳定性试验改良 NIH 法采用的条件有（　　　）。

A. 实验室已建立稳定的 NIH 法且检定结果一致性好

B. 用于连续生产 2 年及以上的产品

C. 产品糖蛋白抗原含量稳定、质量控制稳定

D. 连续批次效价均高于国家批准的放行标准

6. 支原体检查培养法中，推荐的培养基有（　　　）。

A. 支原体液体培养基　　　　　　　　B. 支原体半流体培养基

C. 支原体琼脂培养基　　　　　　　　D. 普通肉汤培养基

7. 外源病毒因子检查动物试验法中，小鼠试验法和乳鼠试验法的共同操作有（　　　）。

A. 脑内接种病毒悬液　　　　　　　　B. 腹腔接种病毒悬液

C. 观察期至少 14 天　　　　　　　　D. 解剖有病变的小鼠并制成悬液接种其他小鼠

8. 牛血清白蛋白残留量测定中，试剂盒要求范围内的指标有（　　　）。

A. 标准品的吸光度　　　　　　　　　B. 内控参考品测定值

C. 标准品线性相关系数　　　　　　　D. 双孔测定吸光度

9. 支原体检查指示细胞培养法中，用到的培养基有（　　　）。

A. DMEM 完全培养基　　　　　　　　B. DMEM 无抗生素培养基

C. 支原体肉汤培养基　　　　　　　　D. 精氨酸支原体肉汤培养基

三、简答题

1. 细胞培养法在药物外源病毒因子检查中的优势有哪些？

2. 如果药物在热稳定性试验中表现不佳，可能的原因有哪些？

3. 作为科研人员，我们应该如何提高自己的职业道德和社会责任感？

任务 10
培养基的质量检测

知识框架

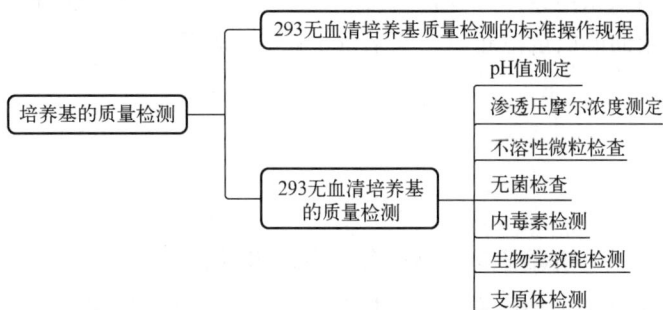

课前阅读

在一家生物科技公司的无血清培养基质量检测部门，有一位备受尊敬的劳模——李师傅。

无血清培养基的质量检测工作极为烦琐且责任重大，涉及众多参数检测。李师傅对待每一批培养基检测都一丝不苟，从最开始的渗透压和 pH 值稳定性，到培养基的无菌检查、内毒素检测、生物学效能检测、支原体检测，他都亲力亲为，仔细核对每一个数据。体现了劳模精神中的爱岗敬业，他把这份工作视为自己的使命，深知培养基质量关乎后续细胞培养的成败。

一次新的检测技术引入，需要对原有检测流程进行优化。李师傅主动带头学习，日夜钻研新技术资料，还与研发团队沟通交流。他积极分享自己多年积累的检测经验，带领团队顺利完成了检测流程的升级，使检测效率提高了 30%。这种精益求精、勇于创新的精神，正是劳模精神在他身上的生动展现。

在培养新员工方面，李师傅毫无保留。他耐心指导年轻检测员如何规范操作仪器、准确记录数据、敏锐发现异常。在他的带领下，整个团队形成了一种积极向上、追求卓越的氛围。他用自己的行动诠释了劳模精神的示范引领作用，让每一位员工都明白，在无血清培养基质量检测这个平凡但重要的岗位上，也能创造不平凡的价值，为保障培养基质量、推动生物科技进步贡献力量。

子任务　293无血清培养基的质量检测

　　无血清培养基被广泛应用于培养哺乳动物和无脊椎动物细胞以制备单克隆抗体、病毒抗原和重组蛋白等。大多数的无血清培养基含有向细胞内转运离子的转铁蛋白和调节葡萄糖摄取量的胰岛素，以及一些清蛋白、纤维蛋白、胎球蛋白等，这些蛋白质在细胞培养中发挥各种不同的功能，如提供细胞贴壁所需的基质，抗生物反应器剪切力，作为脂质和其他生长分化因子的载体等。无血清培养基若不符合药典标准，可能导致细胞生长异常，影响实验结果的准确性；还可能引入杂质或污染物，对细胞产生毒性作用。现企业有一批293无血清培养基，如何对其进行全面的质量检测，完成来自企业的工作任务？

学习目标

- **知识目标**
1. 熟悉293无血清培养基质量标准的各项指标和要求。
2. 掌握常见的293无血清培养基质量检测项目、方法及其操作要点。
3. 了解在生产、检测到监管等环节中，各方应承担的责任和义务。

- **技能目标**

能够对293无血清培养基进行全面的质量检测。

- **素质目标**

培养形成有责任心与自我认知能力的职业素养。

导学问题

请查找相关资料，回答下列问题。
1. 什么是293无血清培养基？
2. 为什么要进行293无血清培养基的药物质量检测？
3. 293无血清培养基的主要成分有哪些？
4. 培养基的渗透压对细胞培养有什么影响？
5. 无血清培养基中的生长因子有哪些作用？
6. 293无血清培养基的无菌检测方法有哪些？
7. 什么是内毒素检测？为什么要进行内毒素检测？
8. 培养基的稳定性如何检测？
9. 293无血清培养基的质量标准有哪些？
10. 无血清培养基与含血清培养基相比有哪些优势？

根据任务小组讨论的结果获取相应的信息，完成表 10-1～表 10-8。

表 10-1　293 无血清培养基的相关信息

项目	293 无血清培养基	描述
1	外观	
2	保存、运输	
3	有效期	

表 10-2　实验设计相关信息——pH 值测定

项目	内容	描述
pH 值测定	标准	
	检验用量	
	检验方法	

表 10-3　实验设计相关信息——渗透压摩尔浓度测定

项目	内容	描述
渗透压摩尔浓度测定	标准	
	检验用量	
	检验方法	

表 10-4　实验设计相关信息——不溶性微粒检查

项目	内容	描述
不溶性微粒检查	标准	
	检验用量	
	检验方法	

表 10-5　实验设计相关信息——无菌检查

项目	内容	描述
无菌检查	标准	
	检验用量	
	检验方法	

表 10-6　实验设计相关信息——内毒素检测

项目	内容	描述
内毒素检测	标准	
	检验用量	
	检验方法	

表 10-7　实验设计相关信息——生物学效能检测

项目	内容	描述
生物学效能检测	标准	
	用量	
	准备工作	
	效能测试	

表 10-8　实验设计相关信息——支原体检测

项目	内容	描述
支原体检测	标准	
	检验用量	
	检测方法	

知识准备

293 无血清培养基质量检测的标准操作规程

1. 外观检查

（1）标准　目视观察，本品为澄清透明的红色溶液，无肉眼可见颗粒。

（2）检验样品　完整包装的产品。

（3）检验方法　依据《中国药典》可见异物检查法第一法进行测定。

2. pH 值测定

（1）标准　6.90～7.50。

（2）检验用量　10～13mL。

（3）检验方法　依据《中国药典》pH 值测定法进行测定。

3. 渗透压摩尔浓度测定

（1）标准　280～320mOsmol/kg。

（2）检验用量　50μL。

（3）检验方法　依据《中国药典》渗透压摩尔浓度测定法进行测定。

4. 不溶性微粒检查

（1）标准　粒径≥10μm：≤25粒/mL；粒径≥25μm：≤3粒/mL。

（2）检验用量　20～30mL。

（3）检验方法　依据《中国药典》不溶性微粒检查法进行测定。

5. 无菌检查

（1）标准　无菌检查结果应为阴性。

（2）检验用量　1000mL规格，检测100 mL以上；500mL规格，检测50mL以上。

（3）检验方法　依据《中国药典》无菌检查法进行测定。

6. 内毒素检测

（1）标准　<1.0EU/mL。

（2）检验用量　0.2～0.5mL。

（3）检验方法　依据《中国药典》细菌内毒素检查法进行测定。

7. 生物学效能检测

（1）标准　293细胞连续传代3次，每代培养3天，平均每代扩增倍数>5。

（2）用量　200mL。

（3）检验方法　依据企业标准操作规程《生物学效能检测》，见生物学效能检测任务实施。

8. 支原体检测

（1）标准　阴性

（2）检验用量　培养法用量为12～15mL。

（3）检测方法　取样品12～15mL，每支支原体培养基中加入1.0mL样品，依据《中国药典》支原体检查法进行检测。支原体检测结果应为阴性。

---

293 无血清培养基的质量检测

一、293 无血清培养基的 pH 值测定

任务准备

293 无血清培养基
——pH 检测

1. 仪器与用具

PHSJ-5 型
pH 计操作指南

S-470 型多参数仪
操作指南

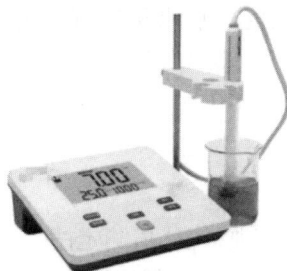

pH计

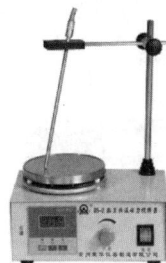

磁力搅拌器

除上述主要仪器外，请整理 293 无血清培养基的 pH 值测定所需仪器，填写表 10-9。

表 10-9　pH 值测定所需仪器

序号	仪器	型号
1		
2		
3		
4		
5		

2. 试药与试液

请整理 293 无血清培养基的 pH 值测定所需试剂，填写表 10-10。

表 10-10　pH 值测定所需试剂

序号	试剂	用量
1		
2		
3		
4		

溶液配制：

（1）邻苯二甲酸盐标准缓冲液的制备　精密称取在 115℃±5℃ 干燥 2～3 小时的邻苯二甲酸氢钾 10.21g，加水使溶解并稀释至 1000mL。或按照包装袋上的使用说明进行溶解。

（2）硼砂标准缓冲液的制备　精密称取硼砂 3.81g（注意避免风化），加水使溶解并稀释至 1000mL，置聚乙烯塑料瓶中，密塞，避免空气中二氧化碳进入。或按照包装袋上的使用说明进行溶解。

（3）磷酸盐标准缓冲液　精密称取在 115℃±5℃ 干燥 2～3 小时的无水磷酸氢二钠 3.55g 与磷酸二氢钾 3.40g，加水使溶解并稀释至 1000mL。或按照包装袋上的使用说明进行溶解。

任务实施

方法：依据《中国药典》pH 值测定法。

原理：酸度计利用酸溶液和碱溶液的反应性质，通过测量电位差的变化来确定溶液的酸碱性质。不同的酸度计采用不同的原理和电极类型，但核心思想都是利用电位差与酸碱性质相关联的原理进行测量。

操作步骤：测定之前，按各品种项下的规定，选择至少两种标准缓冲溶液，使供试液的 pH 处于两者之间。

（1）使用标准缓冲液对 pH 计进行校准，新的、久置不用后重新启用的、调换新的电极的以及其他需要标定的仪器，在测量前需先行校准。

（2）校准完成时，斜率应在 90%～105%之间。如不符合要求，重新校准至仪器无误差。校准后须测定接近样品 pH 的标准缓冲液，测定值与标准值差值应在±0.05 内。如不符合，应重新校准。

（3）测 pH 值：调节温度，使温度所指值和被测溶液温度一致。将 pH 复合电极用去离子水清洗，再用滤纸吸干，按规定取样或制备供试液（肉毒抗毒素），置小烧杯中，用供试液淋洗电极数次，将电极浸入供试液中，轻摇供试液平衡稳定后，仪器显示被测溶液的 pH 值。

（4）关闭电源，仪器不使用时应将选择电极插入保护液中，再用保护帽套上。

注意事项：电极输入插头保持高度清洁，并保证接触良好（有污迹时可用酒精擦净或酸碱浸泡，不可用酒精浸泡）。

二、293 无血清培养基的渗透压摩尔浓度测定

任务准备

293 无血清培养基
——渗透压检测

1. 仪器与用具

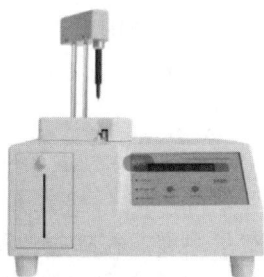

冰点渗透压计　　　　　　　蒸汽渗透压计

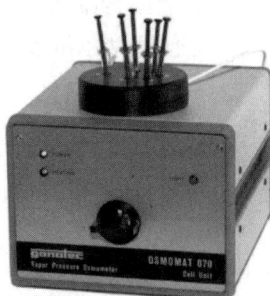

Gonotec 冰点渗透仪
OSMOMAT300 操作指南

除上述主要仪器外，请整理 293 无血清培养基的渗透压摩尔浓度测定所需仪器，填写表 10-11。

表 10-11　渗透压摩尔浓度测定所需仪器

序号	仪器	型号
1		
2		
3		

序号	仪器	型号
4		
5		

2. 试药与试液

请整理 293 无血清培养基的渗透压摩尔浓度测定所需试剂，填写表 10-12。

表 10-12　渗透压摩尔浓度测定所需试剂

序号	试剂	用量
1		
2		
3		
4		

溶液配制：

（1）校正用标准溶液的制备　取基准氯化钠试剂，于 500～650℃干燥 40～50 分钟，置干燥器（硅胶）中放冷至室温。根据需要，按表中所列数据精密称取适量，溶于 1kg 水中，摇匀，即得。

（2）供试品溶液　除另有规定外，供试品应结合临床用法，直接测定或按各品种项下规定的具体溶解或稀释方法制备供试品溶液，并使其摩尔浓度处于表中测定范围内。

任务实施

方法：依据《中国药典》渗透压摩尔浓度测定法。

原理：通常采用测量溶液的冰点下降来间接测定其渗透压摩尔浓度。在理想的稀溶液中，冰点下降符合 $\Delta T_f=K_f \cdot m$ 的关系，式中，ΔT_f 为冰点下降，K_f 为冰点下降常数（当水为溶剂时为 1.86），m 为重量摩尔浓度。而渗透压符合 $P_o=K_o \cdot m$ 的关系，式中，P_o 为渗透压，K_o 渗透压常数，m 为溶液的重量摩尔浓度。由于两式中的浓度等同，故可以用冰点下降法测定溶液的渗透压摩尔浓度。

操作步骤：

（1）按仪器说明书操作，首先取适量新沸放冷的水调节仪器零点。

（2）由《中国药典》渗透压摩尔浓度测定法的表中选择至少两种标准溶液（供试品溶液的渗透压摩尔浓度应介于两者之间）校正仪器。

（3）测定供试品溶液的渗透压摩尔浓度或冰点下降值。仪器为定期校准，无须每次检测均校准。

三、293无血清培养基的不溶性微粒检查

任务准备

1. 仪器与用具

293 无血清培养基

——不溶性微粒检测

GWF-8JDS 操作指南

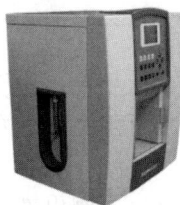

不溶性微粒检测仪　　　　　　超声波清洗器

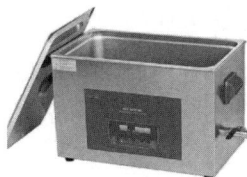

除上述主要仪器外，请整理 293 无血清培养基的不溶性微粒检查所需仪器，填写表10-13。

表 10-13　不溶性微粒检查所需仪器

序号	仪器	型号
1		
2		
3		
4		
5		

2. 试药与试液

请整理 293 无血清培养基的不溶性微粒检查所需试剂，填写表 10-14。

表 10-14　不溶性微粒检查所需试剂

序号	试剂	用量
1		
2		
3		
4		

溶液配制：通常不需要额外配制特殊溶液，直接使用超纯水作为稀释液。

检查前的准备如下。

（1）取微粒检查用水（或其他溶剂）经微孔滤膜（0.45μm 或 0.22μm）滤过，置于洁净的适宜容器中，旋转使可能存在的微粒均匀，静置待气泡消失。按光不溶性微粒分析仪操作规程进行检查，每 10mL 中含 10μm 以上的不溶性微粒应在 10 粒以下，含 25μm（≥25μm）以上的不溶性微粒应在 2 粒以下。否则表明微粒检查用水（或其他溶剂）、玻

璃仪器和实验环境不适于进行微粒检查，应重新进行处理，检测符合规定后方可进行供试品检查。

（2）供试品应事先除去外包装，并用净化水将容器外壁冲洗干净，置适宜实验环境中备用。

任务实施

方法：依据《中国药典》不溶性微粒检查法。

原理：当液体中的微粒通过一窄细检测通道时，与液体流向垂直的入射光，由于被微粒阻挡而减弱，因此由传感器输出的信号降低，这种信号变化与微粒的截面积大小相关。

操作步骤：

（1）取供试品，小心翻转20次，使溶液混合均匀，立即小心开启，先倒出部分供试品溶液冲洗开启口及取样杯。

（2）将供试品溶液倒入取样杯中，静置10分钟以上脱气，置于取样器上（或将供试品容器直接置于取样器上）。

（3）开启搅拌器，使溶液混匀（避免气泡产生），依法测定至少3次，每次取样应不少于5mL。记录数据。

（4）另取至少2个供试品，同法测定。每个供试品第一次数据不计，取后续测定结果的平均值计算。

记录与计算：记录应包括所用仪器型号、样品包装情况、检验数量等，根据微粒测定仪数据处理器打印出相应的数据，计算出供试品每1mL（或每个容器或每份样品）中所含10μm以上（$\geqslant$10μm）及含25μm以上（$\geqslant$25μm）的不溶性微粒数。

结果与判定：标示装量为100mL以下，每个供试品容器（份）中含10μm以上（$\geqslant$10μm）的微粒不得过6000粒，含25μm以上（$\geqslant$25μm）的微粒不得过600粒，判为符合规定。

293无血清培养基
——无菌检查（薄膜过滤法）

四、293无血清培养基的无菌检查

任务准备

1. 仪器与用具

除上述主要仪器外，请整理293无血清培养基的无菌检查所需仪器，填写表10-15。

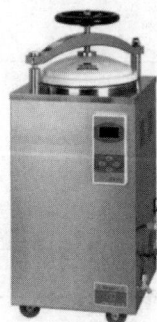

高压蒸汽灭菌器

表10-15　无菌检查所需仪器

序号	仪器	型号
1		
2		
3		

序号	仪器	型号
4		
5		

2. 试药与试液

请整理 293 无血清培养基的无菌检查所需试剂，填写表 10-16。

表 10-16　无菌检查所需试剂

序号	试剂	用量
1		
2		
3		
4		

溶液配制：一般无须特殊溶液配制，培养基可直接购买现成的已灭菌产品。或者按说明书配制培养基。

任务实施

方法：依据《中国药典》无菌检查法。

原理：无菌检查是基于在特定的培养基和适宜的培养条件下，若样品中存在微生物，则会在培养基中生长繁殖，从而引起培养基外观的变化。通过观察培养基在培养前后的状态，可以判断样品是否无菌。而阳性对照的设置是为了确保试验条件能够支持微生物的生长，若阳性对照出现预期的微生物生长，而样品培养基无变化，则可较为可靠地判断样品为无菌状态。

操作步骤：

（1）样品准备　取供试品 500 mL，均匀分成 3 份，采用薄膜过滤法过滤至 3 个滤器中。完成后，2 份滤器中加入 100mL 硫乙醇酸盐流体培养基（FTM），1 份滤器中加入 100mL 胰酪大豆胨液体培养基（TSB）。

（2）阳性对照准备　一份硫乙醇酸盐流体培养基中接入不超过 100CFU 的金黄色葡萄球菌作为对照。

（3）阴性对照准备　供试品无菌检查时，分别在滤筒内加入 100mL 硫乙醇酸盐流体培养基（FTM）和胰酪大豆胨液体培养基（TSB），作为阴性对照。

（4）培养条件　硫乙醇酸盐流体培养基（FTM）于 30～35℃培养，胰酪大豆胨液体培养基（TSB）于 20～25℃培养。

（5）培养时长　接种阳性对照后培养不超过 5 天，供试品及阴性培养不少于 14 天。一般 3～5 天观察一次。

五、293无血清培养基的内毒素检测

任务准备

1. 仪器与用具

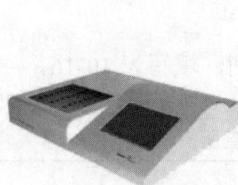

内毒素检测仪　　　　　　　　恒温仪

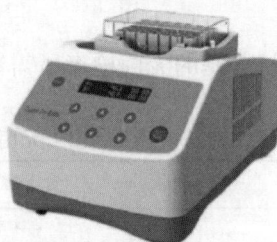

除上述主要仪器外，请整理293无血清培养基内毒素检测所需仪器，填写表10-17。

表10-17　内毒素检测所需仪器

序号	仪器	型号
1		
2		
3		
4		
5		

2. 试药与试液

请整理293无血清培养基的内毒素检测所需试剂，填写表10-18。

表10-18　内毒素检测所需试剂

序号	试剂	用量
1		
2		
3		
4		

溶液配制：

（1）内毒素标准溶液的配制　　根据内毒素标准品的含量，用无热原水将其配制成不同浓度的标准溶液，如可配制浓度为0.1EU/mL、0.25EU/mL、0.5EU/mL、1EU/mL、2EU/mL等的系列标准溶液，用于制作标准曲线。如果使用凝胶法进行限度或半定量检测，则需要将内毒素标准品稀释至2倍鲎试剂灵敏度含量的内毒素浓度。

（2）鲎试剂溶液的配制　　按照鲎试剂说明书的要求，用无热原水将鲎试剂配制成适当浓度的工作液，一般鲎试剂自带溶剂，直接溶解即可。

方法：依据《中国药典》凝胶法细菌内毒素检查法。

原理：通过鲎试剂与内毒素产生凝集反应的原理进行限度检测或半定量检测内毒素。

操作步骤：

（1）细菌内毒素工作标准品稀释（鲎试剂灵敏度为 0.06EU/mL）　将细菌内毒素工作标准品用 BET 水 1 mL 溶解，涡旋混匀 15 分钟。梯度稀释至 $E_{4\lambda}$ 0.25 EU/mL、$E_{2\lambda}$ 0.125 EU/mL、E_{λ} 0.0625 EU/mL、$E_{\lambda/2}$ 0.0313 EU/mL、$E_{\lambda/4}$ 0.156 EU/mL。

（2）样品稀释　样品稀释方法见表 10-19。

表 10-19　样品稀释方法

样品	方法
S_1	取 S_0 0.1 mL，加入 0.7 mL BET 水
S_2	取样品 S_1 0.2 mL，加入 0.2 mL BET 水

（3）样品阳性对照稀释　P_1：取样品 S_1 0.1mL，加入 0.1mL $E_{4\lambda}$ 标品，涡旋混匀，为样本 S_2 的阳性对照。

（4）检查操作　取鲎试剂，阴性对照组加入 0.2mL BET 水，其余各组加入 0.1mL BET 水；灵敏度复核试验组分别加入稀释好的 $E_{2\lambda}$ 0.1mL；样品组分别加入 0.1mL 的 S_2 稀释液；样品阳性对照组分别加入 0.1mL 的 P_1 稀释液。

（5）封口膜封闭管口，轻轻摇匀，垂直放入 37℃恒温水浴锅中孵育 60 分钟±2 分钟，取出观察结果，注意轻轻拿出，不要震荡，防止胶发生散落。

六、293 无血清培养基的生物学效能检测

1. 仪器与用具

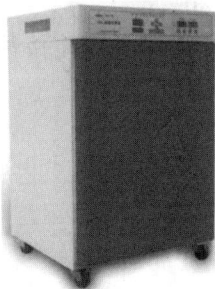

二氧化碳细胞培养箱WJ-3-80

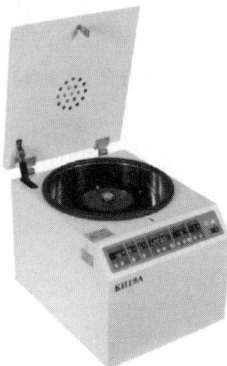

KH19A台式高速离心机

293 无血清培养基
——性能检测

除上述主要仪器外，请整理 293 无血清培养基的生物学效能检测所需仪器，填写表 10-20。

表 10-20　生物学效能检测所需仪器

序号	仪器	型号
1		
2		
3		
4		
5		

2. 试药与试液

请整理 293 无血清培养基的生物学效能检测所需试剂，填写表 10-21。

表 10-21　生物学效能检测所需试剂

序号	试剂	用量
1		
2		
3		
4		

准备工作：

（1）配制 50～100mL 含 6 mol/L L-谷氨酰胺的 293 无血清培养基，该培养基有效期为 7 天。

（2）复苏 293 工作库细胞，加入含 9 mL 预热至室温的 293 无血清培养基中，$350g$ 离心 5 分钟收集细胞。

（3）弃上清，用 1～2mL 步骤（1）中准备的培养基重悬，加至摇瓶中，补加培养基至 10～15mL。

（4）将摇瓶置于 37℃，8% CO_2 的摇床上进行培养，摇床转速为 125r/min（19mm 转径摇床）或 95r/min（50mm 转径摇床），摇瓶环境湿度应不低于 80%。

（5）约 72 小时后，取样计数，按照 0.6（或 1.0）×10^6 cells/mL 的密度接种至 20 mL 培养基中，继续培养 3 天（或 2 天）。

（6）按照上述步骤传代至少 3 次，接种前细胞活率大于 90%。

任务实施

方法：依据 293 无血清培养基生物学效能检测的标准操作规程。

原理：293 无血清培养基可以在体外提供细胞生长所需的碳源、氮源、激素、微量元素等，并可以保持细胞的生长环境的稳定（pH、渗透压等），为细胞提供一个相对稳定、适宜的体外生长环境，使得细胞在不依赖天然动物血清的情况下，依然可以正常地生长、增殖、分化以及发挥其相应的功能。

操作步骤：

（1）测试培养基准备　200mL 待检测 293 无血清培养基中加入 6 mL 浓度为 200 mmol/mL 的 L-谷氨酰胺溶液，混匀，该培养基有效期为 7 天。

（2）D_0　将准备的细胞按照 0.6×10^6 cells/mL 的细胞密度接种于 125mL 摇瓶内，补加测试培养基至 20mL。置于摇床上进行培养，摇床参数与上述准备工作的（4）一致。每个样品做 3 个平行。

（3）D_3　用 10mL 移液管吹打细胞液，使细胞分散均匀，取样计数，记录细胞活率。细胞密度为 $n_1 \times 10^6$ cells/mL，根据计数密度取 1.2×10^7 个细胞至新的 125mL 摇瓶中，补加测试培养基至 20mL，置于摇床上进行培养，摇床参数与准备工作时一致。

（4）D_6　操作与 D_3 一致。计数密度为 $n_2 \times 10^6$ cells/mL。

（5）D_9　用 10mL 移液管吹打细胞液，使细胞分散均匀，取样计数，记录细胞活率。细胞密度为 $n_3 \times 10^6$ cells/mL。

（6）生物学效能计算　效能 $=（n_1+n_2+n_3）/1.8$，效能结果应 >5。

七、293 无血清培养基的支原体检测

任务准备

1. 仪器与用具

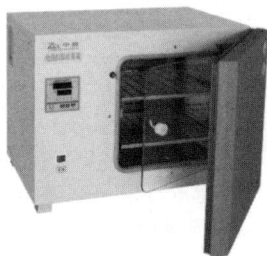

DHP-9032恒温培养箱　　　数显自控立式蒸汽灭菌器　　　水浴锅

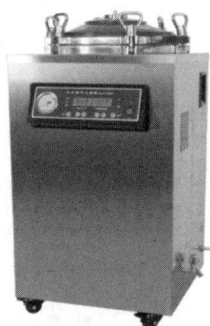

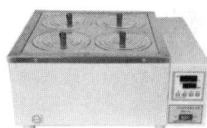

除上述主要仪器外，请整理 293 无血清培养基支原体检测所需仪器，填写表 10-22。

表 10-22　支原体检测所需仪器

序号	仪器	型号
1		
2		
3		
4		

序号	仪器	型号
5		
6		

2. 试药与试液

请整理 293 无血清培养基支原体检测所需试剂，填写表 10-23。

表 10-23　支原体检测所需试剂

序号	试剂	用量
1		
2		
3		
4		
5		
6		
7		
8		
9		
10		

（1）推荐培养基及其处方

① 支原体液体培养基

a.支原体肉汤培养基

猪胃消化液	500mL	氯化钠	2.5g
牛肉浸液（1∶2）	500mL	葡萄糖	5.0g
酵母浸粉	5.0g	酚红	0.02g

pH 值 7.6±0.2。于 121℃灭菌 15 分钟。

b.精氨酸支原体肉汤培养基

猪胃消化液	500mL	葡萄糖	1.0g
牛肉浸液（1∶2）	500mL	L-精氨酸	2.0g
酵母浸粉	5.0g	酚红	0.02g
氯化钠	2.5g		

pH 值 7.1±0.2。于 121℃灭菌 15 分钟。

② 支原体半流体培养基　按①项处方配制，培养基中不加酚红，加入琼脂 2.5～3.0g。

③ 支原体琼脂培养基　按①项处方配制，培养基中不加酚红，加入琼脂 13.0～15.0g。

（2）除上述推荐培养基外，亦可使用可支持支原体生长的其他培养基，但灵敏度必须符合要求。

培养基灵敏度检查（变色单位试验法）：

① 菌种　肺炎支原体（ATCC 15531 株）、口腔支原体（ATCC 23714 株），由国家药品

检定机构分发。

②操作　将菌种接种于适宜的支原体培养基中，经 36℃±1℃ 培养至培养基变色，盲传两代后，将培养物接种至待检培养基中，做 10 倍系列稀释，肺炎支原体稀释至 10^{-9}～10^{-7}，接种在支原体肉汤培养基内；口腔支原体稀释至 10^{-5}～10^{-3}，接种在精氨酸支原体肉汤培养基内。每个稀释度接种 3 支试管，置 36℃±1℃ 培养 7～14 天，观察培养基变色结果。

③结果判定　以接种后培养基管数的 2/3 以上呈现变色的最高稀释度为该培养基的灵敏度。

液体培养基的灵敏度：肺炎支原体（ATCC　15531 株）应达到 10^{-8}，口腔支原体（ATCC 23714 株）应达到 10^{-4}。

任务实施

方法：《中国药典》支原体检查法第一法　培养法

支原体检查
——培养法

原理：支原体培养法是基于支原体可以在适宜的人工培养基中生长繁殖这一特性。支原体是一类缺乏细胞壁的原核细胞型微生物，其大小介于细菌和病毒之间。它们能在特定的营养丰富的培养基中进行代谢活动，从而通过观察培养基中的变化来检测支原体是否存在。

操作步骤：

（1）供试品如在分装后 24 小时以内进行支原体检查者可贮存于 2～8℃；超过 24 小时应置 -20℃ 以下贮存。

（2）检查支原体采用支原体液体培养基和支原体半流体培养基（或支原体琼脂培养基）。半流体培养基（或琼脂培养基）在使用前应煮沸 10～15 分钟，冷却至 56℃ 左右，然后加入灭能小牛血清（培养基：血清为 8：2），并可酌情加入适量青霉素，充分摇匀。液体培养基除无须煮沸外，使用前亦应同样补加上述成分。

（3）取每支装量为 10mL 的支原体液体培养基各 4 支、相应的支原体半流体培养基各 2 支（已冷却至 36℃±1℃），每支培养基接种供试品 0.5～1.0mL，置 36℃±1℃ 培养 21 天。于接种后的第 7 天从 4 支支原体液体培养基中各取 2 支进行次代培养，每支培养基分别转种至相应的支原体半流体培养基及支原体液体培养基各 2 支，置 36℃±1℃ 培养 21 天，每隔 3 天观察 1 次。

结果判定：培养结束时，如接种供试品的培养基均无支原体生长，则供试品判为合格。如疑有支原体生长，可取加倍量供试品复试，如无支原体生长，供试品判为合格；如仍有支原体生长，则供试品判为不合格。

【附注】质量检定部门应会同培养基制造部门定期抽检支原体培养基灵敏度。

请填写工作任务单（表 10-24）。

表 10-24　工作任务单

工作任务				
班级组号			组长	
工作任务描述				

	姓名	工作任务
小组分工		

任务实施过程记录（步骤）

1. 产品外观检查

2. pH 值测定

3. 渗透压摩尔浓度测定（冰点法）

4. 不溶性微粒检查

5. 内毒素检测
（1）细菌内毒素工作标准品稀释

（2）样品稀释

样品	方法
S_1	取 S_0 ＿＿＿mL，加入 ＿＿＿ mL BET 水
S_2	取样品 ＿＿＿＿mL，加入 ＿＿＿mL BET 水

（3）样品阳性对照稀释

样品	方法
P1	取样品 ＿＿＿ mL ，加入 ＿＿＿ mL $E_{4\lambda}$ 标品，涡旋混匀，为样本 ＿＿＿ 的阳性对照：

（4）检查操作：取鲎试剂，阴性对照组加入 _____ mL BET 水，其余各组加入 _____ mL BET 水；灵敏度复核试验组分别加入稀释好的 $E_{2\lambda}$ 0.1mL；样品组分别加入 _____ mL 的 S_2 稀释液；样品阳性对照组分别加入 _____ mL 的 P_1 稀释液。

（5）封口膜封闭管口，轻轻摇匀，垂直放入 _____ ℃恒温水浴锅中孵育 _____ 分钟，取出观察结果，注意轻轻拿出，不要震荡，防止胶发生散落。

6. 无菌检查

（1）样品准备：取供试品 _____ mL，均匀分成 3 份，采用薄膜过滤法过滤至 3 个滤器中；完成后，2 份滤器中加入 100mL 硫乙醇酸盐流体培养基（FTM），1 份滤器中加入 100mL 胰酪大豆胨液体培养基（TSB）。

（2）阳性对照准备：一份硫乙醇酸盐流体培养基中接入不超过 _____ CFU 的金黄色葡萄球菌作为对照。

（3）阴性对照准备：供试品无菌检查时，分别在滤筒内加入 _____ mL 硫乙醇酸盐流体培养基（FTM）和胰酪大豆胨液体培养基（TSB），作为阴性对照。

（4）培养条件：硫乙醇酸盐流体培养基（FTM）于 _____ ℃培养，胰酪大豆胨液体培养基（TSB）于 _____ ℃培养。

（5）培养时长：接种阳性对照后培养不超过 _____ 天，供试品及阴性培养不少于 _____ 天。一般 _____ 天观察一次。

7. 生物学效能检测

（1）准备工作

a. 准备培养基：配制 _____ mL 含 6mol/L L-谷氨酰胺的 293 无血清培养基，该培养基有效期为 _____ 天。

b. 复苏 293 工作库细胞，加入含 _____ mL 预热至室温的 293 无血清培养基中，_____ g 离心 5 分钟收集细胞。

c. 弃上清，用 1～2mL "7.生物学效能检测" 中的 "（1）准备工作 a." 中准备的培养基重悬，加至摇瓶中，补加培养基至 _____ mL。

d. 将摇瓶置于 37℃，8% CO_2 的摇床上进行培养，摇床转速为 _____ r/min（19mm 转径摇床）或 _____ r/min（50mm 转径摇床），摇瓶环境湿度应不低于 80%。

e. 约 72 小时后，取样计数，按照 0.6（或 1.0）×10^6 cells/mL 的密度接种至 _____ mL 培养基中，继续培养 _____ 天（或 2 天）。

f. 按照上述步骤传代至少 _____ 次，接种前细胞活率大于 _____ %。

（2）效能检验

a. 测试培养基准备：200mL 待检测 293 无血清培养基中加入 _____ mL 浓度为 200mmol/mL 的 L-谷氨酰胺溶液，混匀，该培养基有效期为 _____ 天。

b. D_0：将 "7.生物学效能检测" 中的 "（1）准备工作" 中准备的细胞按照 0.6×10^6 cells/mL 的细胞密度接种于 _____ mL 摇瓶内，补加测试培养基至 _____ mL。置于摇床上进行培养，摇床参数与 "7.生物学效能检测" 中的 "（1）准备工作的 d." 一致。

每个样品做 3 个平行。

c. D_3：用 10mL 移液管吹打细胞液，使细胞分散均匀，取样计数，记录细胞活率。细胞密度为 n_1×10^6 cells/mL，根据计数密度取 1.2×10^7 个细胞至新的 125mL 摇瓶中，补加测试培养基至 _____ mL，置于摇床上进行培养，摇床参数与 "7.生物学效能检测" 中的 "（1）准备工作的 d." 一致。

d. D_6：操作与 D_3 一致。计数密度为 n_2×10^6 cells/mL。

e. D_9：用 _____ mL 移液管吹打细胞液，使细胞分散均匀，取样计数，记录细胞活率。细胞密度为 n_3×10^6 cells/mL。

f. 生物学效能计算：效能= _____，效能结果应>5。平行样本测试 RSD 应不高于 20%。

8. 支原体检测

首代培养：取每支装量为 _____ mL 的支原体液体培养基 4 支、相应的支原体半流体培养基各 2 支（已冷却至 36℃±1℃），每支培养基接种供试品 1.0mL，置 36℃±1℃培养 21 天。

传代培养：于接种后的第 7 天，从 4 支支原体液体培养基中各取 2 支进行次代培养，每支培养基分别转种至相应的支原体半流体培养基及支原体液体培养基各 2 支，置 36℃±1℃培养 21 天，每隔 _____ 天观察 1 次。

上级验收评定		验收人签名	

请填写结果记录单（表 10-25）。

表 10-25　结果记录单

1. 产品外观检查

标准：澄清透明的红色溶液，无肉眼可见颗粒	
检验结果：□ 合格　□ 不合格	
检验人/日期	复核人/日期

2. pH 值测定

多参数仪编码				计量有效期至	
仪器校准结果	标准液 1	标准液 2	标准液 3	斜率 （95%～105%）	7.00 标准液回测值 （7.00±0.03）
样品检测值		平均 检测值		判定依据	6.90～7.50
结果判定	□合格□不合格				
检验人/日期	复核人/日期				

3. 渗透压摩尔浓度测定（冰点法）

渗透压仪编码		计量有效期至	
移液器编号		移液器计量有效期至	
标准液（标准值）	300 mOsmol/kg	标准液检测值	mOsmol/kg
样品渗透压检测 结果 /（mOsmol/kg）		平均检测值 /（mOsmol/kg）	
判定依据	标准：280～320 mOsmol/kg 标准液的测定误差不能超过±3 mOsmol/kg，否则重新校准		
结果判定	□合格□不合格		
检验人/日期	复核人/日期		

4. 不溶性微粒检查

不溶性微粒仪 设备编码			计量有效期至	年　月　日	
检验用量					
样品检测结果	粒径	第一次测试	第二次测试	第三次测试	均值（舍弃第一次）
	≥10μm				
	≥25μm				
判定依据	10μm：≤25 粒/mL 25μm：≤3 粒/mL				
结果判定	□ 合格　　　　□ 不合格				
检验人/日期	复核人/日期				

5. 无菌检查

培养基	硫乙醇酸盐流体培养基（FTM）	批号：	规格：	来源：
	胰酪大豆胨液体培养基（TSB）	批号：	规格：	来源：
菌种	金黄色葡萄球菌	批号：	来源：	

结果记录					
培养箱编码（ ℃）		起始培养时间			
培养箱编码（ ℃）					

试验组		观察结果（天数）				
		第 天	第 天	第 天	第 天	第 天
FTM	供试品					
	阴性对照					
TSB	供试品					
	阴性对照					
观察人/日期						

FTM	阳性对照	第 天		第 天		第 天	
观察人/日期							
结果判断		□ 符合要求　　□不符合要求					
复核人/日期							

6. 内毒素检测

试剂名称	来源	灵敏度	批号	规格	效期	
鲎试剂		EU/mL		mL	年	月
细菌内毒素工作标准品		—		EU/支	年	月
细菌内毒素检查用水（BET 水）		—		mL	年	月

检测结果（阳性以"+"表示，阴性以"–"表示）

恒温器编码				
检测结果	阴性对照	灵敏度复核	样品阳性对照	样品
		$E_{2\lambda}$	P_1	S_2
质控标准	<1.0EU/mL		检测结果	
结果判定	□ 合格　　　□ 不合格		报告结果	
检验人/日期		复核人/日期		

7. 生物学效能检测

移液器信息

移液器编号				
计量有效期至				

D_0

测试培养基准备	取样品　　mL，加入　　mL200mmol/L 无菌 L-谷氨酰胺溶液。				
接种前 细胞活率	活细胞密度 /（×10⁶cells/mL）	接种细胞液体积 /（mL/瓶）	补加测试培养基 体积/mL	摇瓶 数量	摇床编码
原始数据存储位置					
操作人/日期			复核人/日期		

D_3

细胞计数仪编码			摇床编码	
重复	活细胞密度 n_1（×10⁶）	细胞活率/%	取细胞悬液体积/mL	补加培养基体积/mL
复孔 1				
复孔 2				
复孔 3				
原始数据存储位置				
操作人/日期		复核人/日期		

D_6

细胞计数仪编码			摇床编码	
重复	活细胞密度 n_2（×10⁶）	细胞活率/%	取细胞悬液体积/mL	补加培养基体积/mL
复孔 1				
复孔 2				
复孔 3				
原始数据存储位置				
操作人/日期		复核人/日期		

D_9

细胞计数仪编码				
原始数据存储位置				
重复	活细胞密度 n_3（×10⁶）	细胞活率/%	扩增倍数（$n_1+n_2+n_3$）/1.8	RSD/%	平均值
复孔 1					
复孔 2					
复孔 3					
标准规定	>5，RSD≤20%		结果判断	□合格　　□不合格	
操作人/日期			复核人/日期		

8. 支原体检测

支原体检查记录（首代培养）

产品名称		货号		批号	
支原体肉汤培养基批号		精氨酸支原体肉汤培养基批号			
支原体半流体培养基批号		精氨酸支原体半流体培养基批号			
检查人/日期					
操作人/日期		培养箱编号（　　℃）			
首代培养					

培养基种类/培养天数	第 7 天	第 14 天	第 21 天
支原体 肉汤培养基			
精氨酸支原体 肉汤培养基			
支原体 半流体培养基			
精氨酸支原体 半流体培养基			
观察人/日期			
复核人/日期			

支原体检查记录（传代培养）

产品名称		货号		批号	
支原体肉汤培养基批号		精氨酸支原体肉汤培养基批号			
支原体半流体培养基批号		精氨酸支原体半流体培养基批号			
转种人/日期					
操作人/日期		培养箱编号（　　℃）			
次代培养					

培养基种类/培养天数	第 3 天	第 6 天	第 9 天	第 12 天	第 15 天	第 18 天	第 21 天
支原体 肉汤培养基							
精氨酸支原体 肉汤培养基							
支原体 半流体培养基							
精氨酸支原体 半流体培养基							
观察人/日期							
结果	□ 符合规定			□ 不符合规定			
复核人日期							
备注							

请填写任务评价表（表 10-26）。

表 10-26　任务评价表

评价指标	序号	评价内容	分值	自评	组评	师评
职业素养	1	准时出勤，遵守纪律	10			
	2	团队协作，解决难题	5			
	3	任务操作规范，按时完成任务	10			
	4	反复提升作业质量，不断思考和进步	5			
知识目标	1	掌握 293 无血清培养基质量检测的方法	10			
	2	能正确完成课上任务测试	20			
技能目标	1	能正确完成 293 无血清培养基质量检测的任务	15			
	2	能正确解释和整理任务结果	15			
	3	掌握生物药物专业检测注意事项	10			
总分			100			

一、单选题

1. 293 无血清培养基质量检测中，通常检测的指标不包括（　　）。

A. pH 值　　　　　B. 细菌内毒素　　C. 葡萄糖含量　　D. 细胞性能

2. 检测 293 无血清培养基无菌性常用的方法是（　　）。

A. 直接观察法　　B. 显微镜检查法　C. 薄膜过滤法　　D. 化学分析法

3. 以下不是 293 无血清培养基的主要成分的是（　　）。

A. 血清蛋白　　　B. 氨基酸　　　　C. 维生素　　　　D. 无机盐

4. 293 无血清培养基的 pH 值一般范围为（　　）。

A. 5.0～6.0　　　B. 6.0～7.0　　　C. 7.0～8.0　　　D. 8.0～9.0

5. 内毒素检测常用的方法是（　　）。

A. 酶联免疫吸附法　　　　　　B. 高效液相色谱法

C. 鲎试剂法　　　　　　　　　D. 气相色谱法

二、多选题

1. 293 无血清培养基质量检测的项目包括（　　）。

A. pH 值　　　　　B. 渗透压　　　　C. 无菌性　　　　D. 内毒素含量

E. 细胞生长速度

2. 以下方法可以检测 293 无血清培养基的成分含量的有（　　）。

A. 高效液相色谱法　　　　　　B. 原子吸收光谱法

C. 酶联免疫吸附法　　　　　　D. 质谱法　　　　E. 紫外-可见分光光度法

3. 影响 293 无血清培养基质量的因素有（　　）。

A. 原材料质量　　B. 生产工艺　　　C. 储存条件　　　D. 运输过程

E. 检测方法

4. 293 无血清培养基的优点有（　　）。

A. 成分明确　　　　　　　　　B. 减少污染风险

C. 便于质量控制　　　　　　　D. 支持细胞高效生长

E. 成本低

5. 进行 293 无血清培养基质量检测时，需要注意的事项有（　　）。

A. 检测方法的准确性　　　　　B. 检测环境的清洁

C. 检测人员的专业水平　　　　D. 检测设备的校准

E. 检测结果的记录和分析

三、简答题

1. 293 细胞在无血清培养基中的生长特性有哪些？

2. 如何优化 293 无血清培养基的配方？

3. 在使用 293 无血清培养基时需要注意哪些问题？

参考文献

[1] 国家药典委员会. 中华人民共和国药典[M]. 北京：中国医药科技出版社，2020.

[2] 吴晓英，范一文，周世水. 生物药物分析与检验[M]. 北京：化学工业出版社，2011.

[3] 汤俊梅，解雪乔，敖雁，等. 药品分析与检验[M]. 北京：化学工业出版社，2024.

[4] 曾青兰，曾希望，徐瑞东，等. 药物分析[M]. 北京：中国轻工业出版社，2017.

[5] 赵丽，陈红英，李小康，等. 生物药物检测技术[M]. 北京：中国轻工业出版社，2015.

[6] 杨元娟，王丽娟，朱宏阳，等. 生物药物检测技术[M]. 北京：中国医药科技出版社，2021.

[7] 朱价，楼永军，潘芳芳，等. 《中国药典》与《日本药典》凡例的比较研究与思考 [J]. 中国药品标准，2024，25（01）：35-40.

[8] 安春艳，井良义，陈卓，等. 《中国药典》与《美国药典》《欧洲药典》《日本药典》中聚合酶链式反应法的比较研究 [J]. 生命科学仪器，2022，20（Z1）：46-52.

[9] 林婷婷. 中国药典与国外药典对 0.1mol/L 硫代硫酸钠滴定液的标定比较与分析 [J]. 广东化工，2021，48（19）：46-47.

[10] 贾首前，王莉芳，冯润东. 胰岛素效价测定方法的比较 [J]. 中国药品标准，2019，20（06）：465-468.

[11] 龙慧玲，刘钊. 高效液相色谱法测定盐酸乙哌立松中的有机杂质 [J]. 中南药学，2019，17（09）：1529-1533.

[12] 李辉，绳金房.美国药典 2023 年版液相灭菌的分析与思考[J].中国医药工业杂志，2024，55（06）：873-878.

[13] 宣泽，江志杰.中国药典 2020 年版 9205 药品洁净实验室微生物监测和控制指导原则解读及探讨[J].中国现代应用药学，2023，40（16）：2290-2294.

[14] 赵慧芳，王雅雯，陈唯真.英国药典 2023 年版概览[J].中国药品标准，2023，24（03）：299-305.

[15] 张旋旋，吴星，毛群颖，等. 《欧洲药典》通则"用于疫苗质量控制的体外方法替代体内方法"的解读和思考 [J]. 中国生物制品学杂志，2023，36（01）：1-4+10.

[16] 裴宇盛，蔡彤，陈晨，等. 中国药典 2020 年版细菌内毒素检查法补充方法应用研究 [J]. 中国现代应用药学，2022，39（06）：822-826.